MASSAGE DES MEMBRES

ÉCOLE MASSOTHÉRAPIQUE DE L'HOTEL-DIEU

(*Service de M. le* Dr J. LUCAS-CHAMPIONNIÈRE)

MASSAGE
DES MEMBRES

PAR

Le Docteur DAGRON

ANCIEN INTERNE DES HOPITAUX, ANCIEN AIDE D'ANATOMIE A LA FACULTÉ

Avec 101 figures dans le texte

PARIS

G. STEINHEIL, ÉDITEUR

2, RUE CASIMIR-DELAVIGNE, 2

1905

INTRODUCTION

Le massage est pour le physiologiste un agent physique, au même titre que l'électricité. Son rôle est aujourd'hui nettement déterminé dans la thérapeutique, et médecins et chirurgiens l'appellent souvent à leur aide. Mais la massothérapie se ressent encore et se ressentira longtemps du long ostracisme auquel la science l'avait condamnée. Elle n'est encore qu'affranchie, elle attendra quelque temps ses titres de noblesse. Ses effets sont reconnus, puisque l'observation les démontre, et cependant son champ d'expérience lui est encore marchandé. Il n'est pas encore classique de masser les fractures qui présentent quelque déplacement : les auteurs sont plus ou moins modernistes, celui-ci conseille de ne mobiliser que les arrachements apophysaires, celui-là accepte encore de confier au massage les fractures juxta-articulaires. Après l'apparition du remarquable ouvrage de Championnière, on pouvait s'attendre à un accueil sans discussion de sa méthode, et aujourd'hui encore le massage est plutôt employé à guérir les raideurs consécutives aux appareils d'immobilisation : on ne l'indique pas pour soigner la fracture elle-même.

Cependant les résultats parlent, et bientôt la massothérapie ne servira plus seulement à parfaire les guérisons; le malade lui sera de suite confié, et son action curatrice deviendra alors manifeste; les fracturés seront massées dès le premier jour, et les masseurs seront de moins en moins des orthopédistes. La mobilisation est un excellent traitement des déviations scoliotiques, mais, sans prétendre annuler toutes les infirmités secondaires, le massage peut bien mieux que redresser les courbures du rachis, puisqu'il les combat avec succès et s'oppose à leur progression et même à leur genèse. Combien de dyspeptiques gagneraient à nous donner plus tôt leur confiance : on préfère user la série des traitements et régimes et finir par la kinésithérapie, qui soigne alors des organes dégénérés avec bien peu de chances de succès ! Le massage traverse sa dernière période critique : on lui rendra bientôt justice pleine et entière.

Aussi nous nous sommes efforcé dans chaque chapitre de ce livre de donner le procédé de thérapeutique d'abord, et ensuite les manœuvres de réparation. Nous apprenons de la sorte à bien masser tout de suite et avec facilité une fracture; nous n'avons pas à réparer plus tard, avec peine, les raideurs consécutives à l'immobilisation dans un appareil plâtré. Nous conseillons de mobiliser de bonne heure les phlébitiques et, par suite, de les guérir, pour éviter de nous attaquer plus tard à un membre infirme, dont nous ne pourrions plus qu'améliorer avec peine les ankyloses et les paralysies.

Nous évitons de montrer avec vanité, comme tend malheureusement à le faire tout traité de thérapeutique spéciale, que la massothérapie doit être universelle, qu'on ne saurait trop la généraliser, qu'elle prime toute autre méthode. C'est, au contraire, une des qualités de ceprocédé de thérapeutique; il permet de surveiller mieux malades et blessés et de leur appliquer, en les y préparant, en le parachevant, le traitement de choix. Le massage permet d'examiner les malades sans souffrance, aide à diagnostiquer avec précision, facilite la réduction d'une fracture, d'une luxation, et alors il devient un traitement. Nous avons moins voulu démontrer qu'il était un procédé exclusif qu'un excellent moyen de guérir souvent et toujours un parfait adjuvant de toute méthode de traitement.

Pour le masseur, l'organe principal est la jointure ; aussi avons-nous divisé notre étude d'après les régions des grandes articulations, terminant chaque membre par l'organe principal : la main pour le membre de la préhension, le pied pour celui de la station et de la marche.

Nous montrons que la technique du massage et de la mobilisation est rationnelle ; chaque manœuvre a sa cause et son but, comme nous l'apprendrons dans le chapitre *Massage en général;* aussi, avant de commencer notre étude, l'anatomie et la physiologie de chaque région nous sont rappelées, mais exclusivement suivant les données qui nous intéressent et expliquent chaque mouvement de notre main. Massage, mobilisation, éducation musculaire varient pour chaque affection ; après avoir décrit les manœuvres communes à toutes nos interventions dans la région, nous donnerons de chaque maladie traumatique, aiguë ou chronique, qui est localisée en cette partie du corps, les éléments nécessaires pour expliquer notre intervention et ses particularités.

Enfin, après avoir reconstitué chaque membre et décrit l'intérêt physiologique de l'appareil de préhension et de l'appareil de marche, nous donnerons les indications de la massothérapie dans les affections qui intéressent le membre entier ou même tout le corps, mais dont les symptômes se sont plus particulièrement manifestés à l'un ou l'autre membre. Ainsi l'atrophie musculaire progressive attire plutôt notre attention du côté du bras et de la main, l'ataxie locomotrice modifie plutôt la marche que la préhension. Nous donnerons une plus longue description de chaque maladie à localisation variable quand nous la rencontrerons dans la région où elle se manifeste le plus souvent. C'est à la région du cou-de-pied qu'on étudie l'entorse, au poignet qu'on décrit l'intervention massothérapique dans les fractures juxta-articulaires.

On pourrait nous reprocher de ne pas avoir répandu dans ce livre maintes figures réprésentant les diverses manœuvres du massage. Ces manœuvres, dont nous avons cherché à réduire le nombre, puisque nous ne conseillerons que la pression sous ses formes variées, sont mal expliquées par des figures, comme nous avons pu le constater dans les divers ouvrages qui traitent de ce sujet. Comment montrer, en effet, que la pression est très légère ? Comment indiquer qu'il n'y a que simple contact de la main ou pression beaucoup plus accentuée ? Comment représenter la vibration manuelle ? Aussi avons-nous préféré, par de nombreuses figures, rappeler l'aspect anatomique des régions à masser et détailler avec soin les divers mouvements des principales jointures, pour que les directions soient suivies avec exactitude par les pressions du massage sur les corps musculaires et que la mobilisation soit exécutée suivant la direction des axes. Nous avons été secondé dans cette tâche par le talent tout spécial de M. Reignier, aussi bon anatomiste qu'artiste observateur et adroit.

PREMIÈRE PARTIE

DU MASSAGE EN GÉNÉRAL

CHAPITRE PREMIER

APERÇU HISTORIQUE

La massothérapie n'a pas d'histoire : elle fut de tous les temps, de tous les pays, et les auteurs qui ont voulu suivre les traces de sa longue carrière à travers les âges l'ont signalée à chaque siècle des civilisations du monde. On nous l'a montrée venant de Chine, puis naturalisée successivement égyptienne, grecque, etc. Disons de suite que la facilité de ses procédés, que la certitude de ses résultats l'ont fait inscrire dans chaque ouvrage médical qui caractérisait une époque, au même titre que tels simples qui furent cueillis et infusés de tout temps.

Nous ne rencontrons aucun nom, aucun fait assez saillant qui soit digne de nous arrêter avant le dix-neuvième siècle ; alors seulement le massage entre en honneur dans l'hygiène, puis dans la thérapeutique. Il semble qu'il était auparavant abandonné aux empiriques ; nous ne saurions dire toujours, car nous pouvons supposer que des esprits sages ont de temps en temps appelé l'attention sur les précieuses ressources de cette méthode de traitement.

Ce fut en Suède, au début du siècle dernier, que le massage fut couramment appliqué par des médecins, pour parfaire le traitement de ces nombreuses maladies qui réclament des soins hygiéniques ou des remèdes fortifiants : peu à peu, on étendit son action parallèlement à la gymnastique ; on emprunta aux empiriques leurs manœuvres pour soigner entorses et contusions. Un nom doit être cité au début de cette évolution de la kinésithérapie en Suède : Ling, en effet, vulgarisa cette nouvelle méthode scientifique, et, dans chaque pays, on se rallia aux idées du maître : les succès de la massothérapie et de la gymnastique médicale lui amenèrent peu à peu de nombreux disciples.

Une nouvelle impulsion fut alors donnée à ces études, en France cette fois, par Championnière, qui, de bonne heure, employa le massage et la mobilisation dans les traumatismes, et qui peu à peu amassa des preuves à l'appui de sa nouvelle méthode de traitement des fractures. Sûr du résultat final, il apprenait à ses élèves, dans son service de l'hôpital Tenon, dès 1882, à masser les fractures du radius et du péroné, comme nous les massons encore aujourd'hui. Il résuma les résultats de ses recherches dans son *Traitement des fractures par le massage et la mobilisation* (1895).

Il y décrivait les procédés qu'il avait employés dans ses recherches de près de vingt années, montrant que sur les os brisés on pouvait agir comme sur les ligaments déchirés, le massage préparant la mobilisation des jointures voisines et entretenant la vitalité des tissus. Le principe de la méthode fut emprunté à l'axiome aristotélique : *Le mouvement, c'est la vie.*

Elle eut rapidement de chauds partisans : on n'attendit même pas la publication des travaux de Championnière pour commencer l'application de sa méthode, et chaque fracture nouvellement massée fournissait l'occasion d'une note aux Sociétés, d'une thèse soutenue à la Faculté.

Au début on ne s'appliqua à mobiliser que les fractures juxta-articulaires ; puis peu à peu on s'adressa aux clavicules, aux radius, aux péronés brisés ; ce ne fut que plus tard qu'on entreprit de traiter par le massage les diaphyses des os longs : humérus, tibia, fémur même.

Championnière fit donc école, et la plupart des chirurgiens soignent leurs malades fracturés par le massage. Parallèlement à ces interventions chirurgicales, la massothérapie fut appliquée dans certaines affections médicales. On donna des règles du massage stomacal, on massa l'intestin, on intervint de même pour les affections du cœur et du poumon, dans les troubles de l'appareil circulatoire, dans les maladies de la nutrition.

Expérimentée par les gynécologistes, une nouvelle méthode fut révélée par d'importants travaux (Thure Brandt en Suède, Stapfer en France), qui ont démontré sa nécessité pour certaines cures dans les maladies des organes génitaux internes de la femme. Il est peu de chapitres de la thérapeutique où le massage ne doive être inscrit au même titre que les divers procédés physicothérapiques, qui sont demeurés trop longtemps d'ordre secondaire, quand ils n'étaient pas tout à fait oubliés.

Tout en rendant justice à l'impulsion donnée en Suède aux études massothérapiques et à la valeur des travaux de nos confrères étrangers, reconnaissons l'originalité de nos recherches et de nos applications diverses. Puisque la mode est de donner une qualification étrangère à tout ce que nous adoptons, laissons parler de gymnastique suédoise, mais continuons à faire du massage français. Dans tout pays, en effet, n'a-t-on pas mobilisé les articulations passivement et activement, et dans la mobilisation active ne fit-on pas exécuter aux muscles des contractions qu'on contrariait pour les exercer ? Partout on a donc fait de la gymnastique suédoise et souvent sans le savoir.

Mais ce qui ne se fait pas partout, c'est un massage doux, léger, limité à la douleur, tel que l'a toujours recommandé Championnière, tel que tous nous l'avons instinctivement adopté; les manœuvres qu'on exécute dans les cliniques de Suède et d'Allemagne sont beaucoup plus violentes; mal supportées par les malades, elles n'ont pas d'effet sédatif et perdent ainsi un moyen puissant d'amélioration. Le massage de l'abdomen et le massage gynécologique se sont inspirés de ces procédés de douceur.

Un médecin italien, qui revenait de visiter les cliniques du nord de l'Europe, se présenta dans les salles de l'Hôtel-Dieu pour étudier la pratique de l'école de Championnière. Il fut de suite fort intrigué de la légèreté de nos pressions et, sceptique, il nous déclara qu'il désirait demeurer quelque temps à Paris, pour connaître l'effet de cette si légère intervention : elle lui semblait insuffisante quand il la comparait aux divers foulages, pétrissages, hachages assez violents des pays d'outre-Rhin. Il put vite reconnaître l'inutilité de la violence et avoua que nos malades guérissaient plus vite; il se déclara hautement à Rome l'élève de Championnière; aujourd'hui, il masse les fractures « à la française ».

Nous ne parlons ici que du massage scientifique, exercé par les médecins dans les diverses affections qui relèvent de leur spécialité : nous espérons qu'on n'établira aucun rapprochement entre ces procédés de douceur et les frictions dénommées massages dans les établissements d'hydrothérapie, où des garçons de bains, s'intitulant masseurs, inventent chaque jour des manœuvres plus ou moins supportables et recherchent dans un but de lucre à impressionner leur victime par leur force et leurs procédés mystérieux.

Le massage scientifique est fort en honneur aujourd'hui; et comme il en est, pour ainsi dire, à ses débuts, de nombreux travaux nous font assister à son évolution rapide. Toute une pléiade de chirurgiens, de médecins, de gynécologistes sont devenus, dans leur spécialité, des masseurs habiles. Nous craignons de citer avec quelque injustice nos confrères étrangers, en oubliant les plus justement réputés dans leur pays. Rappelons rapidement les noms de Metzger, Tilanus, Ling, Kellgren, Hoffa, Thure-Brandt, Benedict, Zabludowski, Colombo, Vulpius, Bourcart, Cyriax, etc.

Pendant qu'on travaillait en Suède, en Allemagne, en Hollande, en Autriche, en Italie, nous ne restions pas inactifs et nous avons assisté en France, dans les quinze dernières années, à l'apparition successive d'ouvrages de plus ou moins longue haleine. Lagrange s'est inspiré des travaux des Suédois. Norström a joint à son expérience l'étude des auteurs étrangers et a publié un important traité de massage. Stapfer, dans un livre fort documenté, a détaillé, en admirateur de Thure-Brandt, en savant convaincu, l'application des manœuvres du massage aux affections utéro-ovariennes. Berne, dans un manuel concis, a mis au point tous les chapitres de la massothérapie. Cautru, en des travaux approfondis, a démontré l'influence du massage sur la circulation et en conclut à son action dans les maladies cardio-vasculaires, rénales, viscérales. A côté de ces ouvrages, de nombreux opuscules paraissaient : ils étaient signés Frétin, Marchais, R. Mesnard, Rosenblith, Kouindjy à Paris, Massy à Bordeaux, Saquet à Nantes; enfin, des communications fréquentes, présentées dans les diverses sociétés médicales et plus particulièrement à la Société de kinésithérapie, occasionnèrent des discussions d'autant plus intéressantes qu'elles résumaient l'état de nos connaissances dans chaque partie de cette nouvelle branche thérapeutique.

Tous ces praticiens ont élevé à la hauteur d'une science bien définie ce qui n'était, il y a vingt-cinq ans, que manœuvres empiriques, mystérieuses, sans rationalisme ni méthode.

CHAPITRE II

TECHNIQUE DU MASSAGE

§ 1. — But du massage.

Quand, il y a un demi-siècle, les quelques médecins qui avaient emprunté aux empiriques leurs procédés, massaient les régions péri-articulaires, des hypothèses plus ou moins vraisemblables excusaient leur pratique, souvent mal dirigée, quelquefois assez judicieuse.

On trouve encore de temps en temps quelque praticien qui explique sa théorie de façon erronée et souvent naïve, mais dans ces dernières années, l'observation, jointe aux connaissances plus approfondies d'anatomie et de physiologie pathologiques, a pu détruire toutes les hypothèses fausses et détailler les heureux effets du massage sur les tissus et leurs propriétés, sur les organes et leurs fonctions.

Rôle du massage. — Le massage est une excitation au même titre que l'électricité, que la chaleur, et, employé sur des tissus normaux, il occasionne des effets réguliers, qui permettent de l'employer dans des cas pathologiques précis : il s'agit d'un effet d'ordre *biologique*. En dirigeant nos pressions dans le sens de la circulation, nous pouvons activer le cours du sang ;

nous aurons donc, cette fois, un nouvel effet qui sera d'ordre *mécanique*.

1° *Effet mécanique.* — On peut facilement constater sur des membres œdématiés que des pressions diverses, exécutées dans le sens des veines, c'est-à-dire en remontant de la périphérie vers le cœur, ont diminué, en quelques minutes, la quantité du liquide épanché dans le tissu cellulaire sous-cutané. On peut voir, sur des sujets maigres, le sang circuler dans les veines superficielles sous l'influence du massage : c'est donc pour nous un moyen utile à connaître pour exciter l'activité circulatoire, c'est-à-dire pour l'amélioration de la nutrition et toutes ses conséquences, la résorption des exsudats, etc.

2° *Effet biologique.* — En touchant un nerf important et en certains endroits de son trajet superficiel (cubital, sciatique, etc.) on reconnaît que cet organe de conduction impressionne centres nerveux et muscles, en occasionnant de la sensibilité, voire de la douleur, et des mouvements dits réflexes. Le massage du même nerf agit de façon bien variable, suivant les variétés de pression ; quand la pression est plus ou moins forte, il y a sensibilité ou douleur, et de même, dans l'ordre moteur, exercice d'un muscle ou contracture pénible. Voilà donc un agent utile à connaître pour le travail du muscle, son exercice, son développement. Puis les nerfs ne sont pas tous moteurs ; chaque tronc nerveux renferme des fibres de Remak d'ordre sympathique, les vaisseaux sont entourés de leur réseau vaso-moteur, nouvelle source d'impulsion nerveuse où le massage pourra puiser. Or l'excitation des filets vaso-moteurs semble donner, au lieu d'un réveil vaso-constricteur ou vaso-dilatateur, une régularisation du système vaso-moteur. On peut en déduire l'utilité de la méthode massothérapique dans les affections d'ordre vasculaire.

La fibre nerveuse, la terminaison nerveuse n'est pas seule impressionnée par le massage : le muscle, la fibre musculaire elle-même entre en contraction par cette excitation, comme on a pu l'observer sur des membres d'amputés, comme on peut le constater dans chaque séance où l'on agit sur des groupes musculaires : on sent le corps charnu se contracter derrière la main qui exerce sa pression. On ne saurait incriminer la terminaison nerveuse, puisque le massage entretient la contractilité

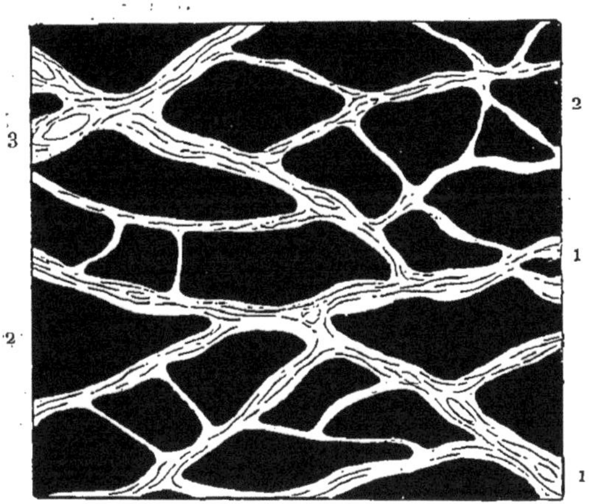

Fig. 1. — Faisceaux musculaires contusionnés (sans massage).

Des chiens ont été soumis à de violents traumatismes (contusions avec écrasement). Les uns ont été livrés à la réparation spontanée, les autres ont été massés de suite. Six mois après, on sacrifie les animaux : les muscles préparés histologiquement donnent l'aspect ci-dessus chez un chien non massé. Le muscle apparaît envahi par des travées cellulo-fibreuses, qui séparent des corps musculaires amincis : les vaisseaux sanguins sont augmentés de volume et de nombre (d'après Castex).

1, tissu conjonctif ; — 2, faisceaux musculaires ; — 3, vaisseaux.

musculaire en dépit de la paralysie du nerf moteur et empêche, sinon retarde, la dégénérescence du corps charnu. Et même, si telle pression assez vigoureuse amène la contraction de la fibre musculaire, telle autre à peine sensible, véritable caresse agissant sur un muscle contracturé, rend à la fibre musculaire sa confiance et calme la contracture. Le massage agirait ainsi sur le muscle comme régulateur de sa contractilité, de même qu'il agissait sur le système sympathique comme régulateur de la circulation, et d'ailleurs ne s'agira-t-il pas dans ces divers vaisseaux de contraction des fibres lisses de la tunique moyenne?

Castex, dans *les Archives générales de médecine* de 1891 a donné, dans un travail intitulé : *Étude clinique et expérimentale sur le massage*, des coupes histologiques de divers tissus traumatisés. Il s'agissait de chiens soumis à des contusions violentes : on massa les uns, les autres devaient se guérir spontanément.

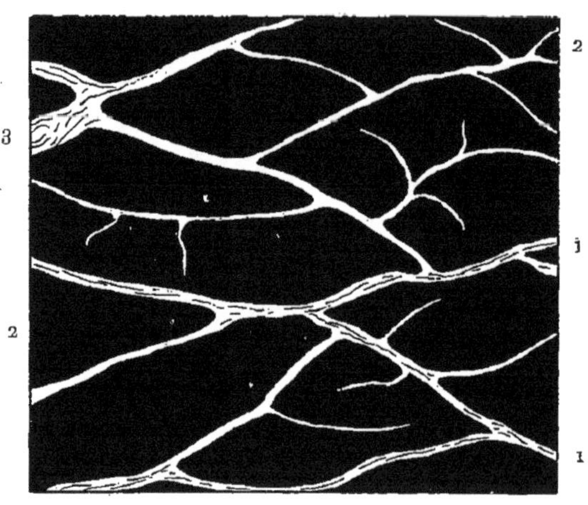

Fig. 2. — Faisceaux musculaires contusionnés (après massage).

Le muscle massé parait normal : les travées cellulo-fibreuses ont moins d'importance que dans la figure précédente. Il y a moins de vaisseaux, et les fibres musculaires sont plus volumineuses (d'après Castex).

1, tissu conjonctif ; — 2, faisceaux musculaires ; — 3, vaisseaux.

On sacrifia ces animaux, et on observa chez les chiens massés des résorptions autrement avancées que chez les autres, des tissus en bien meilleur état ; qu'il s'agisse de nerfs, de muscles, d'os, de tissu cellulaire, partout le massage avait accéléré de beaucoup la réparation (fig. 1, 2, 3 et 4).

D'après ces connaissances des effets intimes du massage sur les tissus, on conclut à son utilité : 1° dans l'accroissement comme dans la réparation de l'os, par l'excitation du périoste et de ses vaisseaux ; 2° dans l'hypertrophie et l'hyperplasie musculaires, que ce soit des muscles de la vie de la relation ou des fibres-cellules de la vie végétative ; 3° dans l'activité circulatoire, soit qu'il s'agisse de la circulation générale, soit que nous songions à la circulation de certaines glandes, ou organes émonctoires, dont l'action est ainsi singulièrement accrue.

N'est-ce pas indiquer l'utilité du massage dans les réparations du cal des fractures, dans les atrophies musculaires de toutes

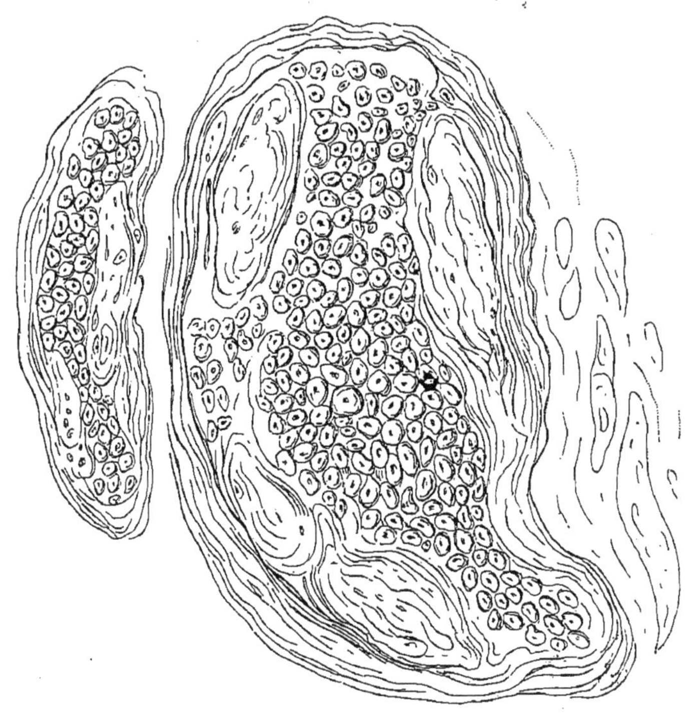

FIG. 3. — Coupe d'un nerf (sans massage).

Les exsudats qui entouraient les tubes nerveux se sont organisés. Le tissu conjonctif, en abondance, enserre ces tubes ; les vaisseaux du nerf sont hypertrophiés et plus nombreux.

natures, dans les affections du tube digestif, dans les varices, les œdèmes, dans les maladies générales, enfin dans les maladies nerveuses de cause centrale ou périphérique, puisque le massage peut calmer la douleur et les contractures, réveiller la sensibilité et retarder la dégénérescence ?

Contre-indications du massage. — Les indications sont donc bien nombreuses, rares les contre-indications, mais elles peuvent devenir tellement graves de conséquences, si on veut les négliger, que la prudence conseille de les bien connaître, de les bien observer, quitte à être taxé de pusillanimité.

Parmi les tissus et organes, il en est que toute manœuvre

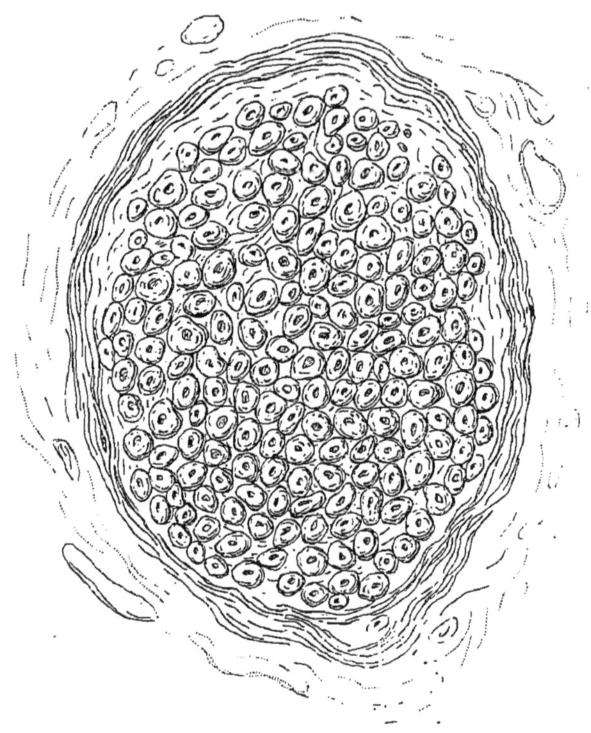

FIG. 4. — Coupe d'un nerf (après massage).

Les exsudats résorbés n'ont laissé aucune trace, il n'existe aucun élément pathologique; au contraire, les tubes nerveux sont régulièrement disposés, entourés d'un périnèvre nullement épaissi.

plus ou moins directe peut blesser, surtout si quelque lésion les rend encore plus fragiles. On comprendra aisément qu'une artère athéromateuse peut se briser facilement, qu'une veine dilatée, enflammée, peut occasionner des désordres bien graves, que certains viscères doivent être protégés par leur consistance fragile, le foie par exemple. Certaines régions doivent donc être plus particulièrement respectées : on évitera le creux axillaire, le triangle de Scarpa, surtout si des adénites y déterminent des zones douloureuses, le creux poplité, le milieu du pli du coude, etc., le creux épigastrique; là, en effet, le lobe gauche du foie, sous la paroi abdominale, rend la région sensible à la pression. On évitera de masser des régions douloureuses à la suite d'inflammations locales suraiguës (abcès, rhumatisme, goutte, etc.) ou d'inflammations d'organes voisins (appendicite, etc.). On n'oubliera pas que tout massage violent augmente des contractures, que le cancer, la tuberculose sont à redouter, qu'il faut respecter l'abdomen de toute femme, quand on n'est pas absolument certain que l'utérus n'est pas gravide.

Ce tableau bien rapide des contre-indications ne condamne-t-il pas encore une fois le massage par des aides en dehors de la surveillance du médecin ?

Autres avantages du massage. — Nous avons détaillé les résultats de la massothérapie sur les divers tissus, et nous en avons conclu à son indication dans toutes les maladies où nous trouverons l'occasion d'appliquer ces diverses actions afin d'obtenir de semblables effets. Le massage, par son action anesthésiante, calme un nerf irrité, contusionné, déchiré, décontracture le muscle, fait résorber les exsudats épanchés dans le tissu cellulaire, aide la nutrition des tissus et participe à leur réparation : n'est-ce pas donner sommairement les motifs du succès de la méthode de Championnière dans le traitement des fractures ? Nous pouvons ainsi, connaissant les principaux symptômes à combattre, trouver fréquemment l'occasion de masser et mobiliser. Notre massage guérit ou améliore la maladie, il modère ou fait disparaître tel symptôme qui prépare la guérison.

Nous verrons que son rôle devient de plus en plus important ; ses indications se multiplient, ses procédés se perfectionnent.

Manœuvres modelantes. — Le massage peut être utilisé dans un but de redressement, comme dans le pied bot au début, et lorsque les lésions sont encore peu accentuées : il a alors un rôle plastique, et ces manœuvres, que l'on a qualifiées de *modelantes,* consistent en pressions rythmées pour les uns, continues pour les autres, qui agissent sur des tissus assez souples (ligaments, tendons, cartilages) pour que le praticien espère modifier la forme anormale et rendre à la région son aspect anatomique régulier. La main, aidée des avant-bras quelquefois, doit servir encore d'instrument; nous conseillons de ne pas employer le poing, le genou et d'être très réservé sur l'emploi des rouleaux et des barres plus ou moins rembourrées (bôme ou wolm). Nous sommes heureux de constater que le professeur Berger, dans sa récente *Chirurgie orthopédique,* recommande tant de modération, de prudence et de savoir orthopédique que seul le médecin peut suffire à de telles conditions.

Du masso-diagnostic. — Un des effets les plus certains est obtenu dans les contractures musculaires, qui cèdent aux pressions très légères, aux effleurages, aux vibrations, au simple contact de la main. Or, dans beaucoup d'examens, à l'abdomen, par exemple, les muscles défendent l'exploration intrapéritonéale par leur contraction : le massage de la paroi abdominale permet d'examiner avec soin l'intestin et les différents viscères du voisinage, en rendant à la fibre musculaire sa tonicité normale. Dans une épaule fracturée, la contracture des muscles périarticulaires gêne l'examen et par suite le diagnostic ; les fragments sont fixés, immobilisés, et alors la crépitation n'existe pas ; il suffit de masser doucement ces muscles pour que la mobilité anormale soit facilement observée, et que la main et même l'oreille perçoivent la crépitation osseuse; nous pouvons ajouter que ce symptôme est devenu indolore, dès la mobilisation et le massage, c'est-à-dire que la douleur de la fracture était plutôt due à la contracture musculaire du voisinage.

Dans ces deux cas, le massage a aidé à l'examen, à l'exploration, c'est-à-dire au diagnostic, au même titre que la chloroformisation qui met les muscles en résolution, et ce *masso-diagnostic*, beaucoup plus simple que l'examen pendant l'anesthésie chloroformique, est appelé à rendre de réels services à la clinique.

Préparation aux opérations. Friction n'est pas massage. — Enfin le massage prépare les tissus aux interventions chirurgicales (résections, sutures nerveuses et tendineuses, etc), conservant aux muscles, aux nerfs et aux tendons leur vitalité pour aider au résultat opératoire : et, comme nous l'avons observé plusieurs fois dans le service de Championnière, après massage des muscles de l'épaule chez les blessés atteints de luxation de la scapulo-humérale, la tête de l'humérus rentre spontanément dans la cavité glénoïde sans aucune douleur, comme si le patient avait été chloroformé.

Nous aurions pu ajouter encore bien des avantages de la massothérapie si nous l'avions assimilée à la friction simple, mais nous ne voulons pas suivre les auteurs qui décrivent comme massage les effets mécaniques de la pression digitale sur une conjonctive enduite de pommade ou sur une prostate abcédée dont on évacue la poche purulente. Autant appeler massage la pression d'un furoncle et d'un trajet fistuleux et toute onction médicamenteuse.

§ 2. — Instrumentation.

L'empirique, connaissant l'effet inévitable du merveilleux sur l'esprit de son malade, a souvent entouré ses manipulations de quelques manœuvres, gestes, paroles mêmes, qui, chez des esprits suggestionnables, pouvaient en vérité concourir à atténuer quelque douleur, à exciter quelque contraction. La disposition des divers meubles qui peuvent être employés, meubles à mécanisme particulier, l'emploi de certains appareils, d'ingrédients spéciaux, à formule secrète, pour faciliter le glissement de la main sur la peau, ont été considérés comme d'une importance capitale par nombre de guérisseurs : ceux-ci ignoraient le but du massage comme ses indications, et massaient ou plutôt frottaient tel segment de membre sans principes, ne rencontrant en fait d'ignorance égale à la leur que celle du patient, qui témoignait la plus grande confiance et s'améliorait, souvent, en dépit des manœuvres intempestives du rebouteur ; je ne parle pas des paroles plus ou moins sacramentelles, ni des croix dessinées avec l'ongle sur la région malade.

Inutilité des instruments. — Meubles et pommades ont fait place à une instrumentation qui, pour être plus rationnelle, n'en est guère plus nécessaire. Et en effet, de même que nous conseillerons de négliger la plupart de ces passes si variées, quelquefois mauvaises, pour ne prendre que la meilleure, la pression sous toutes ses formes, de même nous pensons qu'aucun appareil ne vaut le meilleur instrument qui soit à notre disposition, la main : il n'y a pas de vibrateur qui puisse à volonté modérer, activer pressions et vibrations, se mobiliser sur les tissus de toute la région. La main sent sous sa pression l'état du muscle du patient ; le vibrateur ne saurait communiquer cette sensation. Il est donc inutile de citer, pour les énumérer simplement, ces appareils nombreux, mus par l'électricité ou par la main.

Le percuteur de Granville ne vaut pas l'index, le vibrateur de Bourcart ne remplacera pas la paume de la main. R. Mesnard a d'ailleurs conclu récemment (1) à notre insuffisance sur les applications de la vibration, après avoir montré la contradiction de certaines théories.

(1) R. Mesnard, De la vibration. *Revue de cinésie*, 1903, p. 82.

La main, instrument massothérapique. — Notre instrument sera donc la main, ou plutôt nos instruments seront les deux mains : le masseur ne doit être ni gaucher ni droitier, mais aussi habile à se servir de chacun de ses deux appareils, et il doit tout d'abord bien connaître cet appareil.

La main est douée d'une multitude de mouvements improvisés par sa propre musculature et par celle de l'avant-bras. Il est deux de ces mouvements qui sont nettement délimités, c'est la flexion et l'extension, donnant deux aspects bien différents ; c'est dans cette dernière position que nous étudierons la main, puisque c'est le plus souvent ainsi qu'elle exécute ses pressions.

Considérée en extension, les doigts unis en adduction, la face antérieure de la main forme une surface sensiblement plane, où les dépressions de la flexion ont laissé leurs traces sous forme de rides : signalons encore les dépressions qui correspondent à l'intervalle des doigts en adduction. Entre ces vallées, la paume de la main et des doigts se relève et forme des saillies, des monts, comme disent les chiromanciens, qui seuls prennent contact avec la surface cutanée sur laquelle se pose la paume du praticien.

A la main proprement dite, il existe une saillie transversale, allant de la racine de l'index à celle du petit doigt, et une seconde située en-dessous du pli du poignet ; nous avons décrit ainsi le *talon antérieur* et le *talon postérieur*, appelé souvent seul talon de la main. Celui-ci rejoint de chaque côté le talon antérieur par deux autres saillies, qui s'effilent peu à peu en le rejoignant : ce sont les éminences *thénar* en dehors, *hypothénar* en dedans, correspondant à des muscles qui président à l'opposition du pouce. Les doigts forment cinq saillies longitudinales, et, de plus, chacun d'eux est divisé en trois régions limitées par les plis des jointures (fig. 5).

En exécutant tel mouvement des doigts, de la main ou du poignet, on peut employer, pour prendre contact, soit un doigt, soit la pulpe de deux ou de tous les doigts, soit le talon antérieur, soit le talon postérieur, soit toute la main ; pour s'adapter aux surfaces convexes, la main se dispose par la flexion en gout-

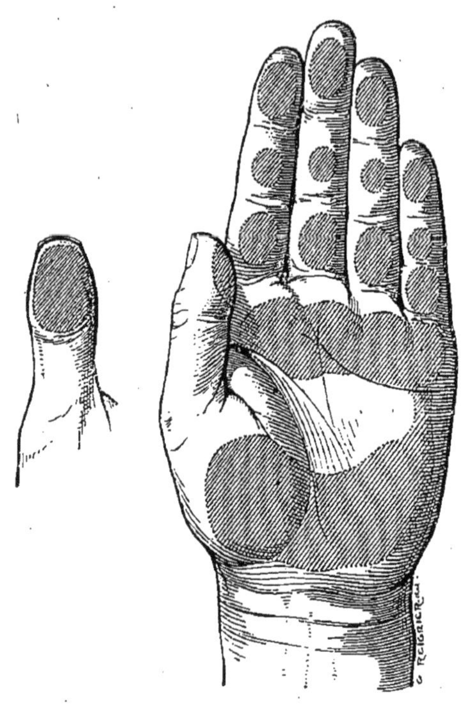

FIG. 5. — Zones de contact de la face palmaire pendant les pressions de massage.

La main, instrument massothérapique parfait, en se disposant de façon variée pour exécuter ses pressions, prend contact avec ses parties saillantes, c'est-à-dire : 1° la pulpe des trois phalanges, surtout celle de la première et de la troisième ; 2° la face palmaire presque entière, et plus particulièrement la région de la saillie des têtes métacarpiennes ou talon antérieur, la saillie des apophyses du carpe ou talon postérieur et la région hypothénarienne ou bord cubital. La pulpe de la deuxième phalange du pouce, très sensible et bien matelassée, est à recommander dans le massage précis.

tière transversale (V. fig. 7), ou se creuse en gouttière longitudinale dans le sens de l'axe du médius (V. fig. 6).

Il est utile pour le praticien de savoir employer la région dorsale de la main : la pression ainsi exécutée est moins agréable au malade, car les saillies ne sont pas de nature musculaire ou cellulo-fibreuse comme à la paume ; ici le talon antérieur est suppléé par la convexité des têtes métacarpiennes ; les ongles ne donneront jamais la sensation douce de la pulpe digitale. Mais une lésion de la paume, la fatigue de certains muscles, oblige quelquefois le masseur à employer la région dorsale de la main.

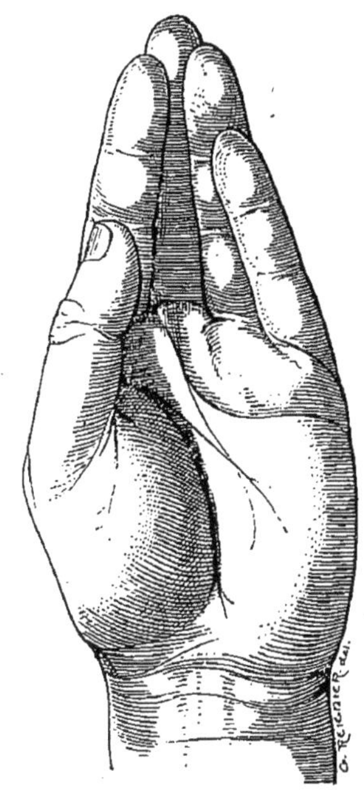

Fig. 6. — Main disposée en gouttière longitudinale.

Les organes à masser présentent des configurations extérieures variées : la main se dispose de façon à s'adapter le plus exactement possible à la surface de ces organes à travers les téguments. Tantôt étalée, tantôt disposée en gouttière longitudinale ou transversale, elle peut suivre aussi bien les corps fusiformes des muscles que les larges aponévroses et faisceaux charnus des parois de l'abdomen.

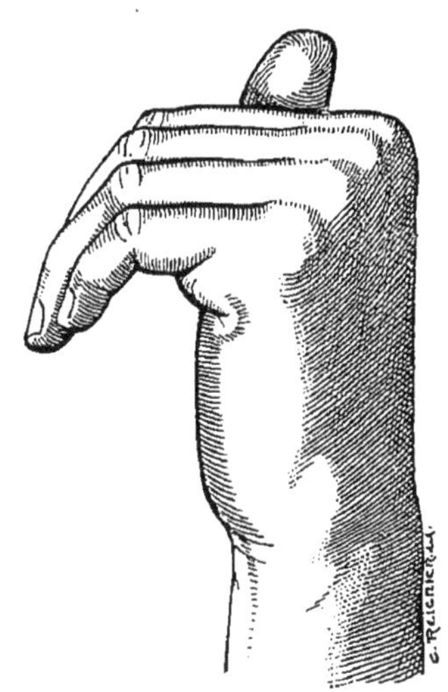

Fig. 7. — Main disposée en gouttière transversale ou en anneau.

Lorsque la main exécute des pressions sur une surface arrondie, cylindrique, elle s'adapte mieux en se disposant en gouttière transversale, elle peut entourer ainsi un segment de membre (avant-bras d'enfant), et le pouce rejoignant les autres doigts, la pression est dite en *anneau* ou en *bracelet*.

Entretien de la peau de la main. — Autant que possible, la surface en contact doit être généreuse ; il ne faut pas employer, par exemple, la partie extrême du doigt, mais au moins toute la partie pulpeuse de la dernière phalange.

Est-il besoin de dire que les ongles seront coupés assez ras pour ne pas causer quelque arrêt dans la pression de la pulpe des doigts ?

D'ailleurs, la main du masseur doit être entretenue, de façon que la peau de la paume conserve toute sa souplesse ; la moindre irrégularité est sentie par le malade et nuit au bon résultat. C'est pour ce motif qu'il ne faut pas employer tout savon qu'on nous présente, et se laver plutôt à l'eau simple, quand on doute de la qualité d'un savon. Sa composition doit avoir une réaction absolument neutre pour ne pas causer de lésions cutanées. Pour les mêmes raisons, l'eau trop chaude ou trop froide ne doivent pas être employées ; enfin le soir, en hiver surtout, il est bon d'enduire la peau d'un peu de glycérine, qu'on a soin d'étaler sur les téguments sitôt après les ablutions manuelles, quand ils sont encore un peu humides.

On pourrait objecter qu'il est impossible de nettoyer la main avec de l'eau sans savon ; certes, si on emploie un corps gras ou même simplement onctueux, le savon est nécessaire, mais c'est précisément un des motifs pour lesquels il est préférable d'employer une poudre comme agent de glissement.

Agent de glissement. — Il était de tradition de ne pas séparer le massage d'une onction huileuse. On frottait d'huile le gladiateur antique ; de nos jours, bien des malades réclament une huile spéciale, ou la vaseline, ce corps onctueux si vulgarisé. Il est reconnu que l'absorption cutanée de tout médicament est à peu près nulle quand le tégument est recouvert de son épiderme sain : on ne saurait donc invoquer l'action directe d'un topique sur les muscles sous-jacents, car la pression de massage ne doit pas agir sur le derme avec une violence suffisante pour le débarrasser de ses cellules épidermiques protectrices.

Ce n'est donc que comme agent de glissement qu'on emploie l'huile, la graisse ou la vaseline ; l'expérience prouve bientôt que la quantité employée doit être souvent renouvelée, surtout pour la vaseline, qui ne glisse plus après quelques minutes, quand elle s'est chargée de quelques débris épidermiques ou autres.

Or il est impossible d'employer de semblables expédients sans souiller plus ou moins les linges ou vêtements voisins, sans se salir soi-même, d'où l'emploi de serviettes, tabliers, etc., qui compliquent beaucoup les apprêts de la séance.

L'avantage des poudres fines, comme la poudre de talc, est précisément d'éviter ces inconvénients. Les poudres d'amidon, de fécule, de riz glissent mal : la sensation de crépitation qu'elles donnent est désagréable à l'épiderme du patient ; la poudre de talc plus fine dépose sur la paume de la main une couche nacrée très lisse, et un semblable dépôt se retrouve sur la surface du membre qui vient d'être massé.

On peut employer de temps en temps, chez les sujets qui supportent sans inconvénient le contact de l'eau, un peu d'eau savonneuse tiède ; elle facilite le glissement et en même temps enlève l'excès de poudre de talc qui peut demeurer sur l'épiderme de la région soignée. Il est rare qu'un malade exige huile ou vaseline ; toutefois, il en est qui montrent beaucoup de confiance dans ce dernier corps, très souvent employé ; en tous cas, il faut bien recommander qu'on ne prenne que de la vaseline simple ou stérilisée et éviter l'emploi de la vaseline boriquée ; les paillettes d'acide borique, quelque porphyrisé soit-il, déterminent des éraillures de l'épiderme, qui deviennent autant de portes d'entrée pour l'inoculation. On ne s'étonnera pas alors de voir, vers le sixième jour, survenir quelque éruption de furoncles. Pour le même motif, la poudre de talc ne sera pas mélangée à quelque autre poudre plus grossière, poudre d'iris, etc. La poudre de talc (silico-aluminate de magnésie) ne s'altère pas comme les poudres végétales ; toutefois il est bon de la remplacer de temps en temps.

Du lit ou table d'opération. — Pour compléter la description de l'instrumentation du masseur, il nous reste à parler du lit, qui doit figurer dans le cabinet de tout spécialiste massothérapeute qui se respecte ; ce lit pourra se disposer comme une table d'opération, pour que le malade puisse être placé dans un décubitus varié. Dans quelques massages très spéciaux, comme celui de la scoliose, semblable meuble a son utilité ; mais encore ne peut-on l'emporter pour soigner tel malade qui ne peut ou ne veut se déplacer ? Voilà qui compliquerait singulièrement nos interventions.

Ce lit n'a d'ailleurs pas une utilité absolue : on peut le remplacer par une chaise longue de maniement facile par sa légèreté : quelques coussins, mous ou durs, complètent le mobilier nécessaire et utile du masseur, et il ne doit pas en avoir d'autres, parce qu'il ne doit pas se trouver gêné quand le meuble spécial lui manque. Or partout il trouvera une chaise longue, voire même deux chaises, et des coussins, tandis que son lit si pratique aura le tort de ne pouvoir être mobilisé à toute heure.

Beaucoup de médecins ont essayé de joindre à la pratique du massage les effets de l'électricité. Après chaque séance, une série de secousses faradiques ou le contact de courants galvaniques, voire même d'un appareil d'électricité statique, est conseillé au patient, qui bénéficie ainsi d'une double intervention. D'autres ont fait exécuter à leurs malades des exercices de gymnastique à quelques appareils, anneaux, barres parallèles, barres fixes, qu'ils ont placés dans leur cabinet. Ce sont là des vues toutes spéciales qui ne doivent pas être envisagées ici. Pour n'être pas contraires, les effets en sont parfois bien différents.

Le masseur a donc, comme appareil, sa main, et c'est tout ; mais cette main ne ressemble en rien à celle de l'ancien rebouteur ; elle comprend, sait ce qu'elle fait. La main de l'empirique avait une impulsion médullaire ; le médecin conduit sa main avec son cerveau.

§ 3. — Le Masseur et le Massé.

Le masseur. — *Le massage médical doit être exécuté par les médecins. Nécessité d'aides bien éduqués, sous la surveillance du médecin.* — On a dit qu'il fallait une constitution robuste, résistante, une musculature puissante pour pratiquer le massage. Certes, je ne comprendrais pas dans un Hammam quelque masseur peu vigoureux, facilement lassé, dont les qualités physiques ne seraient pas en rapport avec la pénible profession, Mais nous ne sommes pas dans de telles conditions ; peu de médecins seraient hors d'état de masser les entorses, fractures, atrophies musculaires, voire même de mobiliser des articulations ankylosées. Le préjugé du massage brutal est passé ; on masse aujourd'hui avec douceur, à son aise, s'attachant plus à bien diriger la pression qu'à enfoncer brutalement les mains dans les masses musculaires ; on mobilise aussi doucement et progressivement ; on ne doit pas *vaincre* le muscle, il faut le *convaincre*. Trop de force serait quelquefois à craindre de l'homme solidement musclé, ne sachant pas toujours modérer la puissance de la contraction de ses muscles fléchisseurs. En résumé, le praticien qui résiste vaillamment aux fatigues physiques de sa profession, peut masser, sans crainte de surmenage, les quelques malades qui retirent bénéfice de ce mode de traitement.

Les femmes peuvent donc bien aussi masser ; toutefois, il ne faudrait pas croire qu'elles masseront dès lors mieux que les hommes : elles doivent compter avec leur tempérament plus impressionnable, et il n'est pas rare de constater chez elles, après deux ou trois séances consécutives, une tendance à exagérer les pressions, à pincer les corps musculaires, à mobiliser avec inattention ou brutalité. Quelques personnes ne peuvent jamais bien masser à cause de ce nervosisme, qui est assez exagéré pour que les malades s'en plaignent quelquefois, après avoir fait des comparaisons d'une séance à l'autre.

Soyons cependant moins sévère pour cet examen physique chez les candidates à la massothérapie, et gardons toutes nos réserves pour leurs connaissances techniques, qui sont le plus souvent déplorables. Nul ne saurait être un bon masseur, une masseuse suffisante, s'il ne connaît l'anatomie de la région qu'il soigne, s'il ne sait le rôle physiologique des organes malades qu'il va entreprendre de guérir, et même s'il ignore l'évolution régulière ou irrégulière de la maladie dont il veut atténuer ou vaincre les mauvais symptômes.

Et pourtant combien nombreux sont les empiriques qui ont fait à tort et à travers des frictions fort variées, pensant copier les manœuvres rationnelles d'un médecin qui employait cette méthode de traitement, et, comme le mal avait quelque bénignité, ont eu la certitude de cures toutes personnelles, se mettant en rapport avec les malades par des procédés qu'il répugnerait à des médecins d'employer et trouvant dans l'ignorance de ces malades, dans leur désir du merveilleux, la consécration de leur nuisible talent !

Le massage d'une fracture, d'une scoliose doit être fait par un médecin; lui seul connaît la marche de l'affection qu'il soigne, peut varier suivant la nécessité du moment chaque partie de la séance, chaque pression de sa main. En connaissant les indications de cette intervention, il sait quels sont les cas qu'il peut confier à ses aides, car il faut des aides, ils sont nécessaires, mais ils ne doivent intervenir que sous notre direction. Au Congrès déontologique de 1900, nous avons rapporté, à ce propos, maints exemples ; nous ne saurions insister plus longtemps sur semblable question.

Championnière recommande que chaque médecin connaisse non seulement les indications et contre-indications de sa merveilleuse méthode, mais il demande à chacun de devenir praticien et de masser le plus vite possible les affections traumatiques, de les suivre, de les soigner et de pouvoir ainsi décider à temps la nécessité d'une intervention, d'un appareil, ou la continuation du traitement par le massage et la mobilisation, car c'est un des nombreux avantages de ce mode de traitement de permettre à un médecin d'observer chaque jour son blessé et de lui donner tout le temps pour le choix de son action thérapeutique.

Dans les affections nerveuses graves, progressives, quand le massage peut améliorer chaque symptôme, atténuer la marche des accidents, livrerons-nous les patients à des aides ? Aujourd'hui l'ataxique n'a aucune force, ses muscles refusent tout travail ; demain, ils seront douloureux, contracturés : un massage intempestif peut augmenter la contracture, et le malade devient victime d'une négligence de son médecin, celui-ci l'ayant confié à un aide qui est pour ces cas toujours insuffisant.

L'aide a son utilité dans la pratique de certains massages bien typiques, de marche régulière, dans les massages exécutés dans un but hygiénique, à la suite des convalescences, dans les mobilisations après raideur articulaire, dans les atrophies anciennes. On pourra utiliser un aide intelligent et instruit dans des affections un peu plus compliquées dans leurs variétés ou leur évolution, comme des entorses, des fractures du péroné par arrachement, mais cette confiance ne saurait être la règle.

Le massé. — Nous connaissons le masseur, nous connaissons moins le massé. C'est généralement un malade qui ignore la méthode de traitement qu'il va subir. Il a entendu parler de masseurs qui emploient des forces considérables dans leurs manœuvres. Il a ouï dire que les pressions causent de violentes douleurs, et il appréhende l'intervention qui l'attend. Aussi trouve-t-on le plus souvent un esprit inquiet, timoré, des membres dont les muscles sont contracturés, surtout au niveau de la région malade. On nous demande avec anxiété de commencer bien doucement. Notre premier souci est donc de rassurer le malade, de le mettre au courant des manœuvres qu'on exerce, de le rendre confiant ; les premières pressions doivent être d'autant plus légères que le sujet est plus impressionnable. S'il s'agissait d'une mobilisation quelque peu sensible, on devrait remettre à la quatrième ou cinquième séance les premières douleurs qui pourraient être occa-

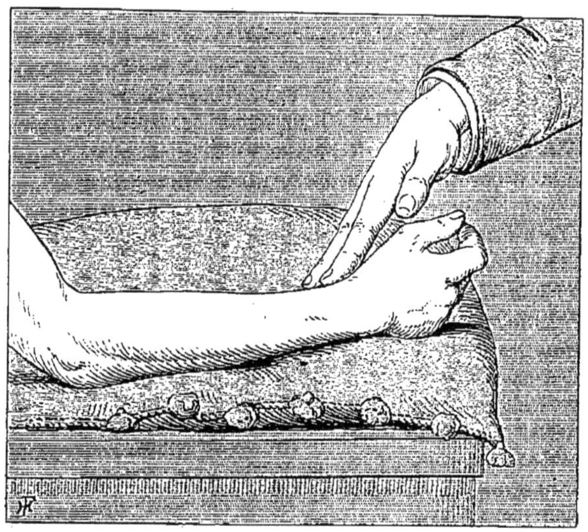

FIG. 8. — Membre reposant sur un meuble pendant le massage.

Tout meuble, tout support peut être employé, à condition que le membre malade soit à l'état de repos absolu. Pour éviter les sensations désagréables (froid, dureté, etc.), il est préférable de placer le membre directement sur un coussin (1).

sionnées par la pression ou la gymnastique qui serait instituée.

Quelques malades, massés antérieurement par des empiriques, sont surpris de la délicatesse des mouvements et manœuvres employées ; il faudra les désillusionner sur leurs connaissances insuffisantes de la massothérapie : d'ailleurs, ils reconnaissent bientôt qu'on guérit aussi vite, sinon plus vite, sans souffrir, qu'on peut hypertrophier un corps musculaire en le massant doucement

(1) Les figures 8 à 15, dont les clichés photographiques avaient été faits par nous, ont déjà été reproduites dans l'ouvrage de Lucas Championnière sur le *Traitement des fractures* (Rueff, éditeur).

en moins de temps qu'on ne le ferait avec des pincements, des hachages, des enfoncements des divers tissus.

Le masseur doit masser à son aise, pour éviter la fatigue et la contracture des muscles de sa main. Le massé doit être placé de façon que la séance s'écoule pour lui sans fatigue et que la résolution musculaire obtenue par le massage ne se reproduise pas par quelque position vicieuse. On ne massera

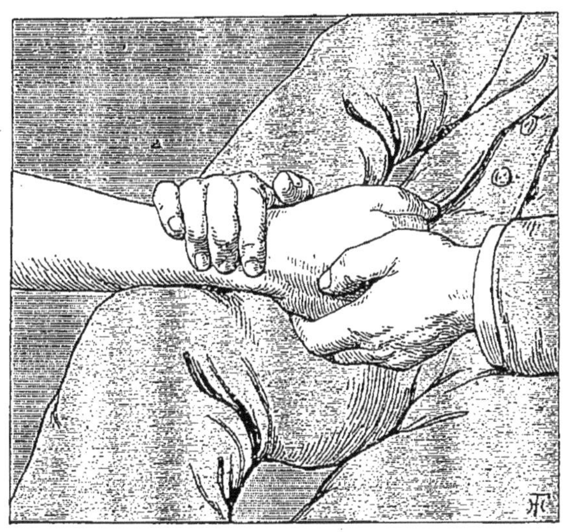

FIG. 9. — Membre reposant sur le genou du masseur.

Cette position a l'avantage d'éviter toute complication d'instrumentation secondaire et de permettre de disposer le membre malade pour que la main du masseur exécute le mieux possible ses pressions (LUCAS CHAMPIONNIÈRE).

pas un bras sans faire reposer l'avant-bras sur un meuble ou sur la cuisse du malade, voire sur la sienne. On ne massera pas l'abdomen, lorsque le malade est assis dans son lit. Les muscles doivent être le plus possible au repos. En général, il est préférable de masser le membre supérieur, tandis que le malade est assis, et le masser dans son lit, quand il s'agit d'une lésion de la cuisse, de la jambe ou du pied.

Le premier contact de la poudre ou de la vaseline est quelquefois, chez le timoré, chez le nerveux, une occasion de recrudescence de sensibilité, de contracture ; on ne saurait donc user de trop de précautions pour atténuer cette sensation, surtout les premiers jours. Il est préférable d'étaler la poudre de talc doucement en commençant par des régions un peu éloignées du point le plus douloureux et en se rapprochant de celui-ci par des mouvements en lignes obliques ou en spirales. On peut encore employer de simples contacts de la main avec pressions légères, s'avançant peu à peu jusqu'à la zone centrale de la région à masser. Arrivé en ce point, on étale encore la poudre en exécutant des mouvements de meule en cercles de plus en plus grands. Enfin, on évitera que poudre, vaseline, eau savonneuse, etc., soient à une température sensiblement différente de celle du membre à soigner.

De telles précautions ne sont pas toujours nécessaires, et le plus souvent elles deviennent inutiles chez les malades que l'on soigne depuis quelque temps : elles sont au contraire indiquées dans les affections aiguës et dans les traumatismes violents, surtout chez les sujets nerveux.

§ 4. — Séance de massage.

Inutilité de manœuvres multiples. — Il a été décrit, pour masser les divers régions, organes et tissus, une multitude de procédés ; et ils variaient encore suivant les affections qui nécessitaient les interventions. Puis, chaque praticien est venu compliquer encore, en les multipliant, les manœuvres déjà décrites : il n'était pas de masseur qui n'eût de procédé pour chaque maladie. Cette exagération réclame une facile élimination des variétés à peu près semblables, qui ne diffèrent les unes des autres que par quelque addendum le plus souvent inutile. Il a été décrit des foulages particuliers à chaque doigt ; le foulage du pouce serait préférable à celui du médius pour les uns ; pour les autres l'index prévaudrait.

En ne considérant que les manœuvres les plus usuelles, on peut décrire dix procédés différents dans la façon de placer la main sur les régions à masser. Mais est-il bien utile de les décrire et d'en donner leur valeur, puisque notre intention est de les éliminer au profit de la seule manœuvre qui paraisse réunir toutes les qualités nécessaires et suffisantes pour être considérée comme supérieure aux autres ? En effet, s'il en est une meilleure, pourquoi ne pas toujours l'employer ? Est-il bien utile de varier, comme si de la diversité des manœuvres devait dépendre le succès ? Si nous faisons une *pression* douce sur un corps musculaire, nous obtenons de ce muscle les réactions désirées plus vite et mieux de toute façon, qu'en *tapotant* ou en *hachant* ce muscle, voire en le *foulant* ou en le *pinçant* ; pourquoi ne pas employer toujours la pression, quitte à varier les diverses qualités de cette manœuvre.

Divisions de la séance. — La séance peut être divisée en trois parties bien distinctes :

1° Le massage proprement dit ;

2° La mobilisation passive ;

3° La mobilisation active.

Enfin quelques conseils doivent être ajoutés pour donner au malade la conduite qu'il aura à tenir dans l'intervalle de deux séances ; un appareil est quelquefois appliqué.

1° **Massage proprement dit. De la pression.** — Pour ceux qui ont quelque expérience de cette question, il semble que la pression doive prévaloir et faire abandonner toutes les autres passes manuelles : c'est la seule que nous conseillons dans le service de Championnière, en la variant suivant sa force, sa rapidité, sa pénétration, sa direction et selon l'emploi des diverses parties de notre appareil, la main.

a) Ses variétés. — Depuis le simple attouchement jusqu'à la pression forte qui déprime les parties molles sans cependant aller jusqu'à la douleur, il y a une grande variété dans la force de la pression. Le simple *contact* suffit quelquefois pour mettre un muscle en résolution quand il est contracturé. Si ce contact est insuffisant, nous faisons la *pression très douce*, ou *caresse*, qui consiste à faire durer quelques secondes le contact de la main et de la région malade en caressant celle-ci suivant le sens des faisceaux d'un muscle, suivant le trajet d'un nerf. Dans cette variété de pression, il faut que le premier contact soit fait avec beaucoup de précaution, pour que la sensation de la main posée ne réveille pas des réflexes de défense ; de même, en retirant la main, faut-il s'échapper doucement pour que la pression très douce ne soit pas suivie d'un nouveau réveil musculaire, alors que son effet avait causé la résolution. Aussi, conseillons-nous, dans la pression très douce, de se servir des deux mains, l'une suivant l'autre, et de prendre contact avec la seconde main avant que la première ait quitté la surface cutanée de la région malade.

La pression *légère* agit avec un peu moins de douceur, ce n'est plus un contact simple : la peau est légèrement déprimée, moins cependant que dans la pression *moyenne* ; la main se met alors en rapport à travers les téguments avec les muscles ou tissus sous-jacents ; la peau est visiblement déprimée ; enfin, la pression *maxima*, encore plus accentuée, ne doit cependant pas être assez violente pour causer de la douleur, ou même simplement un état de fatigue et de malaise local consécutif à tout massage brutal ou même simplement trop fort. Le malade est donc le seul juge, puisqu'il nous renseigne sur ses sensations ; aussi devons-nous réagir contre cette tendance de certains malades à tromper sur ce renseignement : croyant que le massage a plus d'effet quand il est plus violent, ils s'efforcent de dissimuler leur douleur : ce préjugé n'est pas si ancien qu'on ne voie encore quelques empiriques encourageant cette erreur. On trouve même des médecins qui établissent le succès de l'intervention d'après la quantité de sueur réciproque, le praticien transpirant à la suite de sa peine, et la sueur du malade témoignant des efforts, des contraintes causées par sa défense contre la douleur.

Si celui-ci est prévenu de suite contre cette erreur, si on lui indique tous les inconvénients du massage brutal, il renseigne utilement, et la pression maxima trouve alors des indications utiles. Championnière, qui a tant insisté sur la nécessité de modérer les pressions de massage, conseille de ne jamais dépasser la douleur.

Les pressions sont variables dans leurs effets quand elles sont variées dans leur intensité. L'effleurage, la pression très douce sont anesthésiants : c'est le but que nous recherchons d'ailleurs en massant un muscle contracturé, un os récemment fracturé. La pression plus forte est au contraire excitante, elle est employée dans ce but quand nous massons des muscles paralysés, ou quand nous voulons activer la réparation d'un os fracturé.

Dans un travail récent, Colombo (1) a démontré expérimentalement l'exactitude de cette double action de la pression suivant son intensité. Il considère les manipulations très légères comme *anémiantes* ou *calmantes*, et les manipulations énergiques comme *hyperémiantes* et *réaculisantes*.

b) ÉTENDUE DES PRESSIONS. — Si la pression varie d'intensité elle doit aussi varier d'étendue, c'est-à-dire agir sur une zone plus ou moins grande. Dans le simple contact, cette surface correspondra à celle de la main ; puis elle s'étendra suivant les cas, intéressant une région, un segment de membre, un muscle,

(1) COLOMBO, La massothérapie et ses fondements physiologiques. *Revue de Cinésie*, février 1904. C. 30.

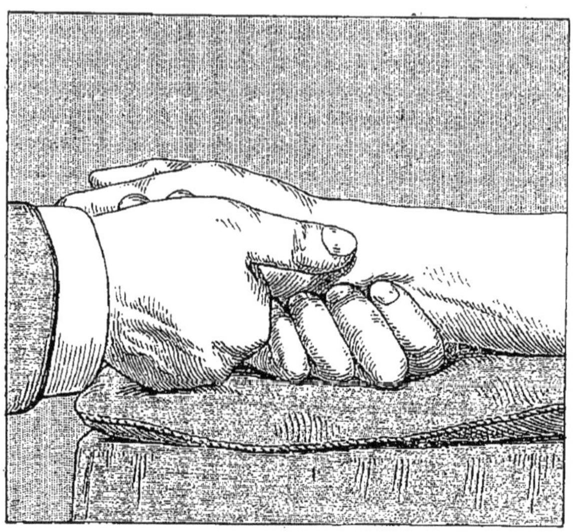

Fig. 10. — Pression avec la face palmaire du pouce.

La surface de pression est peu étendue, mais assez vigoureuse et très précise.

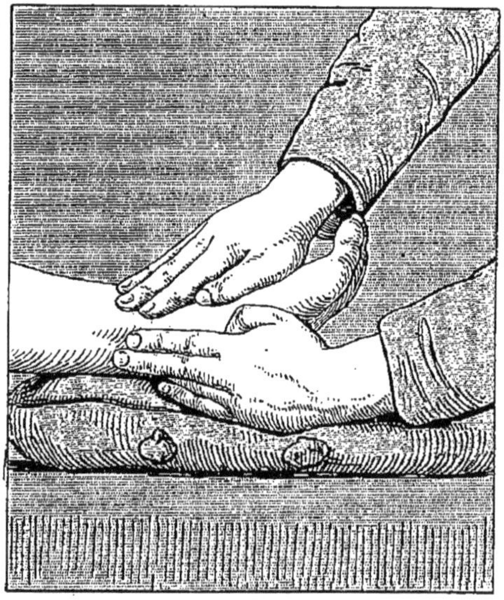

Fig. 11. — Pression avec la face palmaire des deux dernières phalanges.

Cette pression est plus étendue que celle du pouce; elle est aussi précise, quoique moins vigoureuse. Il faut ne prendre contact qu'avec l'extrémité phalangienne, par crainte d'employer une région moins matelassée que la pulpe même des doigts : les doigts se placent ainsi parallèlement et non perpendiculairement à la surface massée.

une diaphyse osseuse. Les pressions doivent être, en général, assez étendues pour agir sur tous les organes qu'elles veulent influencer : un muscle est massé dans toute sa longueur, d'une insertion à l'autre, un os suivant sa diaphyse, une articulation suivant ses ligaments. La pression trop courte surprend désagréablement à chaque contact ; trop étendue, elle nuit à son effet, en voulant généraliser son action.

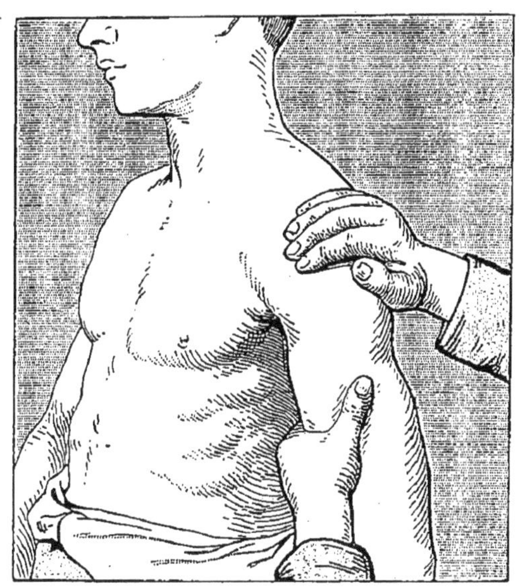

FIG. 12. — Pression avec la face palmaire de la main et des doigts. Cette pression est employée pour les larges surfaces (grands muscles plats, massage général, etc.).

Les pressions sont exécutées avec les différentes parties de la face palmaire de la main et des doigts, et suivant les régions, suivant les organes, suivant l'état des lésions, comme nous le verrons ultérieurement, on se sert soit de la face palmaire du pouce (fig. 10), soit de la face palmaire des doigts (fig. 11), soit de toute la main (fig. 12). Cette main est disposée de façon différente suivant les saillies avec lesquelles elle prend contact : elle masse la région lombaire en conservant sa forme plane, elle masse l'avant-bras en se disposant en gouttière ou en anneau (fig. 13).

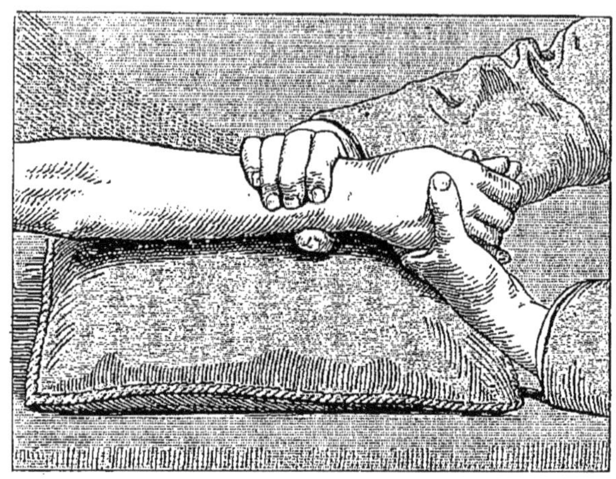

FIG. 13. — Pression en anneau ou bracelet.

La manœuvre est analogue à la pression en gouttière transversale; mais le pouce, en participant à la pression, augmente la surface de contact : la région massée, un segment de membre le plus souvent, est ainsi entourée comme par un bracelet.

c) DIRECTION DES PRESSIONS. — La direction des manœuvres se fait suivant un sens général devenu classique. Un des meilleurs effets du massage est d'aider la circulation veineuse; la pression se fait donc de la périphérie vers le centre : au membre supérieur la main se dirige vers l'épaule, au membre inférieur vers le bassin, au tronc ou à la tête vers le cœur. Toutefois il est des régions où le système veineux a une direction indifférente, et on peut agir dans deux sens. Ainsi on masse le muscle grand droit de l'abdomen de haut en bas ou réciproquement, suivant le cours du sang dans les veines mammaires internes et dans les épigastriques; à la face, la veine faciale amène le sang au tronc thyro-linguo-facial et, comme à l'angle de l'œil, elle s'anastomose avec les plexus veineux profonds rétro-orbitaires qui vont à la jugulaire interne, on ne saurait préciser la direction des pressions.

En dehors de cette direction générale, on peut donner à la

pression manuelle une direction légèrement oblique pour suivre des fibres musculaires, ou une diaphyse osseuse, ou un tronc nerveux. La circulation n'en sera pas gênée. Un muscle ne saurait être massé autrement qu'en suivant la direction de ses tendons et de son corps charnu, et même en détaillant les faisceaux de ce corps charnu. Il est plus difficile de concilier ce principe avec la direction d'autres muscles qui ont quelquefois leurs fibres perpendiculaires (grand oblique, petit oblique). Il ne saurait y avoir alors de lois précises : on masse l'organe le plus important, en appliquant à son massage les qualités de pression qui doivent lui rendre la régularité de sa fonction. On exécute ensuite les pressions diverses qui peuvent aider à notre intervention, éviter celles qui doivent lui nuire. Sous prétexte de masser tous les muscles des parois de l'abdomen, nous ne cherchons pas à exercer quelque influence sur le muscle transverse à travers le grand oblique et le petit oblique : nous avons suivi avec soin les fibres du grand oblique dans les régions des flancs et des fosses iliaques, là où le muscle a le plus de fibres charnues, de même nous avons massé le petit oblique au-dessus du grand, des flancs aux hypochondres, là où nous avions évité le grand oblique, là où le petit oblique est le plus accessible ; vouloir intervenir sur le muscle transverse, c'est masser le grand oblique et le petit oblique perpendiculairement ou obliquement à la direction de leurs fibres, et par suite exécuter une manœuvre inutile et même nuisible. Aussi bien, ajouterons-nous, notre action sur les deux premiers a suffi pour obtenir un heureux résultat sur ces trois muscles, qui ont de si grands rapports dans leurs fonctions.

Mais la direction de la pression exercée par la main ne doit pas être indiquée d'une façon aussi vague ; le bon résultat de cette manœuvre consistant dans son exécution la plus parfaite, il faut intervenir sur chaque tissu, sur chaque organe, d'une façon toute particulière, et qui varie encore suivant certains cas (âge, états pathologiques, régions, etc.), variétés sur lesquelles nous insisterons dans la suite.

d) Massage des téguments. Mouvements de meule. — Le massage peut avoir une action isolée sur les téguments, la pression est alors toujours légère, régulière, limitée à un segment de membre, dirigée parallèlement à l'axe de ce membre vers sa racine : on emploie bien souvent une pommade particu-

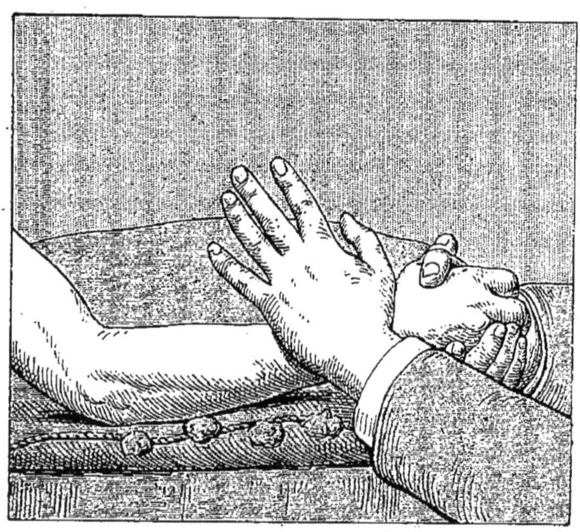

Fig. 14. — Mouvement de meule.

La pression n'est exécutée que par le talon postérieur de la main qui prend contact intime avec les téguments et se sert de ceux-ci pour masser les plans sous-jacents.

lière, qui ajoute à l'effet du massage. Il ne faut pas confondre cette intervention, qui agit heureusement sur la circulation cutanée, sur la fonction des glandes sudoripares, sur les terminaisons nerveuses de la peau, avec les frictions médicamenteuses qui ont pour but d'exfolier l'épiderme et de faciliter l'absorption du produit pharmaceutique. Aussi ne doit-on pas arriver jusqu'à l'irritation des téguments et au contraire entretenir et conserver la lame cornée de l'épiderme. Pour cette raison, si ce n'est pas une cause toute locale qui motive cette intervention, il est bon de ne pas masser deux jours de suite la même région ; on divise le territoire cutané à masser de façon à laisser reposer derme et épiderme du léger traumatisme occasionné par le massage.

La peau reçoit plus souvent nos pressions comme intermédiaire entre les divers tissus qu'elle protège et notre main.

Dans quelques cas, on peut pour ainsi dire la fixer à la main ; et ayant ainsi doublé notre paume, nous exécutons sur place des mouvements de *meule* sur les tissus sous-jacents ; il semble alors que l'action de la main soit comme directe sur ces tissus, les téguments du massé servant comme de gant à la main du masseur. On ne peut agir de la sorte que par des pressions sur place, la peau se mobilisant dans une faible étendue sur l'aponévrose sous-jacente ; d'ailleurs, si notre action est plus directe, en est-elle pour cela meilleure ? Puisque nous cherchons toujours à modérer nos pressions, les mouvements de meule ne trouvent que de rares applications et agissent surtout dans les interventions d'ordre mécanique, en dehors de toute influence nerveuse.

Sous cette peau sont des aponévroses qui facilitent son glissement sur les différents organes de la vie de relation, muscles et leurs annexes, os, articulations, etc., sans parler des diverses cavités du corps qui contiennent d'autres organes de la vie de nutrition et qui peuvent être assez rapprochés des téguments pour que notre action directe les impressionne. Ajoutons cependant que nous espérons mieux de l'action indirecte, nerveuse, réflexe de notre procédé de traitement. Nous attendons beaucoup plus du massage de la paroi abdominale et de la gymnastique respiratoire pour agir sur un tube digestif, que sur les excitations directes de cet intestin, et nous sommes plus confiant dans ce même massage pour agir sur la circulation porte que dans tous les attouchements plus ou moins légers qu'on nous propose sur le peu de tissu hépatique qui vient s'offrir sous le rebord des fausses côtes.

e) Massage des muscles. — C'est précisément pour profiter de cette influence réflexe du massage que nous cherchons surtout à agir sur le système musculaire. On doit masser un muscle dans la situation de repos, mais, comme il ne doit pas être complètement relâché, on le masse en faisant contracter le muscle opposant, ou en maintenant le segment de membre dans la position qui tend ce muscle au maximum. Ainsi on doit masser le triceps brachial en faisant fléchir l'avant-bras sur le bras et en mettant le bras en propulsion. On ne masse pas les muscles du mollet dans la flexion de la jambe et l'extension du pied. Dans cette position les deux jumeaux et le soléaire forment une masse sans fixité, qui fuit sous la pression régulière de la main et des doigts et est mal influencée par un massage plutôt nuisible. Il faut agir sur le muscle en entier lorsque la pression peut s'exécuter avec facilité sur toute sa surface; le sterno-mastoïdien est massé avec deux doigts ou avec la dernière phalange du pouce, depuis son insertion mastoïdienne à son insertion costale. Si le muscle est fusiforme (biceps), on emploie les doigts disposés en gouttière.

Mais lorsque le muscle est large, il faut nécessairement le diviser en plusieurs faisceaux, d'autant plus que ces faisceaux n'ont pas tous la même direction. Les uns (deltoïde, grand pectoral) ont leurs fibres disposées en éventail, et il faut indiquer avec les doigts la direction oblique antérieure et oblique postérieure, la direction verticale; les autres ont des faisceaux à directions différentes (triceps), on suit chacune des directions comme s'il s'agissait de muscles simples; de toute façon la direction à suivre est celle des fibres charnues.

On reconnaît sur des membres d'amputés l'action du massage sur les muscles; les faisceaux se contractent régulièrement derrière le doigt qui exécute la pression d'un bout à l'autre du corps charnu, sans que le muscle soit entré en contraction complète : on comprend ainsi que le massage agisse comme exercice sans cependant donner de la fatigue, puisqu'il n'y a pas cette contraction tétanique qu'on observe après l'excitation brutale, comme celle fournie par un courant faradique mal mesuré ou même une manœuvre de massage trop violente. Si, sur ce membre récemment amputé, nous massons un muscle perpendiculairement à ses fibres, ou si nous faisons du hachage, du tapotage, on reconnaît qu'il se forme par place des nœuds de contraction, que ceux-ci persistent quelque temps, et parfois même que la contracture survient. Ces expériences ne condamnent-elles pas toutes les manœuvres violentes et mal dirigées ?

On peut encore observer sur ce même muscle qu'un simple contact suffit pour faire disparaître les contractions causées par la violence, d'où l'indication de deux procédés à employer pour agir sur le corps charnu : la manœuvre très légère ou par caresse, voire même par simple contact contre la contracture et la douleur, et la manœuvre de moyenne intensité, allant progressivement à la maxima pour exercer le muscle, pour entretenir sa vitalité, ses propriétés biologiques.

f) Massage des articulations — Le massage des articulations ou plutôt des ligaments ne doit être exécuté que si ceux-ci sont assez superficiels pour être influencés par nos doigts. En ce cas, on exécute des pressions en rapport avec l'état pathologique, limitées comme intensité par la douleur, sur les fibres ligamenteuses, suivant la direction de ces fibres ; ces pressions aident la résorption des exsudats et anesthésient les nerfs si sensibles des ligaments déchirés.

Le massage des muscles et des ligaments ne saurait être exécuté avec quelque précision si les tissus n'étaient pas suffisamment résistants à la pression : la résistance pourrait être obtenue par la contraction du corps charnu, quand il s'agit du muscle. Ce procédé est défectueux, puisque généralement nous recherchons la sédation du muscle : ce dernier à l'état de repos présente quelquefois un tonus suffisant pour ne pas glisser sous le doigt, mais il faut le plus souvent recourir au moyen qui consiste à lui donner au repos sa plus grande extension; il se trouve ainsi suffisamment tendu et résistant : il ne flotte plus. Ainsi le biceps est tendu dans la flexion du bras, le deltoïde dans l'abaissement de l'épaule, le muscle grand fessier dans la flexion de la hanche sur la cuisse. Les ligaments sont tendus quand on fait exécuter à la jointure le mouvement qu'ils limitent.

Le muscle qui n'est pas moyennement tendu, non seulement flotte et glisse sous la main, s'énuclée pour ainsi dire de la pression manuelle, mais il peut aussi se produire l'irrégularité suivante : en le massant, la main chasse devant elle le corps charnu sans résistance qui fait à l'extrémité de la pression sous la peau une sorte de saillie comprimée contre l'insertion osseuse; comme il s'agit de corps musculaire, la fibre qui a éprouvé une sensation douloureuse se contracte, et l'effet obtenu est contraire au résultat désiré.

g) Massage des os. — Les os, comme tous les tissus, bénéficient du massage, soit pour leur accroissement, soit pour leur réparation. Les manœuvres employées consistent toujours en pressions, qui ont pour effet d'agir sur le périoste et d'exciter sa fonction en activant sa circulation; le massage agit aussi comme analgésique, mais nous ferons remarquer que dans les fractures la douleur causée par la lésion osseuse disparaît à côté de celle que causent les contractures des muscles. On le reconnaît facilement lorsqu'après quelques pressions les muscles sont en résolution : la crépitation persiste cependant et est de suite devenue indolore.

Ce massage se fait par pression très légère le long de l'os, en évitant de comprimer cet os et en employant les parties molles du voisinage, muscles, tendons, etc., comme organes protecteurs (fig. 15). Malgré ces précautions, son action est quelquefois encore trop énergique, car elle peut occasionner des exostoses surtout chez les enfants. Il est donc préférable de conseiller de modérer le massage de l'os, en limitant celui-ci à quelques pressions indirectes, qu'on évite même chez l'adolescent.

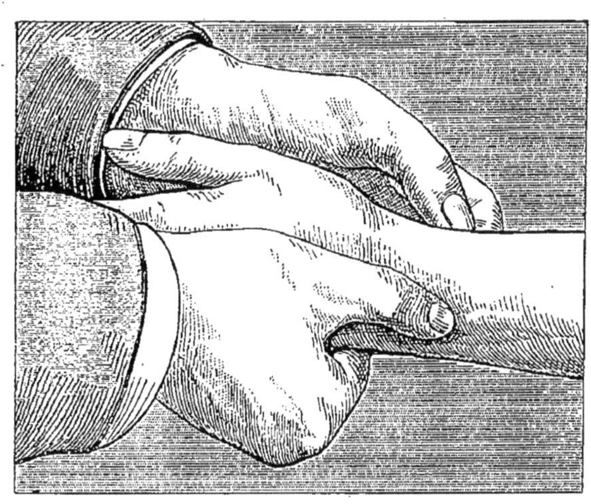

Fig. 15. — Massage des os.

Ce massage se fait, en général, avec les pouces, qui peuvent avec précision suivre les faces de l'os matelassées de muscles ou tendons et éviter celles qui sont en rapport direct avec les téguments.

h) Massage des vaisseaux et nerfs. — On pratique le massage des veines et des nerfs en suivant leur direction et d'après les principes généraux; on masse les régions où se trouve le paquet vasculo-nerveux intéressé, toujours dans le sens du courant veineux, avec le pouce ou la première phalange de l'index et du médius. On ne doit masser les nerfs et surtout les veines que dans des cas bien déterminés; il est en effet recommandé en général d'éviter la zone vasculo-nerveuse, quand il n'y a pas d'indication spéciale : ainsi, à l'épaule, la main passe à toutes les différentes parties de cette région, mais s'écarte de la face inférieure qui correspond à l'artère axillaire, aux veines axillaires et aux branches terminales du plexus brachial. Les pressions seront toujours légères, et même elles devront cesser là où le nerf et la veine sont en rapport avec un plan osseux et à fortiori une crête osseuse (points douloureux).

Les autres tissus ou organes seront massés aussi, suivant les indications, plus ou moins légèrement. La résorption des exsudats dans une gaine tendineuse est aidée par des pressions moins modérées que celles que nous employons pour calmer une douleur.

i) Vibration manuelle. — La pression, avec ses caractères variés, demeure donc la manœuvre de choix dans la massothérapie ; toutefois l'exclusivisme ne saurait être absolu, et il faut bien admettre que dans la variété de la pression par simple contact il y a avantage à exercer avec la main quelque vibration plus ou moins vive, mais nous insistons pour que cette vibration soit manuelle et nullement exécutée par un appareil, qui est toujours trop violent quand la vibration doit être à peine indiquée. Cette vibration lente réussit assez pour calmer les douleurs et surtout fait disparaître les contractures que le simple contact de la main ne suffit pas à améliorer.

Ces manœuvres s'exécuteront en appliquant doucement la main, toute ou partie, sur la région de la contracture. L'application de la main ne suffisant pas, on déprime très légèrement les tissus sous-jacents, et on renouvelle cette dépression toutes les secondes, les demi-secondes, etc., de façon que le membre ressente une sorte de vibration; au début, la main se fatigue vite, mais bientôt la vibration peut être continuée avec une certaine rapidité (1/10 seconde) pendant deux ou trois minutes. Il faut la cesser après fatigue, car elle devient irrégulière et même involontairement violente.

k) Durée du massage. — On ne saurait fixer de durée précise; celle-ci varie suivant la lésion, l'organe qu'on soigne.

Au début du traitement, le massage est la partie la plus importante de la séance; plus tard, la mobilisation est surveillée plus attentivement; elle parfait le traitement. Nous verrons même que, si on peut délaisser le massage dans certaines séances, chez les enfants par exemple, on ne saurait un jour éviter de mobiliser, et même quand il s'agit d'affections qui n'ont pas intéressé l'appareil locomoteur.

2° **Mobilisation passive.**— *a*) Son but. — Le massage a calmé la douleur, diminué les contractures, ou même les a fait disparaître; nous ne rencontrons plus d'obstacle pour mobiliser la jointure malade ou voisine de la région qui nous intéresse. Il n'y a qu'à entretenir les fonctions qui n'ont pas été atteintes, ou bien il faut retrouver ces fonctions. De toute manière le principe est le même: faire exécuter à cette articulation les mouvements normaux et exclusivement; chaque article a donc sa mobilisation particulière. L'enarthrose jouit de tous les mouvements, la trochlée n'a que la flexion et l'extension, et l'arthrodie ne possède que quelques glissements rapidement limités. Chacun de ces mouvements est à bien connaître pour l'exécuter avec précision : et en effet l'enarthrose a tous les mouvements, mais ils ont des limites; les dispositions anatomiques ne sauraient faire assimiler nos jointures à des appareils de mécanique, à des figures de géométrie, et quand nous parlons de segment de sphère ou de poulie, nous faisons des erreurs, qui se traduisent par des mouvements anormaux, qui ne correspondent pas absolument à ceux que la physiologie nous démontre. Aussi insisterons-nous à chaque articulation pour bien indiquer la physiologie de chacune d'elles et éviter de préparer divers faux mouvements qu'aucun muscle ne saurait exécuter. Nous avons démontré en autre lieu que c'était précisément l'erreur de la mécanothérapie, nous ne saurions l'imiter.

b) Inutilité des aides. — La mobilisation passive doit, en général, être exécutée par le médecin, sans aide ; dans de très rares cas, comme nous le verrons, on peut avoir recours à un aide pour maintenir un membre ou un segment de membre ; mais, si docile qu'il soit, il ne saurait exécuter un mouvement avec la même souplesse ; le malade est plus inquiet, il cherche aussi à aider et se contracte, si le praticien commande quelque manœuvre à l'assistant. Quand on mobilise seul une jointure, cette mobilisation s'exécute plus aisément sans l'assistance du patient qui cherche malgré lui à aider le mouvement. Il est quelquefois très difficile d'obtenir du malade qu'il ne se contracte pas : il ne sait pas faire le *bras mort*. Et, comme il ne peut connaître les mouvements que nous désirons lui faire exécuter, il va en avant quand nous allons en arrière et en ressent parfois des douleurs, ou tout au moins en éprouve des sensations désagréables et de la fatigue après la séance. Cette mobilisation ressemblerait, en effet, à une sorte de gymnastique suédoise, exécutée trop tôt pour les forces de notre patient. Aussi est-il préférable de faire de la mobilisation passive simultanément avec de la mobilisation active, en prévenant avec soin des mouvements à exécuter et en modérant d'autant plus les progrès de cette mobilisation active combinée.

c) TECHNIQUE. — Le meilleur procédé de mobilisation auquel on puisse avoir recours, consiste toujours à partir de la position la plus normale, le bras pendant pour l'épaule, le genou en extension, etc., et à exécuter chacun des mouvements avec méthode, c'est-à-dire doucement, lentement, en s'arrêtant dès que la sensibilité apparaît, puis en revenant doucement au point de départ, en évitant au patient la crainte de se sentir abandonné au milieu du mouvement ; cette contraction de défense serait très douloureuse, car la mobilisation passive va toujours plus loin que le muscle correspondant ne pourrait le faire. Le même mouvement est répété plusieurs fois et gagne d'étendue à chaque séance; au bout de quelques minutes, si on insistait, les muscles entreraient en contracture. Il est donc préférable de ne pas insister et de passer à un autre mouvement.

Après les mouvements simples, on exécute des mouvements mixtes (rotation et abduction de l'épaule), d'une seule jointure, ou des mouvements combinés de deux jointures voisines (flexion du coude et pronation), enfin des mouvements complexes correspondant à des mouvements d'un usage journalier (Ex. : la main à la bretelle en arrière, mouvement qui équivaut à de la rétropulsion, de l'adduction, de la rotation interne de l'épaule, flexion du coude et pronation de l'avant-bras).

d) Limite des mouvements. — La limite du mouvement, dans les cas aigus, est toujours la première sensation douloureuse. Championnière a bien insisté sur ce fait, car cette douleur ramène une contracture, alors que le massage a cherché à les éviter. Mais dans les affections chroniques, et surtout lorsque nous voulons non seulement entretenir la souplesse d'une jointure, mais retrouver des mouvements provisoirement perdus, la mobilisation passive ne saurait être aussi clémente, elle agit avec le plus de douceur qu'il lui est possible pour faire des progrès journaliers, mais notre but ici est tout autre, et quelquefois même l'ankylose exige de nous de la mobilisation cruelle. Elle sera toujours moins féroce et moins barbare que les manœuvres exécutées avec violence sans chloroforme ou même avec un anesthésique, celui-ci ne pouvant calmer les douleurs si vives qui suivent le réveil des opérés pour ruptures d'adhérences. Chez de tels malades, le massage a préparé nos manœuvres, et celles-ci sauront être assez lentement progressives pour que les progrès ne se réalisent pas au prix de trop de peine. D'ailleurs le patient est en ce point le meilleur pilote; son courage, son impatience seront des facteurs avec lesquels il faudra compter.

e) Durée. — On ne saurait donc fixer de durée à de telles manœuvres : nous gagnons chaque jour dans l'étendue du mouvement, nous devons obtenir le mouvement en entier et n'abandonner qu'avec la certitude de ne pouvoir mieux faire, car le temps s'oppose de plus en plus à la récupération des mouvements perdus. On peut quelquefois abandonner un malade qui ne fait pas de lui-même tous les mouvements d'une jointure atteinte, on ne doit jamais le quitter avant de s'être assuré que l'article jouit de tous les mouvements normaux : la force musculaire revient lentement, mais peut toujours revenir ; la souplesse articulaire se retrouve assez vite, sinon il se produit des raideurs qui limitent les mouvements, ou même des adhérences qui les annulent.

f) La mobilisation sert de massage profond. — La mobilisation passive ne doit pas s'en tenir à la jointure malade ou voisine de la région malade : il faut veiller à la souplesse des articulations les plus proches.

En mobilisant des articulations plus éloignées, on agira quelquefois sur celle qui est atteinte. Rien n'est plus remarquable à ce sujet que la mobilisation des orteils pour agir sur le cou-de-pied. Dans une entorse du cou-de-pied, les tendons fléchisseurs et extenseurs mis en mouvement par les flexions et extensions des orteils exécutent, au niveau de la tibio-tarsienne, une sorte de massage profond, qui ne peut qu'aider à la résorption des exsudats des gaines de ces tendons et à l'insensibilisation des ligaments ou de la synoviale dans les points où ceux-ci ont été déchirés.

g) Combinaison du massage et de la mobilisation passive. — Dans certains cas de contracture il est bon de combiner le massage et la mobilisation passive. Pendant qu'on exécute des pressions très douces sur un muscle, on sent en certains moments que ce muscle s'abandonne quelques secondes, puis reprend sa contracture aussi intense ; il est préférable de profiter de ces instants de repos musculaire pour donner à l'articulation correspondante le mouvement que le muscle contracturé condamnait. Pour réussir avec plus de certitude, nous conseillons l'artifice suivant : la main qui masse conserve le contact du muscle contracturé et en suit tous les divers états avec beaucoup d'attention. Dès qu'elle constate la résolution de la fibre musculaire, l'autre main qui, pour le malade, ne sert qu'à soutenir le membre, et fixe en effet le segment situé sous la jointure immobilisée par la contracture, l'autre main fait exécuter à cette articulation, par des manœuvres répétées et peu étendues, le mouvement contraire à celui que maintenait le muscle malade. Si, par exemple, l'avant-bras est en flexion sur le bras par suite de contracture du biceps, une main masse, ou plutôt caresse ce muscle, pendant que l'autre peu à peu étend l'avant-bras, profitant des instants de résolution du corps charnu. Certes il faut à peine insister, afin que la contracture du muscle malade qui se reproduit presque de suite ne rencontre aucune opposition. Mieux vaut agir par des manœuvres alternatives de flexion et d'extension, mais en ayant soin que ces oscillations s'efforcent à gagner du côté de l'extension; la main, à la moindre résistance, ramène l'avant-bras en flexion. Même manœuvre exécutée plusieurs fois donne entière confiance au muscle, qui bientôt ne réagit plus.

Nous insistons bien sur ce point, qu'il ne faut pas en mobilisant lutter contre le muscle : il se contracterait de plus en plus malgré le massage; il faut profiter du moment de sédation musculaire pour tenter le mouvement opposé. Dans certains torticolis aigus, chez des enfants, des contractures du sterno-mastoïdien cèdent en une séance.

Il est préférable de détourner l'attention du patient et même son regard pendant ces mouvements : un enfant qui avait eu des raideurs d'un coude après contracture du biceps put, par ce procédé, étendre presque complètement le bras; mais quand il considéra son coude, surpris de se trouver dans une position qu'il croyait impossible à cause de sa contracture, il recontractura soudain son biceps, et la flexion se reproduisit, plus intense qu'au début des manœuvres.

3° **Mobilisation active.** — C'est le malade qui doit retrouver la force musculaire qui fait mouvoir les articulations que nous avons mobilisées passivement. Il n'est pas de lésion des membres qui ne soit suivie d'une atrophie des muscles du voisinage ; cette atrophie peut aller jusqu'à la dégénérescence complète. C'est dire assez tout le souci qu'il faut avoir de l'entretien de la vitalité des corps charnus et de leur éducation.

En plus du massage et de la mobilisation passive, chaque séance comprend des mouvements actifs, exécutés devant le médecin et sur les conseils de ce médecin; ils sont comme la terminaison, le but de notre séance de massage; le médecin donne ensuite quelques conseils pour que la mobilisation active soit exécutée par le malade entre deux séances de massage; ce seront de véritables exercices qui entretiendront la vitalité des muscles et par suite leurs fonctions.

a) Technique, Rapport avec la mobilisation passive. — Les mouvements actifs pratiqués spontanément par le malade sont la répétition des mouvements exécutés par le masseur.

La mobilisation active peut retarder de deux ou trois jours sur la passive, et dans certains cas elle ne saurait être conseillée que plus tardivement encore, dans des fractures diaphysaires par exemple. Au début, la mobilisation active, très limitée, est utile, parce qu'elle réagit contre la tendance spontanée du malade à l'immobilisation, lorsqu'il souffre. Or on peut empêcher cette contrainte de l'appareil musculaire sans faire mouvoir l'articulation intéressée, en employant le simple procédé suivant.

Toute arthrite du coude douloureuse a pour conséquence

immédiate la contracture des muscles du bras et de l'avant-bras. Cette contracture réflexe évite à la jointure la douleur que réveillerait tout mouvement, flexion, extension, pronation et supination. Ces muscles contracturés ont leurs insertions voisines du coude, mais il s'insèrent d'autre part à l'épaule (biceps, triceps), à la main (grand palmaire, extenseur, radiaux, etc.); en conseillant des mouvements de l'épaule et du poignet, on évite au malade la contracture persistante de ces muscles et on permet au coude malade de très légers mouvements, trop peu étendus toutefois pour réveiller de la douleur. Cette mobilisation active indirecte suffit dans les premiers jours, parce qu'elle remplit le but que se propose la massothérapie à cette période du traitement; mais plus tard chaque muscle du coude est exercé pour recouvrer sa vitalité et sa fonction; cette partie de la séance demande une attention toute particulière pour rester dans la juste mesure.

b) Travail, fatigue et surmenage. — Un des principes les plus utiles à observer est celui du rapport à établir entre le muscle et le travail qu'on lui demande. Un muscle ne peut fournir qu'un *travail* déterminé pour ne pas arriver à la *fatigue*. Si cette dose de mouvement est dépassée, le muscle ne se trouve plus dans ses conditions physiologiques normales ; il devient sensible, maladroit ; il agit encore par l'effet de la volonté, mais il est *surmené*, jusqu'au moment où il refuse toute contraction et est *forcé* (claqué). Il ne faut jamais arriver au surmenage, ni même dépasser la fatigue; sinon, au lieu d'exercice, il y a épuisement; au lieu d'hypertrophier le muscle, on l'amaigrit, on l'atrophie. Le muscle exercé dans les justes limites, sans fatigue, agit sans maladresse, et les phénomènes réflexes s'opèrent avec régularité.

Nous parlons ainsi du muscle normal : quand la fibre musculaire souffre, soit que le muscle ait été atteint, ou qu'il dépende d'un segment de membre malade, la direction de cette éducation du mouvement devient beaucoup plus délicate. Le muscle est frappé non seulement dans sa constitution intime, mais aussi dans sa direction ; son nerf et même les nerfs sensitifs de son territoire transmettent aux centres des impressions diverses, qui se traduisent par des anomalies dans le fonctionnement de ce muscle. La contracture, les fourmillements, la maladresse ou même la perte de la mémoire du mouvement sont de ces effets qu'on retrouve après les traumatismes, et qui persistent avec des complications d'infirmités, si on ne cherche pas à y remédier dès l'apparition des premiers troubles musculaires.

Dans d'autres cas la dégénérescence est assez avancée, soit que l'immobilisation ait aidé à l'atrophie musculaire, soit que les contractures aient été suivies d'un commencement de rétraction. Le muscle est malade et, de plus, il a perdu, avec une partie de sa vitalité, la faculté de se régénérer rapidement. On ne saurait exiger autant d'un deltoïde sain, du deltoïde d'un luxé de l'épaule après réduction, et surtout du deltoïde d'un blessé qui aurait été immobilisé pendant six semaines dans un appareil plâtré. C'est, le plus souvent, l'observation, après quelque tâtonnement, qui nous fixe sur la dose de mouvement nécessaire, car il faut compter aussi sur le degré de résistance des malades à la douleur ou à la fatigue et se mettre en garde contre l'indocilité sous ses deux formes aussi décevantes, le manque ou l'excès de zèle. Certains patients timorés nous modèrent, d'autres dissimulent la fatigue et la douleur pour essayer d'activer un traitement toujours trop durable et accélèrent notre mobilisation active : eux-mêmes dans leurs exercices dépassent nos indications. Aussi doit-on avoir quelque méfiance, lorsque le critérium de l'amélioration, l'augmentation du muscle, n'est pas constatée à la vue ou à la palpation, voire à la mensuration.

C'est par cette réserve dans la mobilisation active qu'on arrive à régénérer des muscles presque détruits. Il est deux affections chez lesquelles nous avons pu observer l'importance de ce principe, la paralysie infantile et la méningite cérébro-spinale. Les exercices avaient été conseillés sans aucune règle, et dans les deux cas, suivant l'état des lésions, le traitement avait occasionné ici des atrophies complètes et là des contractures. Il suffit de modérer les mouvements, de les limiter, de les réduire pour que les contractures disparaissent et que certains muscles, incomplètement atrophiés, retrouvent quelque vitalité.

c) Education musculaire, gymnastique suédoise. — C'est précisément cet ensemble de soins qui constitue l'éducation musculaire. Le muscle est exercé peu à peu suivant sa force, en lui faisant exécuter une partie des mouvements normaux; on augmente progressivement cette étendue jusqu'à l'obtention du mouvement complet, ayant soin de l'exercer autant à chaque moment de son mouvement, puis on commence à l'exercer avec quelque résistance, usant de cette opposition dans les moments moyens du mouvement d'abord, puis dans toute l'étendue du mouvement ; on augmente peu à peu la force de résistance. Lorsque le muscle a été ainsi exercé séparément, on joint son action à celle d'autres muscles adjuvants, et enfin on lui fait exécuter les quelques fonctions dans lesquelles il entre en jeu par sa contraction. On passe ainsi par toutes les phases de l'exercice qui constitue la gymnastique dite *suédoise*, qui s'adresse directement au muscle et à sa fonction en le mobilisant activement d'abord saus opposition, puis avec une résistance progressive.

Il est un mauvais exercice dont il faut se défier, c'est celui qui consiste à n'exercer les muscles que dans les moments moyens du mouvement. Chaque mouvement présente une étendue normale, qui commence avec la première contraction du muscle et s'arrête à la contraction maxima. Celle-ci n'est obtenue que tardivement, et le patient a tendance à n'exercer et rechercher que le début du mouvement, soit paresse, soit négligence, soit difficulté, ce qui apporte quelque retard à la guérison. C'est au masseur à surveiller l'exécution du mouvement et d'insister pour qu'il s'étende à peu près jusqu'à ce même moment où s'arrêtait la mobilisation passive, et à faire contracter quelque temps le muscle dans la position maxima obtenue jusqu'alors. On agit de même lorsqu'on veut employer quelque résistance pendant la contraction du muscle éduqué ; on oppose quelque force à chaque moment du mouvement.

§ 5. — Après la séance.

Exercices entre les séances. — Entre chaque séance il est nécessaire de conseiller des mouvements des jointures éloignées (remuer les doigts, la main, dans les fractures de l'humérus), puis peu à peu on augmente l'importance de ces mouvements. On fait ensuite exécuter des mouvements de l'articulation la plus voisine des lésions. Jamais ces mouvements ne doivent aller jusqu'à la douleur : on les fait répéter souvent, et ils sont de très courte durée (deux minutes par heure) ; ils sont longtemps pratiqués sans résistance. On veille à faire exécuter au malade des exercices pratiques qui correspondent à des mouvements usuels (porter la main à la face, à la tête, etc.).

Cette mobilisation n'a de bons effets que si le malade est docile, régulier, intelligent ; aussi il est bon de lui adjoindre quelque censeur, qui peut surveiller les exécutions et exciter le zèle quelquefois ralenti, quelquefois absent. Il est aisé de reconnaître les effets de la bonne mobilisation ; il suffit de constater l'amélioration de l'état des muscles : si ceux-ci s'amaigrissent, le malade est paresseux ; s'ils sont durs et sensibles, c'est qu'il y a excès ; on agit en conséquence.

On ne saurait toujours surveiller le malade jusqu'à ce qu'il ait retrouvé toute sa force musculaire ; on peut l'abandonner quand la mobilisation passive a redonné à la jointure la souplesse perdue; on demande à revoir le malade au bout d'une quinzaine, pour reconnaître si la musculature a retrouvé toute sa vigueur.

Application d'appareils. — Le malade a été massé, mobilisé ; il a exercé ses muscles et a reçu les avis des exercices à faire. On ne saurait l'abandonner ainsi. Il est souvent tel pansement, tel appareil qu'il sera très judicieux de placer sur l'heure.

En général, il est préférable de protéger la région malade par de l'ouate et une bande. Une écharpe sera utilement posée au vêtement pour placer le bras dans une situation particulière. Nous indiquerons dans chaque cas comment on doit disposer le membre supérieur ou le membre inférieur qu'on abandonne jusqu'à la séance suivante.

§ 6. — Variétés et remarques.

Le massage et la mobilisation doivent être précis et rationnels. — Il n'est aucune pression de la main ou des doigts, aucun mouvement communiqué ou volontaire qui n'ait été exécuté avec une intention, un but précis. La séance de massage doit exclure toute manœuvre qu'aucun intérêt thérapeutique ne guide ; il ne s'agit pas d'une friction de plus ou de moins, mais de pression motivée ; là les doigts suivent un corps musculaire depuis son insertion inférieure jusqu'à son insertion supérieure ; cette autre manœuvre sur le côté d'une région articulaire s'adresse à un ligament ou même à un simple faisceau ligamenteux, à un tendon ou à sa gaine. Il en est de même pour les divers mouvements passifs et actifs, et il est bon de suivre un certain ordre dans la mobilisation pour pouvoir observer facilement et constater avec certitude les progrès quotidiens.

Pour celui qui n'a aucune connaissance anatomique, physiologique ou chirurgicale, ce sont bien là de simples frottements sans ordre, sans méthode ; il retient surtout que la pression allait de bas en haut, et, fort d'une telle donnée, il va exécuter des frictions désordonnées sur tous segments de membre ou du corps, et il ne doute pas un seul instant qu'il agit au moins aussi bien que le médecin qu'il a vu pratiquer. Et c'est ainsi que tant d'empiriques, aussi prétentieux qu'ignorants, nuisent à l'évolution d'une méthode scientifique et rationnelle !

Il y a quelques années, nos connaissances sur le sujet étaient beaucoup moins précises et on pouvait comprendre la variété dans la conception des principes kinésithérapiques. Mais aujourd'hui que la question est mieux connue, c'est de la précision dans chaque partie de la séance que découlera le succès de l'intervention, et celui-là réussira le mieux qui aura su, dans son massage, s'adresser avec le plus de soin au point malade, masser rationnellement les tissus en rapport avec la région pathologique, mobiliser passivement sans douleur, activement sans fatigue, et donner les conseils les plus judicieux dans l'intervalle des séances.

Variétés dans les manœuvres de massage. — 1° AGE. — Les manœuvres massothérapiques, massage et mobilisation, varient suivant l'âge du patient. Il faut distinguer deux périodes dans la vie de tout homme où la massothérapie ne saurait être employée sans quelque variante. Les pressions que nous exerçons ont pour but une excitation particulière des tissus de l'économie, afin de réveiller leur vitalité, d'activer leur nutrition : c'est ainsi que nous agissons lorsque nous massons le périoste d'un os fracturé, et l'expérience *in anima vili* nous assure du fait, la nutrition est accélérée et le cal a réparé la plaie osseuse en moins de temps que ne le ferait l'animal livré à lui-même et surtout immobilisé. Mais à toute âge, l'expérience nous le démontre encore, la nutrition est plus ou moins active; chez l'enfant et l'adolescent les échanges se font avec plus d'énergie que chez l'adulte et surtout le vieillard, et puisque nous avons pris comme exemple le tissu osseux, la physiologie nous enseigne que le périoste travaille avec une grande activité chez l'enfant, l'adolescent, le jeune homme, qu'il accroît à cet âge, que plus tard le périoste se contente de réparer et que, dans l'âge mûr, il résorbe plus qu'il ne produit. On peut en déduire que le massage doit être modéré dans le jeune âge, et au contraire on ne saurait trop insister dans la vieillesse. Il faut se contenter de mobiliser l'enfant ou tout au moins doit-on exclure le massage de l'os qui s'accompagne souvent d'hyperostose, faire exclusivement un massage très léger des tissus mous, dans un but analgésique, et l'arrêter dès que la douleur a cessé.

2° Sexe, alcoolisme, etc. — Il n'y a aucune différence à établir à cause du sexe : chez l'homme, les apophyses osseuses des extrémités sont plus développées ainsi que les muscles, particularité intéressante à connaître pour la mobilisation et le massage dans certains traumatismes des articulations. D'autre part, les contractures sont plus accentuées, plus tenaces, chez la femme, par suite de son nervosisme plus fréquent : on met plus de temps à obtenir la résolution de muscles voisins d'une jointure entorsée chez une femme que chez un homme. Signalons, à cette occasion, que l'alcoolique chronique, comme quelques rares nerveux, a une anesthésie latente qui l'empêche de souffrir dans les accidents dont il est victime et qu'il a de légères contractures qui disparaissent au premier attouchement. Certains éthyliques n'ont même aucune contracture : chez eux le massage n'a plus de but de sédation musculaire, mais son action s'adresse plutôt à la réparation des tissus blessés.

La première partie de la séance est donc quelquefois suspendue partiellement, momentanément, absolument. Nous avons souvent remarqué les bons effets de la mobilisation exclusive ; bien des malades jeunes n'ont été soignés que par les mouvements passifs et actifs, et nous avons pu en conclure que dans la séance la partie la plus importante était la mobilisation, le massage devant être considéré comme préparation des tissus et organes à une mobilisation bien rationnelle.

Durée de la séance. Durée du traitement. — La séance varie de durée suivant la région, la maladie, le malade, le masseur. Elle ne devrait jamais durer plus d'une demi-heure, le plus souvent beaucoup moins ; un quart d'heure constitue un minimum de temps qui devrait bien être la règle, afin de ne pas fatiguer masseur et massé, puisqu'il faut peu de temps pour mettre un muscle contracturé en résolution, et quelques minutes pour tonifier la musculature d'une région, quelques autres pour l'exercer. En tous cas, nous nous opposons à ces séances interminables, qui, sous prétexte de massage hygiénique, forcent de pauvres débutants à rivaliser de zèle et de lâche complaisance. La valeur d'une séance de massage ne consiste pas dans le temps ou dans le nombre des manœuvres, mais dans la bonne exécution de tous les principes et dans le progrès obtenu.

On ne saurait fixer de loi pour la durée d'un traitement. Cependant toute maladie aiguë demande des soins jusqu'à la fin des symptômes douloureux et inflammatoires ; les fractures sont soignées jusqu'à consolidation osseuse, les entorses, les luxations, jusqu'au fonctionnement normal de l'articulation ; les maladies chroniques doivent être améliorées après un mois de massage, sinon il serait préférable d'abandonner provisoirement le malade et de recommencer plus tard une autre série de séances.

Une excellente méthode consiste à diviser le traitement en séries de vingt séances, quotidiennes pendant la première quinzaine, puis de plus en plus espacées dans le troisième septennaire et dans la quatrième semaine. C'est pour le malade une sorte de *saison* massothérapique qui dure un mois environ. Comme tout agent médicamenteux, le massage agit mieux par à-coup, et ce procédé a plus de chance de réussir qu'une longue série quotidienne, sans parler de sa plus juste discrétion.

DEUXIÈME PARTIE

MASSAGE DES MEMBRES

CHAPITRE PREMIER

RÉGION DE L'ÉPAULE. MASSAGE DE L'ÉPAULE ET DU BRAS

§ 1. — Anatomie massothérapique.

Il suffit de considérer l'épaule d'un homme bien musclé pour comprendre quelles sont les directions, les limites des pressions diverses à exercer dans le voisinage de la scapulo-humérale, quand on doit soigner par le massage quelque affection de cette région.

Le grand pectoral, le deltoïde, le grand dorsal, le trapèze soulèvent les téguments, et leurs saillies nous les décèlent d'autant mieux, quand ils se contractent. Chez la femme, la graisse sous-cutanée, en arrondissant les formes, diminue sillons et saillies musculaires : la palpation pendant la contraction permet de reconnaître les limites exactes de chaque corps, de chaque faisceau de muscles. Mais cette simple notion d'anatomie artistique est insuffisante pour exécuter un massage rationnel de l'épaule;

enlevons les téguments et nous saisissons mieux le but de notre intervention.

Quand on a disséqué la peau, on voit qu'il existe au-dessous

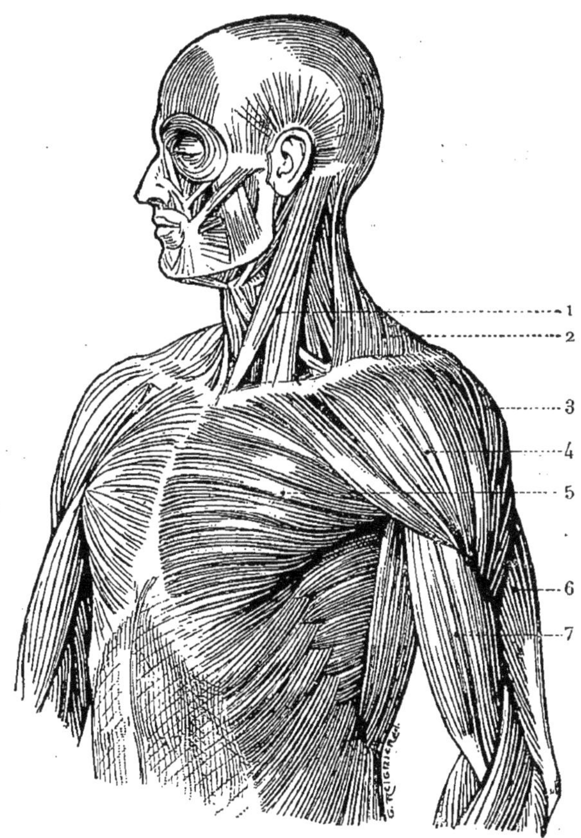

FIG. 16. — Muscles superficiels de l'épaule (région antérieure).

Les faisceaux charnus sont disposés de façon radiée : verticaux en dehors, peu à peu les fibres s'inclinent, deviennent horizontales et même descendantes. On comprend mieux ainsi la direction des pressions du massage, au-dessous de la clavicule. Chez les sujets bien musclés, la séparation des muscles grand pectoral et deltoïde n'est reconnue que par la présence de la veine céphalique.

1, sterno-mastoïdien ; — 2, trapèze ; — 3, deltoïde : faisceaux verticaux ; — 4, deltoïde : faisceaux antérieurs ; — 5, grand pectoral ; — 6, triceps ; — 7, biceps.

un plan continu musculo-aponévrotique, interrompu par la courbe osseuse clavi-acromio-épineuse, qui donne insertion à plusieurs de ces muscles ; au-dessous, ce sont des abaisseurs de l'épaule, grand pectoral claviculaire, deltoïde, etc., en-dessus des élévateurs, trapèze, sterno-mastoïdien.

Ces muscles nous empêchent d'arriver directement sur la tête

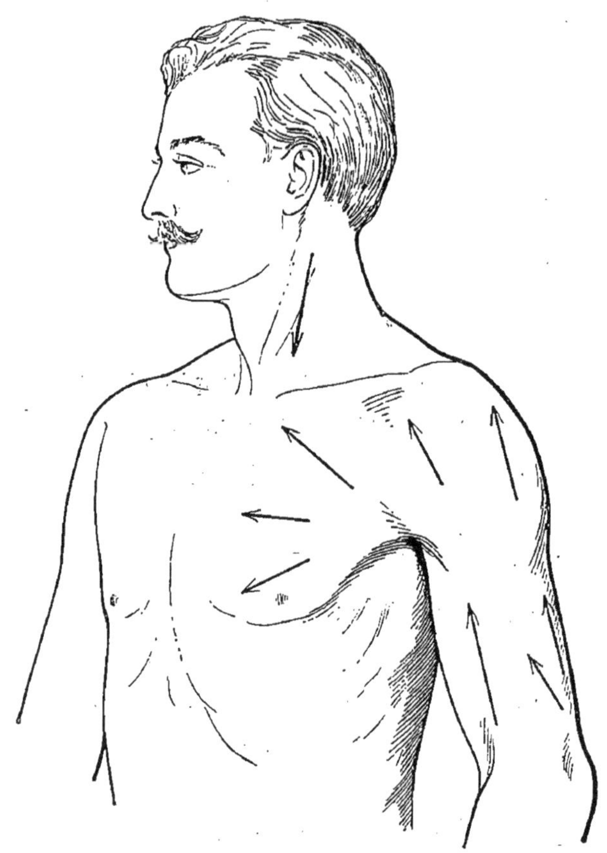

FIG. 17. — Direction à donner aux pressions dans le massage de la région antérieure de l'épaule.

Les flèches indiquent le sens des pressions digitales ou manuelles, on peut reconnaître, en se reportant à la figure précédente, que ces flèches ont la même direction que les faisceaux musculaires; la contraction du muscle peut donc guider aussi pour la direction des pressions de massage.

humérale, sur l'articulation elle-même; mais leur importance est telle que c'est surtout à eux que nous nous adressons dans la massothérapie de l'épaule : en les soignant, nous agissons indirectement sur l'article, notre action n'en est pas moins efficace. Toute lésion traumatique s'accompagne de contracture : on peut le constater là mieux que partout ailleurs ; toute affection chronique est accompagnée d'une certaine raideur et surtout de l'atrophie, plus ou moins accentuée, mais toujours manifeste de l'appareil musculaire de toute la région.

Le *deltoïde* est le muscle le plus important à bien connaître : ses trois faisceaux correspondent à trois fonctions tout à fait différentes, quand elles sont isolées, et il est constant de trouver, après un traumatisme, une atrophie plus marquée du faisceau postérieur ; c'est, en général, celui que le malade exerce le moins. Nous ne devons pas négliger, pendant le traitement, de surveiller chaque partie isolée de ce muscle pour obtenir une réparation homogène.

Nous rappellerons donc que le deltoïde s'insère à l'humérus extérieurement sur l'empreinte deltoïdienne, dont la pointe du V correspond à la partie moyenne du bras, que de là les fibres du muscle remontent les unes verticalement pour s'insérer au bord externe de l'acromion, les autres obliquement en avant pour s'insérer sur le bord antérieur de la clavicule (moitié externe), enfin les dernières obliquement en arrière, pour s'insérer à la lèvre inférieure de l'épine de l'omoplate. Il y a de la sorte un éventail à poignée inférieure, qui se continue en avant par les fibres du *grand pectoral*, en arrière par celles du *grand dorsal*. Il existe toutefois un certain espace entre le deltoïde et le grand dorsal, qui permet d'atteindre directement le *sous-épineux* et le *petit rond*, muscles plus profonds.

Le *trapèze* semble continuer, au-dessus de la ceinture osseuse clavi-acromio-épineuse, les fibres du deltoïde pour aller s'insérer sur la ligne épineuse vertébrale depuis la protubérance occipitale externe jusqu'aux dernières vertèbres dorsales, formant aussi un vaste éventail musculaire, mais, cette fois, avec fibres obliques ascendantes et descendantes et fibres horizontales.

Enfin, nous devons encore signaler, dans l'énumération de ces muscles accessibles et moteurs de la scapulo-humérale, le *bi-*

ceps et le *triceps* du bras. Le premier, en avant de l'humérus, se divise supérieurement en deux faisceaux charnus, qui deviennent tendineux dès qu'ils disparaissent sous le tendon du grand pectoral ; c'est le muscle articulaire par excellence, pénétrant dans l'articulation après avoir glissé dans la coulisse inter-trochantérienne, dite coulisse bicipitale. Il n'est pas de lésion de l'épaule qui n'atteigne le biceps. Nous pouvons suivre par nos pressions les fibres charnues du triceps, car il est sous-cutané jusqu'au moment où vaste externe et longue portion sont recouverts par le deltoïde.

Quand nous aurons ajouté que, sous le trapèze et ses minces faisceaux, on devine le sus-épineux avec sa direction parallèle à l'épine de l'omoplate, nous en aurons terminé avec l'énumération et la description sommaire des muscles qui nous intéressent pour le massage proprement dit: nous pourrons constater que ce sont à peu près tous les moteurs de notre jointure.

Il peut paraître singulier que, dans cette revue anatomique et massothérapique, nous ne parlions pas de la capsule, de ses ligaments, des tubérosités épiphysaires ; elles sont inaccessibles directement, nous conseillons de ne pas chercher à intervenir de façon irrationnelle. On peut arriver à la capsule à travers le deltoïde, et la tête articulaire roule sous le doigt engagé profondément dans l'aisselle. Des procédés ont été décrits pour atteindre ainsi la jointure: dans telle méthode, l'index est engagé sous la voûte acromiale pour y exercer une sorte de pression, d'autres fois le massage est exécuté sur l'article en dépit des muscles qui le recouvrent. Nous condamnons tous ces procédés inutiles ou nuisibles : nous ne saisissons pas comment un muscle peut être impunément massé dans un sens et quelques instants après suivant une direction opposée, comment on le masse avec une certaine douceur, puis quelques secondes après on foule avec violence la tête humérale. Nous ne parlons même pas de l'intervention axillaire, contraire à tous les principes, à cause du voisinage des gros vaisseaux et du plexus brachial.

L'articulation est profonde, on ne peut la masser avec profit,

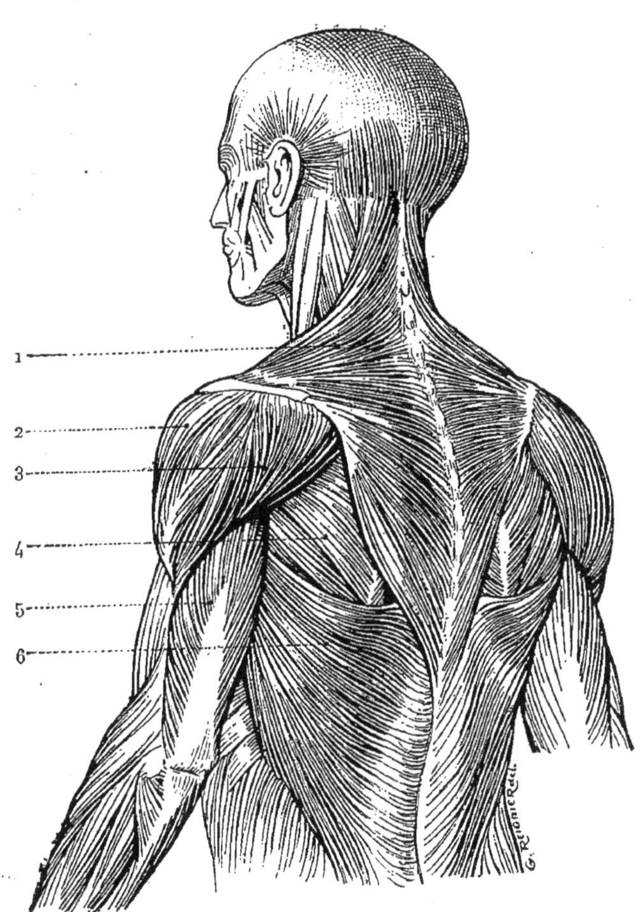

FIG. 18. — Muscles superficiels de l'épaule (région postérieure).

Trois grands muscles étalent leurs corps charnus à disposition radiée. Ils recouvrent d'autres muscles profonds (sus-épineux, grand rond, etc.), mais ceux-ci ont à peu près la même direction que ceux qui les recouvrent. Dans l'intervalle qui sépare trapèze et grand dorsal, on voit une bonne partie du sous-épineux et du petit rond, continuant la disposition radiée qui s'étend des lombes à la nuque.

1, trapèze; — 2, deltoïde : faisceaux moyens; — 3, deltoïde : faisceaux postérieurs; — 4, sous-épineux; — 5, triceps brachial; — 6, grand dorsal.

ne nous arrêtons donc pas à sa description ; en revanche, donnons tous nos soins à sa mobilisation passive; or c'est l'étude des fonctions de la scapulo-humérale qui nous fait connaître

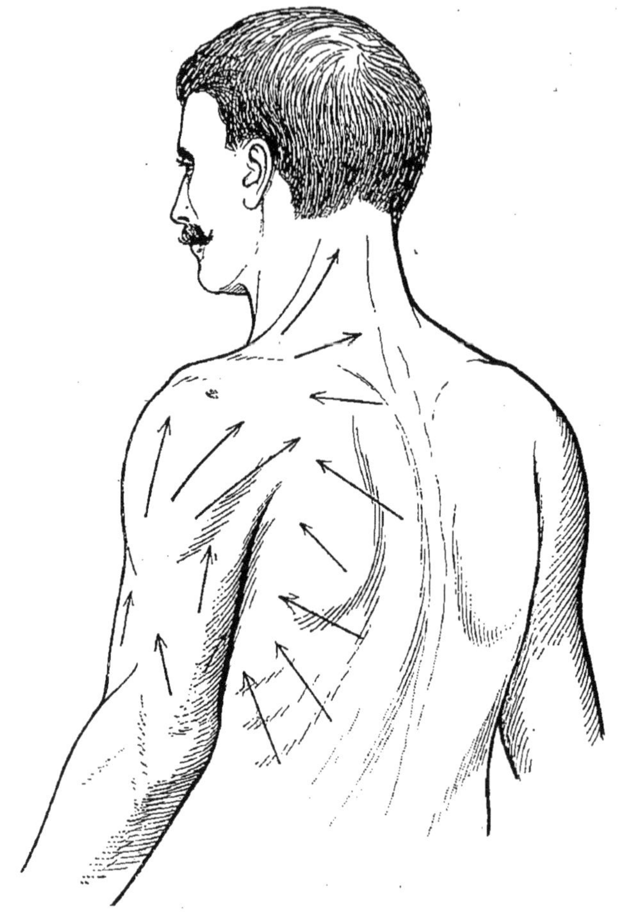

Fig. 19. — Direction à donner aux pressions dans le massage de la région postérieure de l'épaule.

Les flèches, dirigées dans le sens des faisceaux musculaires, forment un grand éventail, dont la poignée serait placée à l'articulation. Ascendantes en bas au grand dorsal les flèches deviennent horizontales, puis descendantes (trapèze cervical); au deltoïde et au triceps existe la même disposition radiée.

l'étendue et la direction des mouvements à donner à l'humérus.

§ 2. — Physiologie.

L'enarthrose de l'épaule est une des articulations qui jouissent des mouvements les plus étendus. Les mécanothérapeutes assimilent les surfaces articulaires à des figures géométriques absolument régulières ; nous aurons l'occasion de démontrer leur erreur, et nous ne tomberons pas dans cette exagération ; mais, pour faciliter cette étude, nous pouvons considérer la tête humé-

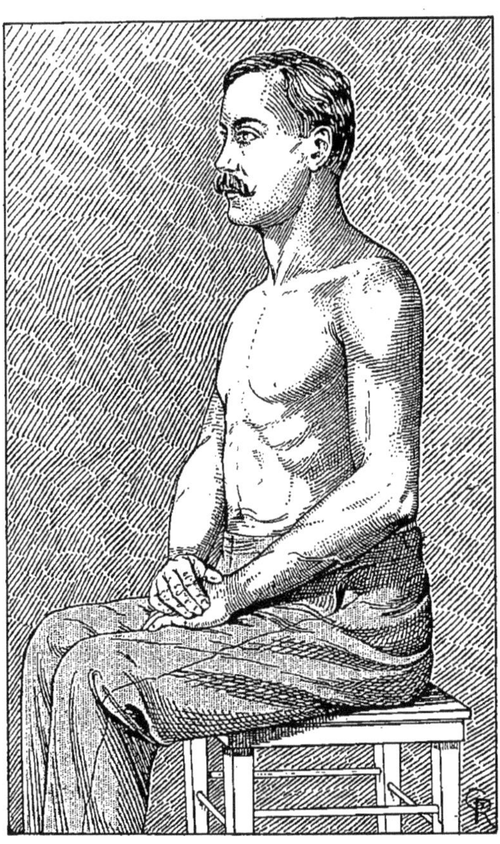

FIG. 20. — Mouvement de l'épaule (position de repos).

Dans les mouvements passifs, la flexion du coude est maintenue par le masseur. La mobilisation active est aussi exécutée tandis que l'avant-bras reste en flexion : le bras de levier formé par le membre supérieur est moins lourd pour le début des exercices actifs. Au repos, remettre l'avant-bras en extension, en laissant reposer la main sur la cuisse.

rale comme un segment de sphère tournant en tous sens dans la cavité glénoïde augmentée du bourrelet glénoïdien : les mouvements sont limités, mécaniquement par les ligaments de la capsule articulaire et par des saillies osseuses voisines, physiologiquement par la contraction des muscles qui président aux mouvements opposés.

Pour classer les mouvements de la scapulo-humérale, nous supposons trois axes principaux au segment sphérique : 1° un axe horizontal transversalement, il passe par le milieu de la cavité glénoïde de l'omoplate ; autour de lui le bras exécute la propulsion et la rétropulsion ; 2° un autre antéro-postérieur : en tournant sur cet axe, la tête de l'humérus fait exécuter au membre supérieur l'*adduction* et l'*abduction* ; 3° enfin un dernier axe vertical, autour duquel l'extrémité supérieure de l'humérus exécute ses mouvements de *rotation interne* et *externe*. Ces six mouvements n'ont presque jamais la précision que leur donne notre classification ; puis il est des mouvements mixtes, des mouvements complexes, etc., qui sont exécutés suivant le besoin de l'individu ; en cherchant à prendre un objet, la main n'est pas dirigée par des mouvements réguliers et décomposés de l'épaule ; la facilité de l'étude, et, par suite, la simplification des exercices passifs, nous oblige à suivre cet ordre.

La *propulsion*, lorsque nous partons de l'état de repos du bras, le coude au corps, l'olécrâne en arrière, porte ce coude en avant ; elle peut atteindre l'horizontalité et même la dépasser sans que l'articulation sterno-claviculaire ne vienne en aide, et arriver sous le nom d'*élévation* jusqu'à rendre le bras vertical. La propulsion est exécutée par les faisceaux claviculaires du grand pectoral, du deltoïde et par le biceps. Donc plusieurs muscles concourent à ce mouvement ; en cas de paralysie de l'un, il pourrait s'établir des suppléances, et le mouvement serait conservé. Plus le coude s'éloigne du corps et plus l'action musculaire est puissante (fig. 21).

La *rétropulsion* est beaucoup moins étendue, elle arrive encore à l'horizontalité, mais difficilement, elle ne la dépasse jamais et ne saurait la dépasser ; les faisceaux antérieurs de la capsule limitent ce mouvement ; les fibres postérieures du deltoïde, le

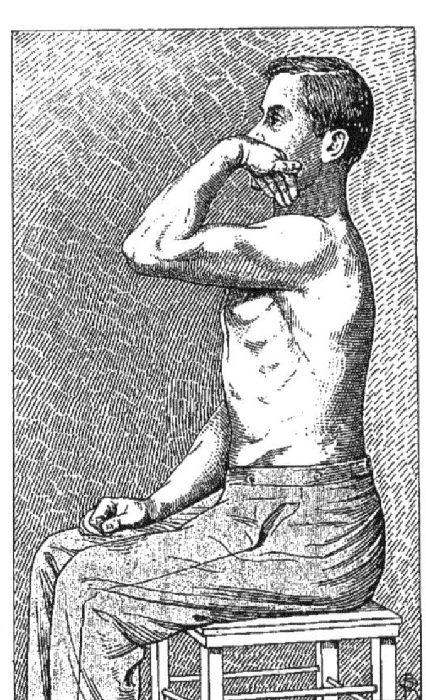

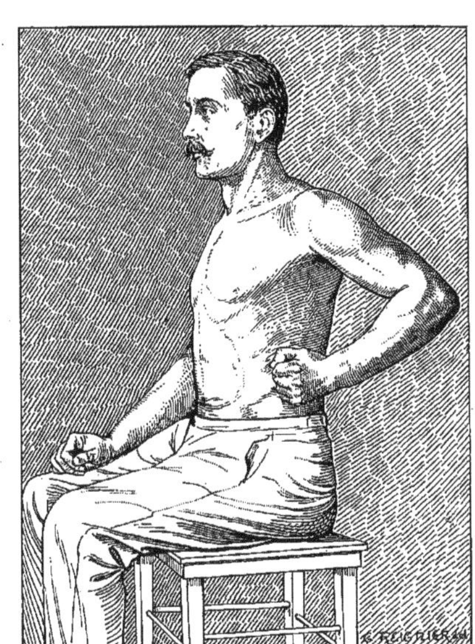

MOUVEMENTS DE L'ÉPAULE

FIG. 21. — Propulsion.

FIG. 22. — Rétropulsion.

grand dorsal, la longue portion du triceps, en se contractant portent le coude en arrière, mais la principale action est celle du deltoïde, et, chez les traumatisés de l'épaule, nous comprenons à priori la lenteur des progrès de ce mouvement, en les comparant à ceux de la propulsion (fig. 22).

L'*abduction* fait écarter le coude du corps; le bras s'incline; de vertical il devient oblique de plus en plus et va jusqu'à l'horizontalité ; la voûte osseuse acromiale et la direction des fibres musculaires motrices de ce mouvement expliquent ce fait absolu: le mouvement se continue par l'élévation latérale et se redresse jusqu'à la verticale par l'addition des mouvements de la sterno-claviculaire. Un seul muscle, une seule partie de muscle même préside à ce mouvement, le faisceau moyen du deltoïde, les fibres verticales, peu nombreuses relativement, et le mouvement est condamné par la paralysie de cette seule partie du deltoïde. En revanche, beaucoup de muscles aident au relèvement de l'épaule tout entière (trapèze, sterno, etc.). Ils peuvent aider le deltoïde et continuer l'abduction par le mouvement d'élévation du bras, en faisant basculer l'omoplate ; mais ils ne peuvent pas remplacer ou suppléer le deltoïde impuissant : ce muscle devra donc avoir toute notre sollicitude dans les différentes affections qui pourraient entraîner sa dégénérescence (fig. 23).

L'*adduction* paraîtrait ne pas devoir exister à priori, quand on considère le bras au repos, c'est-à-dire pendant le long du corps, par son propre poids. Nous devons songer au contraire que cette position de repos est assez peu constante et que le bras, en se portant en avant ou en arrière, se rapproche souvent de la ligne médiane du corps (croisement des bras, main à la figure et surtout à l'oreille du côté opposé, main dans la région dorsale, etc.). Ce mouvement est peu étendu, mais il est exécuté par des muscles puissants et assez nombreux, car le système des rotateurs devient un adjuvant du mouvement, quand leur action se fait équilibre. Citons surtout comme adducteurs le grand

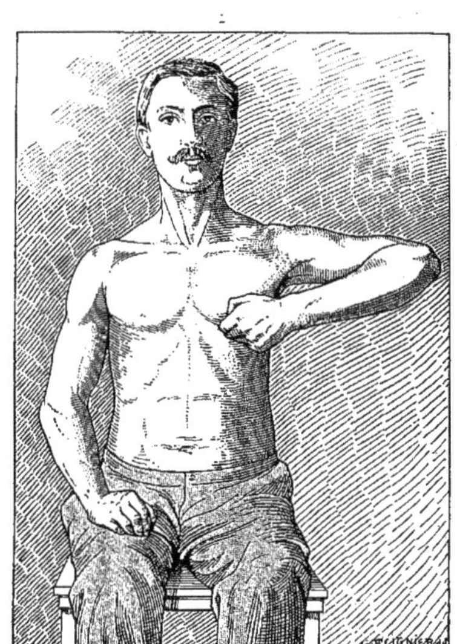

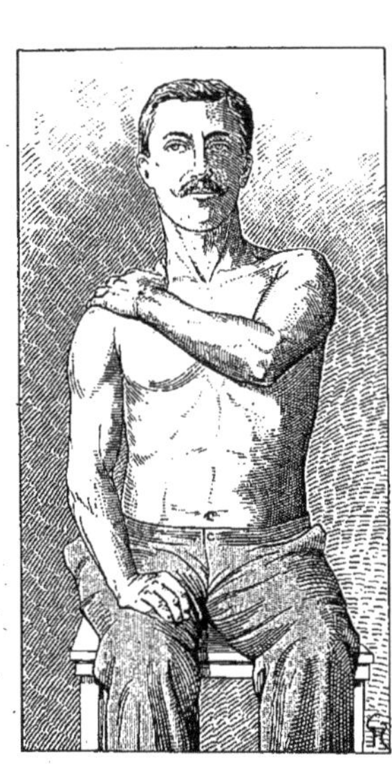

MOUVEMENTS DE L'ÉPAULE

FIG. 23. — Abduction.

FIG. 24. — Adduction.

pectoral et plus particulièrement ses faisceaux sternaux, le grand dorsal et le grand rond (fig. 24).

La *rotation interne* fait pivoter l'axe de la diaphyse humérale de façon à présenter en dedans le pli du coude; la capsule articulaire joue ici un rôle important pour limiter ce mouvement assez étendu, puisque chez certains jeunes gens la rotation est de 180°, la saillie oléocranienne venant apparaître en avant du membre supérieur : certaines saillies osseuses (apophyse coracoïde) gênent le mouvement lorsque le bras est en adduction. Un seule muscle est vraiment rotateur interne, c'est le sous-scapulaire, muscle très profond, inaccessible; d'autres muscles adducteurs aident le sous-scapulaire dans sa fonction à certains moments de la rotation interne (grand pectoral surtout) (fig. 25).

La *rotation externe* paraît beaucoup moins étendue, puisque c'est à peine si nous pouvons obtenir quelques degrés, lorsque nous voulons faire tourner le bras en dehors de sa position de repos ; il y a à ce sujet, il faut bien le reconnaître, une erreur communément faite par les auteurs : la position de repos, que les physiologistes ont empruntée à la théorie militaire plutôt qu'à l'anatomie, n'est pas donnée exactement quand on met le pli du coude en avant et l'olécrâne en arrière : la surface sphéroïdale de l'épiphyse supérieure humérale est placée normalement dans la cavité glénoïde, lorsque la face antérieure de l'humérus et par conséquent du coude est tournée en dedans d'un demi-angle droit. Ainsi rectifié, l'état de repos permet de considérer une rotation plus équitablement distribuée. C'est la capsule articulaire et plus particulièrement les ligaments antérieurs qui limitent ce mouvement en dehors. Les rotateurs externes sont au nombre de trois : le sus, le sous-épineux, le petit rond. Ce sont, à vrai dire, trois faisceaux d'un sus-scapulaire qui font équilibre au sous-scapulaire. Le grand dorsal et le grand rond sont deux adjuvants précieux en cas de nécessité de suppléance (fig. 26).

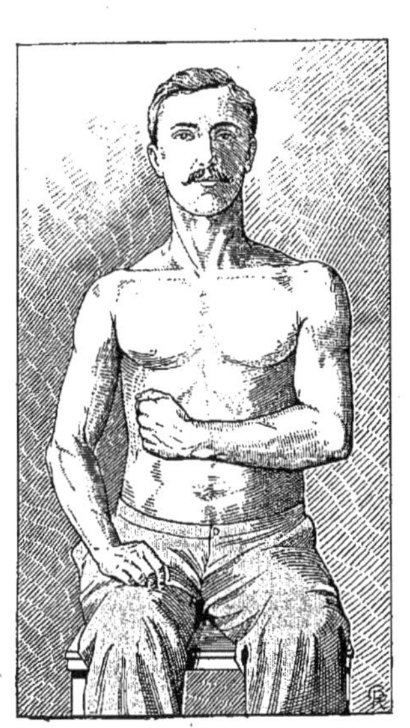

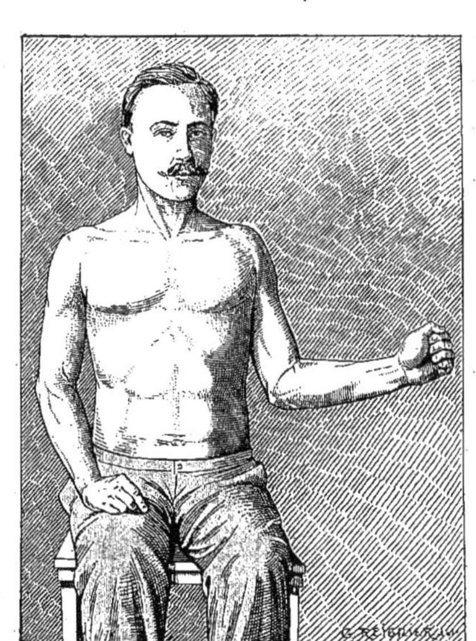

MOUVEMENTS DE L'ÉPAULE

Fig. 25. — Rotation interne.

Fig. 26. — Rotation externe.

Cette classification est commode pour la description de la fonction motrice scapulo-humérale, mais, dans la réalité, il est bien rare de constater que chacun de ces mouvements reste isolé. En se combinant, ils deviennent complexes, et si nous analysons, par exemple, le mouvement qui consiste à porter la main à la bouche, nous trouvons que l'humérus est en adduction, en rotation interne et en propulsion, et nous constatons que ces trois mouvements se sont produits simultanément. Nous citerons enfin, pour terminer, un mouvement complexe qui a été désigné sous le nom de *circumduction* et qui fait tourner l'humérus autour de son épiphyse supérieure comme centre. C'est une succession de propulsion, d'élévation et d'abaissement ou bien de rétropulsion, d'élévation, puis d'abaissement, suivant que l'on tourne d'avant en arrière ou réciproquement. Pour être complet, nous dirons que cette *circumduction* peut se faire en rotation interne ou en rotation externe.

Ces deux derniers mouvements ont surtout pour but de présenter la paume de la main, organe de préhension, en dedans ou en dehors; d'ailleurs, tous les mouvements de l'humérus visent à ce même but, aider la fonction de préhension ; il nous paraît intéressant de signaler que la rotation est un complément nécessaire de la pronation et de la supination : arrivée à la limite de son mouvement, la supination peut être continuée par la rotation externe de la scapulo-humérale, la pronation serait terminée par la rotation interne. Et ainsi la main devient un organe doué d'une extrême mobilité, puisqu'elle peut exécuter un tour complet et même plus autour de son axe médian.

§ 3. — **Technique de massage.**

Ces quelques souvenirs anatomo-physiologiques sont absolument nécessaires si on désire agir avec précision, dans les manœuvres massothérapiques, à tous les moments de la séance. Nous ne chercherons pas à exercer des pressions directes sur notre jointure, nous la savons profonde et inaccessible sous la riche musculature de la région : aussi est-ce sur ces corps charnus que nos pressions s'exercent surtout et avec la plus grande précision, pour préparer une mobilisation passive indolore et sans résistance ou une mobilisation active exécutée par des muscles tonifiés et confiants.

Le massage de l'épaule varie suivant la lésion que présente le malade ; toutefois les variétés des manœuvres se rapprochent du massage que nous allons décrire et qui peut servir de type général.

a) **Avant la séance.** — On est souvent obligé de pratiquer le massage, lorsque le malade est alité : celui-ci alors se rapproche autant que possible du bord du lit, de façon que l'épaule soit en dehors ; il s'assied commodément et on éloigne oreillers et coussins, à moins que quelque affection coïncidente ne nécessite le décubitus : la mobilisation serait alors bien incomplète. Aussi doit-on, chaque fois que c'est possible, faire lever le malade, l'asseoir sur un siège de préférence sans dossier, ne pas négliger de le recouvrir dans les régions où on n'exerce pas de pression pour éviter qu'il prenne froid pendant la demi-heure que dure à peu près la séance. Le masseur se place sur un autre siège un peu plus élevé ; il a devant lui le membre supérieur qu'il doit masser. Il a soin de faire fléchir le coude du malade pour que sa main soit reposée sur sa cuisse ; le membre supérieur sera ainsi sans défiance musculaire.

b) **Massage proprement dit.** — Sans violence, il étale sur la région de l'épaule la poudre de talc ou le corps onctueux qui doit aider au glissement de la main qui masse : l'étendue de cette région est assez considérable, puisque le grand dorsal, le grand pectoral, le trapèze, les muscles du bras doivent être soignés. Successivement alors, chaque muscle est massé suivant les indications générales, c'est-à-dire doucement, comme d'une caresse si la contracture rend la fibre musculaire douloureuse au toucher; un peu plus fort, en déprimant légèrement la peau et en appuyant progressivement d'une extrémité à l'autre de chaque faisceau musculaire, si nous recherchons la tonicité musculaire. Nous conseillons de commencer par le deltoïde et surtout son faisceau moyen, en le suivant avec précision dans son trajet; nous nous rappelons qu'il est le seul abducteur, qu'il est indispensable. Nous demeurons plus longtemps avec le muscle, le groupe musculaire, qui a souffert ou souffre encore, qui a commencé sa dégénérescence. Le patient ne doit jamais accuser la moindre douleur; au contraire, il éprouve peu à peu une sensation de soulagement, de bien-être, qu'il cherche à nous exprimer. Ces muscles étant des inspirateurs, pour la plupart, il fait remarquer qu'il respire avec plus de facilité.

Nous avons énuméré les muscles superficiels et accessibles à notre intervention; nous les avons massés successivement, et quelques-uns, qui auront leur importance, ont dû être négligés; on ne saurait masser un sous-scapulaire. Heureusement, sous l'influence du massage des muscles rotateurs externes, sus, sous-épineux et petit rond, ses opposants, le rotateur interne subit les mêmes heureux effets, il se décontracture et permet la mobilisation passive de l'épaule.

On a décrit des manœuvres diverses pour expliquer l'intervention possible sur l'article et ses ligaments; les uns, déprimant le deltoïde, ont dit faire pénétrer un doigt sous la voûte acromiale; les autres, en écartant le bras, sont allés exercer des manœuvres dans l'aisselle, sur la tête humérale. Ces manœuvres sont inutiles, mauvaises et même nuisibles, la région axillaire devant être évitée avec soin, comme toute région vasculo-nerveuse.

c) **Mobilisation passive.** — Pour faire la mobilisation passive de l'épaule, il est préférable de maintenir le coude en flexion. Le membre supérieur forme alors un levier coudé plus facilement maniable, et qui permet de mieux juger les mouvements de rotation. L'avant-bras ne doit être étendu sur le bras que pour l'élévation de l'humérus.

Les mouvements de propulsion se font en portant le coude en avant, et en reportant le coude en arrière on exerce la rétropulsion, en recommandant au malade de ne pas chercher à aider, pour ne pas réveiller des contractures qui modéreraient l'étendue des mouvements : l'apparition de la douleur est un avertissement pour modérer ou cesser la mobilisation.

On exerce la souplesse de la jointure en exécutant les différents mouvements que nous avons décrits, en insistant surtout sur ceux qui nous paraissent les plus médiocres. Il est évident que, s'il s'agit d'un traumatisme, cette mobilisation est plus modérée que pour une ankylose de l'épaule. Si une mobilisation un peu trop vive avait ramené des douleurs et des contractures musculaires, quelques pressions douces sur les muscles en défense ramèneraient la sédation des faisceaux musculaires et par suite la possibilité de continuer la mobilisation.

Après avoir répété plusieurs fois chaque mouvement simple, les mouvements combinés sont exécutés en tous sens, et on termine par quelques mouvements d'usage fréquent, la main sur la tête, à l'oreille, au cou, à l'épaule opposée, à la bretelle (fig. 27). On les exécute ensuite avec ceux du coude et de la sterno-claviculaire (élévation du bras) (fig. 28).

d) **Mobilisation active.** — Le patient va maintenant exercer la musculature motrice de la scapulo-humérale, en répétant sous notre direction les mouvements que nous avons exécutés antérieurement. Cette mobilisation varie suivant la lésion, suivant le moment du traitement. Exécutée sous notre surveillance à la fin

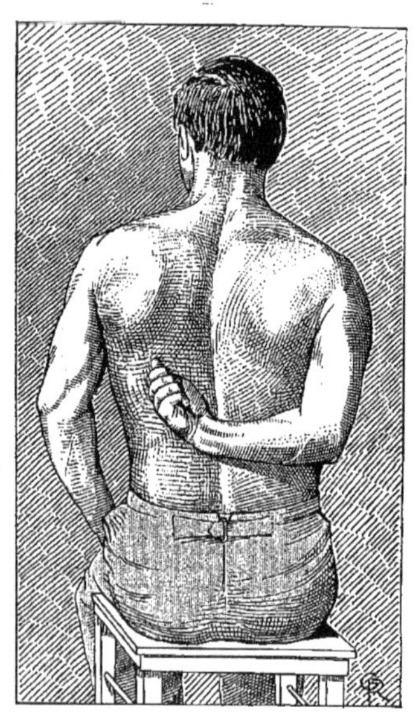

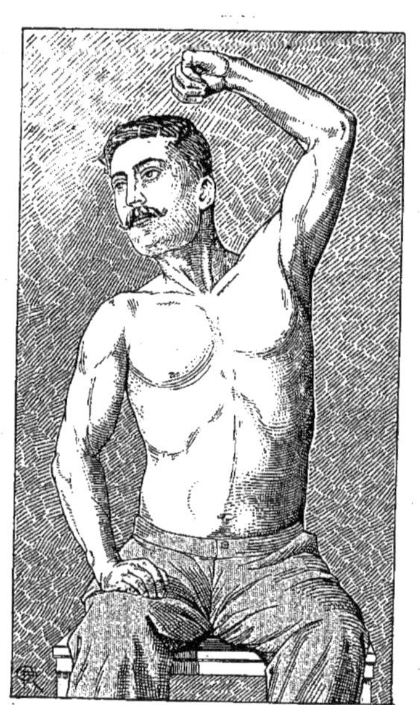

MOUVEMENTS DE L'ÉPAULE

FIG. 27. — Exemple de mouvement complexe (main à la bretelle).

FIG. 28. — Élévation de l'épaule.

de la séance, elle est répétée par le malade, en dehors de nos interventions, sous forme d'exercices dont nous détaillerons les explications.

Nous fléchissons le coude du membre malade au début du traitement, pour que le poids à porter soit moins lourd. Chaque mouvement a une certaine étendue que nous avons cherché à obtenir, que nous avons obtenue par la mobilisation passive ; mais le patient, en s'efforçant à exécuter le même mouvement, exerce surtout le début du mouvement. Aussi devons-nous placer le bras en diverses situations et recommander alors au malade de faire effort pour conserver cette position ; l'effort est souvent insuffisant, mais l'exercice n'en a pas moins eu lieu à divers moments du mouvement recherché.

Il est ainsi très important de retrouver rapidement la force du faisceau moyen du deltoïde ; on recommande d'abord l'écartement du coude, mais on n'obtient que quelques degrés. On place alors soi-même le bras en abduction complète, horizontalement, et on prie le blessé de garder cette position ; le deltoïde se contracte, comme on peut l'observer soit visiblement, soit en appliquant la main libre sur le corps musculaire. L'effort est d'abord insuffisant pour maintenir ainsi le membre, surtout si l'avant-bras est étendu sur le bras ; mais si, rapprochant alors peu à peu le bras du corps, on fait contracter le deltoïde, la contraction devient à un moment juste suffisante pour maintenir l'abduction. Cet exercice, répété à chaque séance, donne rapidement au muscle la force suffisante pour que sa contraction conserve la position donnée au bras par le masseur.

Mais la force musculaire ainsi obtenue, suffisante pour élever le poids du bras, est longtemps insuffisante pour exécuter un véritable travail. Aussi doit-on exercer chaque mouvement, chaque muscle à vaincre une certaine résistance. On fait exécuter un mouvement de propulsion par exemple, et on s'efforce, par une pression de plus en plus forte, à la libre exécution de ce mouvement. Cette résistance est variée au début ou à la fin du mouvement, suivant que celui-ci nécessite un exercice plus accentué à son début ou à sa terminaison. En opposant une certaine résistance, on fait travailler chaque corps musculaire ; on peut remplacer cette résistance par un poids, qui équivaut à la force de la résistance ; mais ce procédé est moins précis, car nous assimilons la force que nous opposons à celle du muscle qui se contracte, alors que le poids, en ne variant pas, peut être insuffisant au début du mouvement et trop lourd à tout autre moment de ce mouvement.

Le malade a donc exécuté devant nous, sans résistance, puis avec résistance chaque mouvement, chaque moment du mouvement, que ce mouvement soit simple, qu'il soit complexe. On lui fait répéter les mouvements usuels ; on cherche à lui faire mettre la main sur la tête, à l'oreille du côté opposé, en arrière, à la région moyenne du dos, ces mouvements paraissant être ceux qui nécessitent le plus de souplesse de l'épaule. On exerce encore les muscles de l'épaule, en demandant au malade de respirer avec de profondes inspirations pendant deux ou trois minutes. Enfin, on exerce spécialement le trapèze supérieur en conseillant quelques mouvements du cou.

e) **Exercices à conseiller.** — Ces divers exercices répétés devant le masseur doivent aussi être exécutés dans l'intervalle des séances. Cinq minutes d'exercices toutes les deux heures sont préférables à une seconde séance dans la journée. Il faut recommander au malade de ne pas aller jusqu'à la douleur, de s'appliquer surtout à faire des mouvements réguliers plutôt que rapides et très étendus. Il est bon de lui conseiller de s'exercer devant une glace pour corriger ce qui est mal exécuté, de s'aider au besoin du membre du côté opposé, de surveiller son épaule pour être certain que c'est sûrement dans la scapulo-humérale que se font les mouvements et non pas dans la sterno-claviculaire.

Il est, en effet, une erreur facilement commise quand on ne surveille pas bien la mobilisation; au lieu de faire de l'abduction du bras, on voit l'épaule se lever en masse grâce à l'action du trapèze et du sterno-mastoïdien. Le malade a beaucoup de peine à éviter cette faute quand il a commencé à lever l'épaule. Aussi ne doit-on faire d'élévation du membre supérieur que quand l'abduction arrive à l'horizontalité du bras. On a alors acquis tout ce que pouvait donner la scapulo-humérale, et on peut commencer à demander à l'épaule d'achever le mouvement. L'élévation s'obtient ainsi très facilement; il en est de même pour la circumduction.

Nous serions incomplets si nous ne songions, dès le premier jour du traitement, à entretenir la souplesse des articulations en amont (doigts, main, poignet, coude), si nous négligions les muscles de l'avant-bras, qui ont une tendance à la dégénérescence soit à la suite du repos dans une écharpe, soit à la suite de douleurs amenant des contractures réflexes immobilisant chaque jointure : il faut donc à chaque séance faire mouvoir passivement et activement toutes les jointures du membre supérieur, et ne pas se contenter de conseiller au malade la mobilisation fréquente de ces articulations dans l'intervalle des séances.

Cette mobilisation est un excellent adjuvant circulatoire ; il n'est pas rare de voir survenir à la suite d'un traumatisme, ou pendant la durée d'une attaque de rhumatisme subaiguë à l'épaule, de l'œdème de tout le membre supérieur : les liquides épanchés dans le tissu cellulaire vont se collecter même aux endroits les plus déclives; c'est au coude ou à la main, suivant que le malade ploie plus ou moins le membre dans l'écharpe où il repose : la mobilisation de tout le membre suffit souvent pour faire résorber tous les liquides épanchés.

f) **Appareil à appliquer.** — L'emploi de l'écharpe pourrait nous faire accuser d'inconséquence, et en effet, puisque nous mobilisons les articulations des régions malades, pourquoi conseiller d'immobiliser dans un appareil. Tout d'abord, le support du membre dans une écharpe n'implique pas l'immobilisation, puisque nous recommandons au malade de mouvoir toutes jointures ; de plus, notre but étant de rechercher la résolution musculaire, nous devons éviter la contraction des muscles de l'épaule constamment éveillée par le support du bras. Nous conseillons donc à nos malades qui souffrent de l'épaule de soutenir le bras pendant la promenade au moyen d'une écharpe, que nous plaçons le plus tôt possible par-dessus les vêtements, recommandant de mouvoir la main et même de la retirer de temps en temps de l'écharpe. Cette écharpe ne doit plus servir à la maison, le malade pouvant soutenir son bras, sans l'immobiliser, soit sur une table, soit dans son gilet entr'ouvert. Bien des petits mouvements usuels sont ainsi exécutés sans aucune douleur, qui aident à l'éducation des jointures malades.

En dehors des mouvements de la main et du coude, nous devons prescrire peu à peu au malade quelques-uns des mouvements actifs qu'il a pratiqués devant nous ; nous choisissons ceux qu'il exécute le plus facilement et sans aucune douleur, recommandant bien de cesser tout mouvement qui devient sensible. Nous conseillons d'abord la propulsion et la rétropulsion. Les mouvements d'élévation et de rotation doivent être moins précipités.

§ 4. — Affections traumatiques.

FRACTURES DE LA CLAVICULE

Chaque traumatisme de l'épaule s'accompagne de vives douleurs, le plus généralement causées par la contracture musculaire, qui tend à immobiliser soit les fragments osseux, soit la jointure voisine. Aussi presque toutes les affections traumatiques sont améliorées par un massage pratiqué le plus tôt possible après l'accident et répété quotidiennement jusqu'à guérison de la plaie osseuse ou des lésions articulaires. Toutefois le traite-

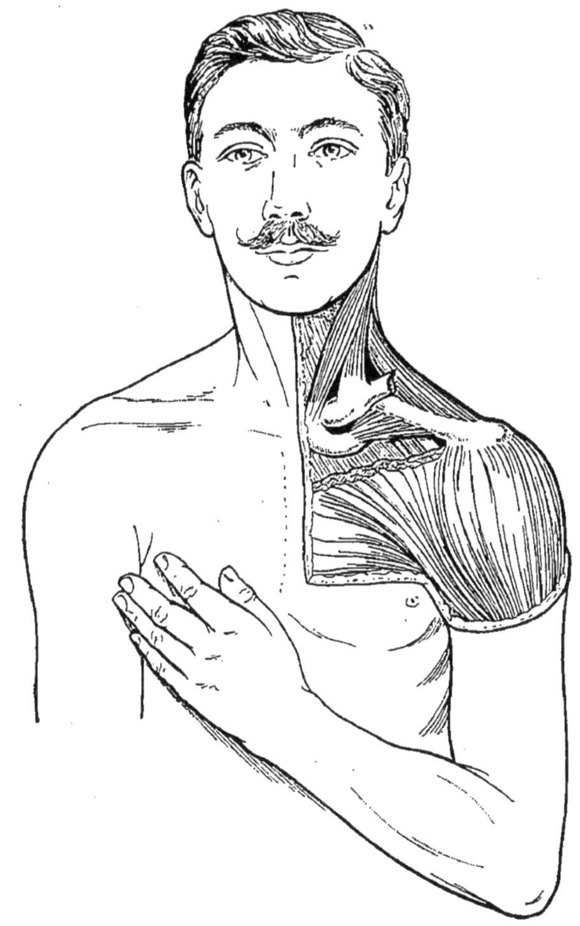

FIG. 29. — Fracture du corps de la clavicule (bras en propulsion).

Il y a chevauchement des fragments quand le bras est en adduction et en légère propulsion ; or c'est la position que donne à l'épaule une écharpe placée au-devant de la poitrine, suivant l'habitude.

ment de chaque affection nous présente, en dehors de l'intervention telle que nous l'avons décrite précédemment, quelques particularités que nous préciserons pour chacune.

a) SYMPTOMES. — Dans les fractures de clavicule, la solution de continuité s'observe tantôt à la partie moyenne, tantôt au voisinage des extrémités. Dans le premier cas, chez l'enfant, les fragments recouverts d'un périoste épais sont assez bien maintenus en position, et il n'existe aucune déformation. Chez

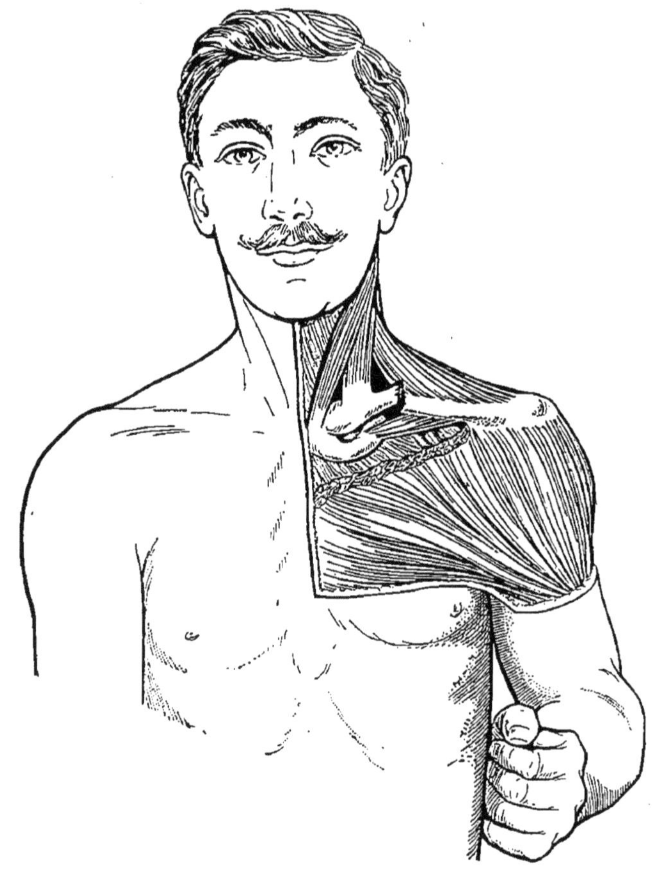

FIG. 30. — Fracture du corps de la clavicule (bras en rétropulsion).

Il y a encore une certaine obliquité des fragments, que le massage fera disparaître, mais les fragments sont à peu près bout à bout sans chevauchement, par suite de la position du bras en rétropulsion (voir fig. 31).

l'adulte, le plus généralement, il y a désunion des fragments, l'interne est attiré en haut par le sterno-mastoïdien, l'externe est abaissé par l'action du petit muscle sous-clavier et par les fibres claviculaires du deltoïde; il y a chevauchement des fragments, facile à sentir, souvent visible et possible à mesurer avec assez d'exactitude. On corrige quelque peu ce chevauchement lorsqu'on porte le bras en arrière, et surtout après avoir obtenu la résolution musculaire par le massage.

b) LE MASSAGE EST LE TRAITEMENT DE CHOIX. — Un nombre considérable d'appareils ont été imaginés pour obtenir spontané-

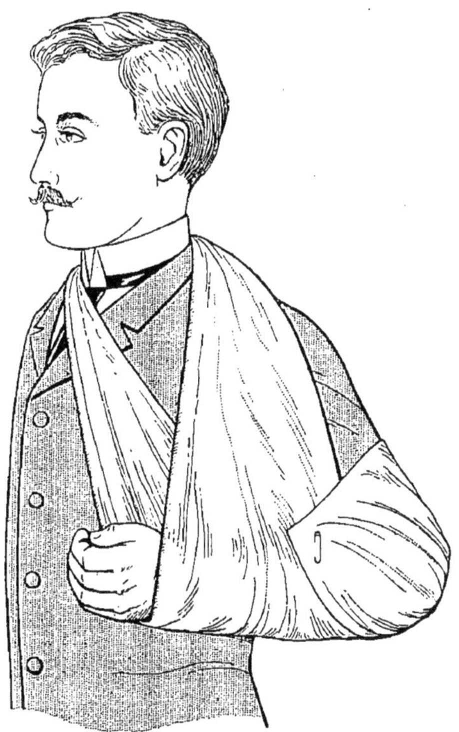

FIG. 31. — Fracture de clavicule (position de l'écharpe).

Le massage, en amenant la résolution musculaire, a permis le maximum de réduction : celle-ci est maintenue par une écharpe suivant la position indiquée à la figure précédente. Cette position ne doit pas être fixe, le blessé fait mouvoir son bras, mais autant que possible évite la propulsion et la rotation interne.

ment la réduction et l'immobilisation des fragments. Leur grand nombre indique l'insuffisance de tous ces appareils, et, placés dans le but d'obtenir un cal plus régulier, ils donnent le plus souvent un si mauvais résultat que, dans ces derniers temps, quelques chirurgiens ont conseillé de pratiquer la suture osseuse. C'est un procédé bien compliqué, occasionnant une cicatrice toujours visible, pour une affection qui peut se terminer avec tant de simplicité! L'expérience avait déjà prouvé ce que la massothérapie est venu confirmer : ces divers traitements, consistant en pressions légères pratiquées, avec une aptience quasi surhumaine, chez des femmes jeunes qui redoutaient la difformité de l'épaule, ont donné d'assez bons résultats pour que nous les rapprochions de celui que Championnière a décrit pour la consolidation plus régulière et plus rapide des fragments.

Les nombreux cas de fractures de clavicule soignés à Beaujon et à l'Hôtel-Dieu, dans le service de ce chirurgien, par sa méthode ont donné de tels résultats que nous considérons, comme traitement de choix, la mobilisation et le massage.

c) Technique. — La première séance est, en principe, pratiquée le plus tôt possible après l'accident. Une plaie serait une contre-indication momentanée, mais la saillie d'une esquille n'est pas un motif suffisant pour remettre nos manœuvres. Cette séance est identique à celle que nous avons décrite, mais en plus, au début, nous devons exécuter sur le trajet de la clavicule quelques pressions dans un but analgésique : nous aidons ainsi la circulation périostique et facilitons la résorption des exsudats séro-sanguinolents ; plus tard, les pressions moins légères excitent la vitalité périostique. Mais ce n'est pas directement sur la clavicule que nous agissons ; nous suivons la face supérieure et la face inférieure, en nous servant des parties molles voisines pour que l'os sensible, douloureux, soit séparé de nos doigts par la peau et les insertions musculaires (trapèze, deltoïde, grand pectoral).

Après le massage, les muscles en résolution ne s'opposent plus au redressement des fragments, qu'on obtient en portant l'extrémité supérieure du bras en arrière. Cette réduction se maintient, si notre mobilisation passive est suffisamment modérée pour ne pas réveiller douleurs et contractures. La douleur nous limite donc, et, dans les premières séances, il faut mobiliser l'épaule avec prudence : les doigts, la main, le poignet, le coude sont exercés de suite passivement ; on remet au lendemain les premiers mouvements actifs. Il s'agit plutôt au début de simple oscillation de l'épaule : toujours la douleur limite l'action. Vers le 5e jour seulement, la mobilisation active exécute chaque mouvement de l'épaule.

d) ECHARPE. DURÉE DU TRAITEMENT. — Entre chaque séance, le bras est soutenu par une écharpe, placée sous la chemise pendant les huit premiers jours, sur les vêtements dans la suite, pour que le blessé puisse s'habiller et sortir. L'écharpe doit être placée de façon que le bras soit rejeté en arrière et même, si c'est possible, l'épaule en rotation externe. On reconnaît de la sorte la correction du chevauchement.

La durée de la séance ne dépasse pas vingt minutes, surtout au début. Plus tard, les exercices de mobilisation active avec gymnastique suédoise augmentent cette durée de quelques minutes.

Les séances sont quotidiennes, plutôt matinales, afin de préparer le blessé à ses exercices de la journée. La clavicule ainsi soignée se consolide en vingt-deux ou vingt-quatre jours environ ; à ce moment le blessé peut être considéré comme guéri, car, si son cas n'a présenté aucune irrégularité, aucune complication, tous les mouvements de l'épaule sont récupérés. La force seule lui manque : il est donc encore massé pendant une semaine tous les deux jours et peut ensuite vaquer à ses occupations.

e) VARIÉTÉS. — La fracture de l'extrémité interne, assez rare, présente à peu près les mêmes caractères et est traitée de la même façon : elle se consolide plus vite et guérit en une vingtaine de jours. La fracture de l'extrémité externe, située soit aux insertions des ligaments costo-claviculaires, soit près de la petite capsule acromio-claviculaire, ne présente pas de déformation ; les ligaments fixent les fragments, qui se consolident au bout de dix-huit jours ; le blessé peut même exécuter tous mouvements de l'épaule avant la consolidation, et beaucoup nous ont abandonnés quinze jours après l'accident.

FRACTURES DE L'OMOPLATE

Les masses musculaires du scapulum, qui sont en contact intime avec le foyer de fracture, souvent intéressées elles-mêmes dans le traumatisme, rendent la région de l'épaule assez douloureuse.

Cette douleur s'accentue au moindre mouvement dans les fortes inspirations et surtout à la pression. Par leur contracture, ces muscles immobilisent en partie l'épaule et gênent la respiration. C'est une véritable dyspnée, le premier jour, analogue à celle qui accompagne les fractures ou les contusions des côtes, de même nature qu'elle, s'atténuant aussi peu à peu, même sans traitement, mais surtout lorsque les muscles ont repris confiance par le massage et la mobilisation.

Il est inutile que nous donnions les diverses variétés de cette fracture, généralement causée par choc direct, s'accompagnant de contusions et par suite d'ecchymoses ; qu'il y ait une fracture de l'acromion, de l'épine, de la région sous-épineuse suivant un trait à peu près horizontal, suivant des lignes radiées (fracture dite étoilée), notre intervention est la même.

Dès le premier jour, on fait le massage de l'épaule, évitant les régions où la peau est contuse, exerçant des pressions sur l'épine ou l'acromion d'après les procédés indiqués pour la clavicule, si c'est là que siège la fracture ; mais si le corps de l'os est seul intéressé, on ne masse que la musculature de l'épaule, insistant naturellement sur les muscles de la région postérieure, rétropulseurs et rotateurs. La douleur persiste quelquefois, malgré tous les soins apportés aux pressions et à la mobilisation ; le sous-scapulaire déchiré ne peut entrer en résolution, et sa contracture immobilise le bras en rotation interne. Il faut se défier de lutter contre ce mouvement en cherchant à vaincre la résistance du muscle : celle-ci cède bientôt aux manœuvres de douceur et, par l'éducation des mouvements de rotation, douleur et raideur disparaissent peu à peu. La consolidation se fait en vingt-cinq jours environ ; mais les mouvements sont retrouvés bien plus vite, et le malade perçoit souvent sans douleur les craquements des deux fragments. Il est préférable de ne pas faire exécuter trop tôt tous les mouvements de l'épaule, de crainte qu'une contraction trop violente ne ramène quelque douleur, qui pourrait devenir tenace.

La fracture directe de l'omoplate s'accompagne souvent, si le traumatisme a été violent, de fracture d'une ou de plusieurs côtes : le massage ne serait nullement contre-indiqué, et bien au contraire le blessé perdrait, avec la disparition de la contracture de ses divers inspirateurs, la dyspnée qui l'angoisse tant pendant les premières heures qui suivent l'accident. Et même, s'il n'existait que des fractures de côte avec de la contusion de l'épaule, le massage aurait toujours son indication. Nous reviendrons ultérieurement sur ce sujet des fractures de côte, où nous remarquons, mieux qu'ailleurs, l'influence du traitement de mobilisation sur la rééducation musculaire ; nous pouvons observer l'effet de nos manœuvres sur la fonction respiratoire du diaphragme, alors qu'on ne saurait l'expliquer par l'action directe sur ce muscle.

FRACTURES DE L'EXTRÉMITÉ SUPÉRIEURE DE L'HUMÉRUS

Le troisième os qui concourt à la formation du squelette de l'épaule est moins fréquemment brisé que la clavicule, étant plus profond, mais sa fracture est encore assez souvent observée, et la radiographie a démontré que de nombreuses contusions avaient été des fractures méconnues. Il faut un traumatisme assez violent pour briser une clavicule et surtout une omoplate ; la tête humérale, grâce à l'action puissante des rotateurs, se fracture quelquefois par un choc bien léger : nous en avons démontré le fait dans des observations citées récemment (1). D'après Tuffier, on ne devrait jamais soigner une lésion traumatique de l'épaule sans en faire la radiographie (2).

L'avantage de la massothérapie est précisément d'aider à préciser ce diagnostic souvent délicat : tel blessé a été difficilement examiné dans les premières heures après l'accident, à cause du gonflement, des contractures, de la douleur ; et on peut au contraire étudier chaque partie de son épaule le deuxième jour après une ou deux séances de massage ; celui-ci permet même la crépitation, alors que la contracture l'empêchait de se produire au début.

Les symptômes, le pronostic diffèrent dans chaque variété ; le traitement varie de même ; on ne soigne pas de la même façon une fracture du col chirurgical et un enfoncement des géodes tubérositaires.

A. **Fracture du col anatomique ou intra-capsulaire.** — Ici encore bien des variétés pourraient être observées ; toutefois, il existe une forme assez commune dans laquelle il y a fracture avec coaptation des fragments, sans déplacement. La douleur seule gêne les mouvements, qui peuvent s'exécuter passivement après une ou deux séances de massage. Est-il bien nécessaire, pour s'assurer de la fracture et de son siège exact, d'enfoncer les doigts avec violence et réveiller les cris du blessé. Cette douleur, qui est atténuée après le massage, peut être interrogée sans brutalité et on délimite aisément la direction du trait pour préci-

(1) DAGRON, in *Bulletin de la Société du IXe Arrondissement*, 1902.
(2) TUFFIER, *Presse médicale*, 1902.

ser la variété de la fracture : la crépitation existe quelquefois, elle se produit plus facilement après le massage ; on ne saurait la confondre avec le gros craquement des surfaces articulaires, quelquefois érodées dans un traumatisme de l'épaule. Enfin, dans une variété voisine, les fragments se sont pénétrés. Les mouvements de rotation s'exécutent spontanément, surtout après la séance de massage, qui calme la douleur des contractures.

Le traitement consiste à faire une séance quotidienne pendant environ un mois ; les soins sont plus espacés, quand le traumatisme a été peu violent, quand la guérison paraît plus précoce. Cette séance est plutôt matinale pour que le malade profite de son effet pour ses exercices de la journée. Le blessé est autant que possible assis sur un tabouret pour que la mobilisation soit plus aisée ; les pressions sont graduées d'après la sensibilité de la région malade ; elles s'exercent surtout sur le deltoïde et les muscles du bras, le biceps se contracturant facilement à cause du voisinage du tendon de la longue portion avec le foyer de fracture. Dès le début, l'épaule est mobilisée ; chaque mouvement est répété plusieurs fois. La mobilisation active ne doit être commencée que vers le quatrième jour : c'est d'abord l'abduction, puis la propulsion, la rétropulsion et enfin la rotation. On applique une simple écharpe, fixée en arrière de façon à ne pas amener de contractures des muscles du cou.

Cette écharpe a la forme d'un triangle isocèle dont le sommet est au coude ; l'avant-bras, placé sur sa surface suivant la médiane, laisse la main entière dépasser la base du triangle, permettant ainsi les mouvements : les deux autres angles du triangle sont fixés derrière le cou. Le coude est maintenu en arrière parce qu'on a ramené et fixé en avant la pointe de l'écharpe qui correspond au sommet du triangle (v. fig. 38). Les mouvements de l'épaule sont à la fois possibles et modérés. Dans les premiers jours, on conseille au blessé de ne pas s'opposer au balancement de l'épaule, d'éviter de coller le coude au corps ;

on fait exécuter des mouvements des doigts, du poignet et des coudes.

De l'œdème peut se collecter au coude ; cette complication est assez rare dans la fracture du col anatomique ; les exsudats suivent plutôt, comme le montrent les ecchymoses thoraciques, la ligne axillaire ou les bords du grand pectoral et du grand dorsal. Si cet œdème existait, il faudrait masser le bras depuis le coude et faire étendre deux ou trois fois dans la journée l'avant-bras sur le bras, en dehors de l'écharpe : les liquides peuvent descendre jusqu'au poignet et à la main, gênant quelque peu les mouvements : il est bon de prévenir les malades pour les rassurer.

L'écharpe devient externe, c'est-à-dire placée sur les vêtements, dès que le blessé exécute quelques mouvements actifs. Est-il nécessaire d'ajouter que, le plus tôt possible, il se promène et vaque à ses occupations ? Tous les mouvements sont permis dans les limites de la fatigue et de la douleur.

Chaque jour, les progrès réalisés sont appréciables, et lorsque la consolidation a eu lieu, vers le vingt-cinquième ou trentième jour, le malade peut exécuter tous mouvements de l'épaule, même l'élévation ; la force seule lui manque et ne vient qu'avec le temps : nous n'abandonnons pas le convalescent avant de lui avoir rendu toute la souplesse de son épaule.

Malheureusement les cas ne sont pas toujours aussi simples ; il a pu y avoir de la déformation, parce qu'un fragment a été subluxé, sans parler des cas graves où il y a luxation de la tête osseuse et où celle-ci est irréductible. Quelle que soit la raison de la déformation, celle-ci aggrave le pronostic, car les mouvements ne sont pas tous recouvrés. Le blessé est suivi plus longtemps. La mobilisation est quelquefois douloureuse contre les règles ; on s'efforce à gagner des mouvements malgré les déformations. Enfin il faut surveiller la mobilisation de suppléance, c'est-à-dire obtenir le plus d'étendue possible du côté de la sterno-claviculaire.

B. **Fractures du col chirurgical.** — Que le trait de fracture soit situé juste sous le trochin, ou qu'il soit situé au-dessus de l'empreinte deltoïdienne, la fracture intradeltoïdienne a les mêmes symptômes, la même marche ; on lui applique le même traitement. Nous ne sommes plus à l'extrémité de l'humérus, mais bien en pleine diaphyse. Les fragments, le plus souvent mobiles, chevauchent quelquefois, surtout si le trait est oblique, et donnent au membre l'aspect globuleux décrit dans les fractures du corps du fémur. Le deltoïde en se contractant maintient les fragments, mais cette contraction est douloureuse, surtout quand on tente de la vaincre par quelque traction. Les exsudats suivent quelquefois le tendon du grand pectoral ; le plus souvent, ils apparaissent de chaque côté du V deltoïdien et descendent le long du biceps et du triceps, pour se collecter au-dessus de l'olécrâne.

a) Du massage comme traitement de choix. — Il n'y a pas encore bien longtemps que ces fractures étaient soignées par l'appareil d'Hennequin, conçu sur les mêmes données que son appareil de la cuisse, à traction continue. Toutefois la traction continue n'existe plus ici ; elle est remplacée par une attelle plâtrée croisée, qui maintient la réduction des fragments obtenue par la traction d'un poids placé au coude, la contre-extension étant faite par un lac qui passe sous l'aisselle et que l'on fixe au plafond. Cet appareil est certainement le meilleur, mais il condamne le coude à l'immobilité et nuit aux mouvements étendus de l'épaule ; il ne doit être appliqué que s'il est absolument nécessaire, si la déformation persiste en dépit du traitement de mobilisation et menace d'une infirmité future. Comme, au membre supérieur, la rectitude absolue des diaphyses n'est pas aussi nécessairement recherchée qu'à la jambe, la fonction de préhension n'exigeant pas une aussi grande solidité du squelette que celle de sustentation et de marche, nous devons surtout viser à l'agilité du mouvement de chaque articulation (épaule, coude, poignet), quittes toutefois à intervenir si la déformation apparaissait trop visiblement, esthétiquement parlant. Au besoin même, si elle était nécessaire, nous conseillerions la suture osseuse, dont nous avons bien rarement reconnu l'indication. Et c'est précisément un des avantages du traitement par le massage : en soignant chaque jour le blessé, on peut, suivant le besoin, modifier son intervention.

Si le diagnostic n'a pas été fait par la radiographie, il existe assez de symptômes physiques ou fonctionnels pour éviter l'erreur et ne pas méconnaître la fracture et sa situation exacte. Le déplacement des ecchymoses, qui suivent plutôt le bras, a son importance. Il est bien rare que la réduction ne s'obtienne pas après la première séance de massage et ne se maintienne par suite du poids du membre supérieur qui opère une extension continue. Suivant que le trait de fracture est placé plus ou moins haut, le fragment supérieur est plus ou moins attiré par les muscles adducteurs, tandis que le deltoïde tend à faire remonter le fragment inférieur et à le porter en abduction. Le chevauchement qui en résulte se corrige généralement bien ; toutefois, si le trait était très oblique, il aurait tendance à persister ou tout au moins à ne pas se corriger complètement. Il faut que cette incorrection soit bien accentuée pour qu'elle soit visible ou gêne la guérison absolue : si la fonction de la scapulo-humérale a été bien entretenue pendant la consolidation du cal, le membre supérieur ne perd rien de sa force, rien de sa souplesse, même s'il existe quelque irrégularité dans la situation des fragments.

Il ne faudrait pas en conclure que le massage ne recherche pas la rectitude de l'os brisé ; ses résultats sont encore supérieurs à tous autres modes de traitement, puisque la consolidation qui se fait avec régularité s'opère en une trentaine de jours et qu'à cette époque de sa cure le blessé peut se servir de son bras comme par le passé. Mais il est des cas où le massage n'a été entrepris que tardivement, alors que la consolidation avait été commencée en position vicieuse ; l'expérience démontre qu'une bonne articulation scapulo-humérale compense les quelques irrégularités de la consolidation. Ces blessés n'auront pas, comme ceux que nous signalions, la fonction de leur bras dans un aussi court laps de temps, mais ils pourront retrouver dans une époque plus ou moins éloignée souplesse et force, si la massothérapie arrive à temps pour sauver leur scapulo-humérale et la vitalité des muscles de l'épaule.

b) Technique. — La fracture du col chirurgical est massée comme toute lésion traumatique de l'épaule. Dès le premier jour de l'accident, le blessé est placé sur une chaise, le bras blessé pendant le long du corps, la main du membre malade appuyée sur la cuisse pour que l'avant-bras soit en légère flexion sur le bras, qui est ainsi porté très légèrement en avant. Le deltoïde, d'abord et surtout, puis le grand pectoral, le grand dorsal, le trapèze, les sus et sous-épineux, le biceps et le triceps sont massés successivement, et on perçoit très souvent après massage la crépitation osseuse. Celle-ci inquiète quelquefois le blessé, et ses muscles peuvent se contracter de nouveau, mais bientôt la confiance et la résolution deviennent continues, et les fragments se réduisent d'eux-mêmes, grâce au poids du membre supérieur.

La mobilisation passive, très réservée le premier jour, est accentuée dès le troisième; on ne fait toutefois pas de rotation interne ou externe avant le huitième jour, pour éviter de faire tourner le fragment inférieur exclusivement. La mobilisation active n'est commencée qu'au huitième jour. Il est évident que nous ne parlons que de l'épaule, car le poignet et la main sont mobilisés par le blessé dès le premier jour, et si à chaque séance on a soin de faire fléchir et étendre à fond le coude, on doit en plus recommander au malade de reproduire ces mouvements du coude plusieurs fois dans la journée, après avoir retiré son bras de l'écharpe. Celle-ci est placée le premier jour contre le corps, de façon à soutenir l'avant-bras, mais sans excès, laissant le coude comme lieu le plus déclive et relevant la main en avant de la poitrine ; la réduction peut ainsi se continuer, et la main conserve sa souplesse. Le coude est très légèrement porté en avant pour que le fragment inférieur suive le fragment supérieur. Les exsudats, sérosité, sang épanché, descendent se collecter au coude et peuvent gêner ses mouvements ; le massage quotidien ainsi que les mouvements de l'avant-bras en aident la résorption. Ces épanchements peuvent occasionner des douleurs névralgiques par compression des filets nerveux superficiels : il est préférable alors de placer dans l'écharpe la main assez basse, pour permettre la diffusion de cette sérosité sanguinolente dans la masse charnue de l'avant-bras ; cet œdème peut aussi donner naissance à de la gêne et à de l'impotence de la main, mais ces troubles ne sauraient persister longtemps, si la mobilisation vient en aide à la circulation du membre supérieur.

Le massage et la mobilisation sont quotidiens, ils durent jusqu'à consolidation de l'os et retour intégral de la fonction, c'est-à-dire un mois environ, moins chez l'enfant, plus chez le vieillard et chez les nerveux. L'écharpe devient externe, placée sur vêtement dès le douzième jour, ce qui permet au blessé de vaquer à ses occupations.

Il est utile d'indiquer la façon d'habiller semblables malades pour qu'il n'y ait aucune douleur pendant cette manœuvre. Le bras blessé doit être placé verticalement le long du corps. On commence alors à faire glisser la manche le long du bras sans le remuer, puis on fait engager la tête par l'orifice supérieur de la chemise, le reste est achevé comme à l'ordinaire. On agit de même pour tous autres vêtements : le membre blessé n'a pas eu à remuer pendant cet habillage. On le place alors dans son écharpe fixée sur le vêtement le plus externe, assez visible pour qu'elle soit vue de tous ceux qui passent auprès du malade, et qui par suite l'évitent avec soin. Les vêtements sont retirés le soir d'après le même procédé, mais cette fois on termine chaque opération par le membre blessé. C'est ainsi que l'on commence à retirer la manche du côté sain, puis on laisse glisser celle du côté malade, évitant ainsi le moindre mouvement du membre blessé, qui reste allongé le long du corps pendant la double opération de l'habillage et du déshabillage.

FRACTURES DU CORPS DE L'HUMÉRUS

a) VARIÉTÉS. — Les fractures intra-deltoïdiennes situées au-dessus de l'empreinte sont en pleine diaphyse osseuse; toutefois, les fragments sont bien maintenus comme par un manchon fibro-musculaire; mais en dessous du deltoïde, il existe une zone du corps de l'os où le biceps en avant, le triceps en arrière sont les seuls protecteurs d'une solution de continuité osseuse. Plus bas encore, les insertions du brachial antérieur, du vaste interne, aident au maintien des fragments jusqu'à la région dite de l'extrémité inférieure de l'humérus, où l'os trouve dans les insertions des nombreux muscles épitrochléens et épicondyliens de puissants aides au maintien des fragments.

La fracture du corps de l'humérus est donc, ou bien *intra-deltoïdienne*, ou *sous-deltoïdienne*, ou *intra-brachiale ;* dans les deux cas extrêmes, la déformation est moins fréquente ; dans la fracture sous-deltoïdienne, le chevauchement est au contraire la règle. Pour ce motif, on a proposé d'appliquer de suite l'appareil d'Hennequin. Ici encore, nous conseillerons d'employer le même traitement que pour la fracture du col chirurgical, commençant par le massage et le continuant tant que nous n'avons pas la certitude qu'il est impuissant à maintenir une réduction suffisante. En ce cas, l'appareil est placé pendant une quinzaine de jours, le temps nécessaire à une réduction bien acquise, et le massage aidé de la mobilisation termine le traitement.

b) TECHNIQUE. — Elle est la même que pour tous les traumatismes de l'épaule ; toutefois, on insiste davantage sur le massage du biceps et du triceps, et on étend le champ opératoire jusqu'aux masses charnues voisines de l'extrémité inférieure. On ne place

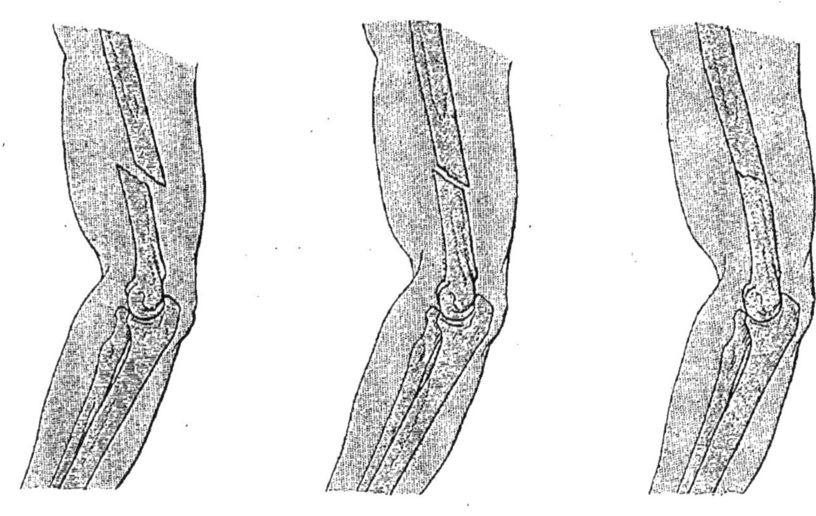

FRACTURE DU CORPS DE L'HUMÉRUS

FIG. 32. — Le 3e jour après l'accident (il n'y a pas encore eu de massage).

FIG. 33. — Le 20e jour après l'accident (massage quotidien, mobilisation).

FIG. 34. — Le 40e jour après l'accident (le traitement était cessé depuis 8 jours).

Schéma de radiographies prises sur une blessée du service de M. Championnière, à l'Hôtel-Dieu, à trois époques différentes de traitement.

encore qu'une simple écharpe, qui devient externe au douzième jour, et on surveille surtout le bon fonctionnement des articulations scapulo-humérale et huméro-cubitale. Une légère déformation ne gênerait en rien les mouvements du bras, et il faut un résultat bien défectueux dans la consolidation pour que le membre soit déformé ; bien des chevauchements ont été révélés par la radiographie, alors que la guérison paraissait complète, physiologiquement et anatomiquement. La mobilisation, loin de causer l'écartement ou le chevauchement des fragments, aide à leur coaptation et régularise le cal, comme nous avons pu l'observer chez une blessée du service de M. Championnière, dont l'humérus fracturé fut radiographié à trois époques différentes, le 3e, le 20e et le 40e jour après l'opération. (Voir fig. 32, 33, 34.)

c) Compression du nerf radial. — Quand aucun obstacle ne vient entraver la marche de la consolidation, celle-ci est obtenue facilement en un mois ; mais une complication assez fréquente est due à la blessure ou à la compression du nerf radial qui chemine contre le cal et d'interne devient externe à l'humérus. L'avantage du traitement par le massage est de pouvoir surveiller cet accident et y remédier.

Quand le blessé accuse des fourmillements, des douleurs sur le trajet des filets sensitifs du radial, ou de la faiblesse des systèmes extenseurs et supinateurs, il faut mobiliser les tissus dans la région que suit ce nerf, en pratiquant des pressions de moyenne intensité le long de la masse épicondylienne et de la gouttière de torsion de l'humérus. Une exostose, un cal exubérant peuvent encore causer quelque complication, mais plus tardivement, du côté du nerf radial ; une intervention sanglante devient alors nécessaire pour le dégager. Est-il besoin d'ajouter que, pendant ces diverses interventions, il faudrait entretenir la vitalité des muscles qui sont innervés par le radial, en les massant et les mobilisant ?

FRACTURES MULTIPLES DE L'EXTRÉMITÉ SUPÉRIEURE DE L'HUMÉRUS

Il doit être fait une mention toute spéciale pour ces cas où le squelette voisin de la scapulo-humérale a été fracturé en plusieurs endroits, soit que seul l'humérus fût intéressé et qu'il existât plusieurs solutions de continuité de la tête au col chirurgical, soit que de plus la cavité glénoïde, l'extrémité externe de la clavicule, l'acromion fussent aussi fracturés. La résolution est souvent possible, chaque fragment reprenant à peu près sa situation normale (fracture du col anatomique, fracture du col chirurgical avec écrasement des tubérosités), mais il est fréquent de constater à la palpation, comme à l'examen radiographique, la luxation des fragments libres ou de la tête isolée, et la symptomatologie s'accompagne d'un bruit de crépitation tout spécial donnant assez la sensation d'un sac de noix : il semblerait que de telles lésions exigent une réduction sous le chloroforme, la résolution musculaire permettant la mise en situation normale de chaque fragment; l'appareil d'immobilisation maintiendrait cette réduction au réveil.

Quand on veut bien attendre pendant trois ou quatre jours les heureux effets du massage des muscles de l'épaule, on est surpris de trouver soit une coaptation suffisante, soit la réduction complète des fragments entre eux. L'écharpe, très mobile, permet le balancement de l'épaule et les mouvements du coude ; l'avant-bras et la partie inférieure du bras font par leur poids l'extension modérée toute prête à profiter de la résolution des muscles deltoïde, biceps et triceps, pour que les fragments osseux prennent des rapports réguliers.

Les conditions du traitement sont donc quelque peu changées, et cependant les manœuvres sont toujours exécutées suivant les principes décrits plus haut. Toutefois le massage doit être encore plus doux, s'il est possible, la mobilisation plus surveillée ; on modère quelque temps l'étendue des mouvements et on ne fait de rotation que vers le début du travail de consolidation. La guérison demande naturellement plus de temps, l'éducation musculaire est plus longue, l'épaule conserve longtemps une grande faiblesse.

RÉSECTION DE L'ÉPAULE

L'application de la méthode massothérapique à ces violents traumatismes nous conduit à parler de notre intervention dans les affections de l'épaule, qui exigent de nous la plus grande attention et une connaissance approfondie des mouvements de l'articulation scapulo-humérale, par conséquent de l'action des muscles et de leur fonction exacte : nous voulons parler de la résection de l'épaule.

a) MEILLEURS RÉSULTATS IMMÉDIATS DEPUIS L'ANTISEPSIE, MEILLEURS RÉSULTATS ÉLOIGNÉS DEPUIS LA MOBILISATION RAISONNÉE. — Cette opération donna longtemps des résultats déplorables, avant l'antisepsie, soit que l'amputation fût nécessaire peu après par suite des complications de la plaie, soit que la mort fût une terminaison rapide par suite de septicémie, ou plus lente par suppuration prolongée ; l'opéré guérissait parfois, mais au prix d'ankylose, préférable encore à une laxité exagérée de l'article nouveau, qui ne trouvait même pas assistance dans une musculature faible, quand elle n'était pas paralysée.

Lorsque, grâce à l'antisepsie, les résultats devinrent meilleurs du côté de la plaie osseuse et que l'on eut obtenu rapidement des surfaces articulaires nouvelles, on put, en s'occupant de la mobilisation de cette néo-articulation, espérer une guérison complète avec fonction de la jointure. Championnière, qui s'est occupé un des premiers de cette mobilisation après résection, trouvait chez ses opérés qui guérissaient vite les facteurs nécessaires à la réparation. En entretenant une mobilisation raisonnée et en excitant l'activité musculaire, on conserve aux muscles leur vitalité, et chaque mouvement normal trouve un muscle sain, non dégénéré, pour pratiquer la mobilisation active de la nouvelle épaule.

b) Position du bras, pansement. — Il est donc absolument nécessaire que, de bonne heure, de semblables opérés soient confiés à des mains expérimentées : ici surtout nous recommandons que seuls des médecins entreprennent ce traitement. Le pansement qui a été placé après l'opération ne doit pas chercher à immobiliser complètement la jointure : le plâtre est inutile, quelques épaisseurs d'ouate immobilisent suffisamment et permettent quelques oscillations peu étendues de l'épaule : celle-ci doit être bien soutenue, pour que le poids du membre supérieur ne fasse pas, pendant toute la durée de la station debout, contracter le deltoïde, le biceps, le triceps. Le coude est soulevé, et l'extrémité supérieure de l'humérus sectionné vient ainsi se placer au contact de la nouvelle glène de l'omoplate ; les surfaces articulaires se réparent plus vite ; on évite la laxité de la jointure. Autant que possible on conserve dans le pansement tous mouvements du coude et des autres jointures du membre malade. En permettant des mouvements du coude, on exerce le biceps et le triceps, qui ont des rapports si intimes avec l'épaule.

Le but est tout d'abord de guérir la plaie cutanée ; il est même très important que la guérison soit rapide et qu'il n'y ait pas de suppuration.

c) Technique de la mobilisation. — Dès le lendemain de l'opération, malgré le pansement, on fait exécuter un très léger mouvement en avant et en arrière et un léger degré d'abduction ; on exécute tous mouvements des jointures en amont (doigts, mains, poignet, coude), en modérant ou même en suspendant tout mouvement qui devient sensible. Cette mobilisation passive est suivie de quelques exercices de la part de l'opéré, mais il ne doit pas chercher à faire mouvoir la scapulo-humérale, pendant toute la durée du traitement de la plaie, jusqu'à fermeture complète même au niveau de l'orifice du drain, si on en plaça un par précaution. Si l'opération a eu des suites normales, deux pansements ont suffi, et on a retiré à l'un ou l'autre de ces pansements les fils, les crins, le ou les drains, etc. On a pu constater la bonne adaptation des surfaces osseuses, qu'on maintient de nouveau par le pansement suivant et, après le dernier pansement, par l'application d'une écharpe, qui limite beaucoup les mouvements et surtout soulève le coude pour les motifs déjà indiqués : il serait même utile de fixer cette écharpe au coude, pour qu'on ne la retirât pas chaque jour, et de laisser la région scapulo-humérale à nu, pour qu'on puisse masser le deltoïde et au besoin d'autres muscles voisins.

Le deltoïde est le seul muscle de l'abduction, et il est nécessaire de s'en occuper le plus tôt possible, dès qu'on a enlevé le dernier pansement. De temps en temps, tous les trois jours, on ne se contente pas de masser le deltoïde, seul accessible dans cette écharpe fixée, et de mobiliser passivement ou même activement l'articulation de l'épaule : on enlève les chefs supérieurs de l'écharpe, faisant soutenir le coude par un aide pour que les surfaces articulaires de nouvelle formation conservent leurs rapports, et on masse tous les muscles de l'épaule. Il semble, au début, que les muscles trop longs après résection flottent sur cette épaule très lâche, mais, peu à peu, chaque corps charnu reprend sa tonicité normale. Au voisinage de la cicatrice, quelques fibres, en adhérant à la plaie, gênent le libre fonctionnement du faisceau musculaire correspondant (faisceau antérieur du deltoïde) ; les téguments sont en ce lieu mobilisés sur les plans sous-jacents.

d) Durée des soins. — Il n'y a pas de durée fixe pour un semblable traitement : la guérison demande deux mois, quelquefois davantage ; mais quand le convalescent a retrouvé tous se mouvements, il doit s'exercer encore longtemps, afin d'acquérir assez de force pour porter des objets de quelque poids.

L'éducation des mouvements est longue et assidue, car il faut bien veiller à ne pas donner à cette jointure des mouvements passifs qui ne pourraient plus tard être exécutés spontanément par aucun muscle. Dans les enarthroses la laxité exagérée de l'articulation n'a pas de conséquences aussi déplorables que dans les trochlées par exemple : l'enarthrose possède en effet dans ses mouvements de circumduction la preuve d'une excessive souplesse, mais la trochlée exige exclusivement la flexion, l'extension et l'absence d'aucun autre mouvement.

Dans la résection de l'épaule, on cherche surtout à obtenir une propulsion qui amène le bras à l'horizontale et même l'élève quelque peu ; la rétropulsion est toujours suffisante : l'abduction longtemps incomplète est vite aidée des mouvements d'élévation de la clavicule et de l'omoplate ; enfin la rotation interne est suffisante pour amener la main à l'épaule du côté opposé, la rotation externe est très limitée. En évitant de conserver trop de souplesse, on donne plus de force aux mouvements les plus usuels.

Quoique le pronostic de cette opération se soit singulièrement amélioré, il reste encore très réservé, surtout si on le compare à la résection du coude, qui est devenue une bonne opération.

FRACTURES DES TUBÉROSITÉS

Il y a deux principales variétés de ces fractures :

A. *Les fractures par enfoncement ;*

B. *Les fractures par arrachement.*

A. **Fractures par enfoncement.** — Le choc direct peut agir sur l'épaule, comme il agit à l'extrémité supérieure du fémur, en broyant les cellules osseuses des apophyses tubérositaires. Il y a traces de contusion directe, déformation quelquefois sous forme d'aplatissement du moignon de l'épaule; on réveille de la douleur en pressant à la région de la fracture. Le choc indirect peut amener une pénétration de ces cellules osseuses, ce sera une pression de bas en haut, par exemple, une chute sur le poignet ou le coude; en ce cas, au lieu de l'aplatissement du moignon de l'épaule, le palper pourrait reconnaître une déformation qui donnerait la sensation d'une saillie osseuse irrégulière, plus ou moins sensible, car la grande tubérosité peut être pénétrée par la diaphyse et s'élargir irrégulièrement.

B. **Fractures par arrachement.** — Mais le plus souvent, comme l'a démontré la radiographie, il s'agit de fractures par arrachement. Beaucoup de contusions de l'épaule ont été longues à guérir, parce qu'il s'agissait d'arrachements trochitériens méconnus.

a) Variétés. — On accusait les diathèses, Tillaux le nerf circonflexe, Duplay les bourses séreuses périarticulaires, alors que les rayons X montrent que le diagnostic de contusion est, dans la plupart des cas, insuffisant, et quand les symptômes résistent à tout traitement, on peut être certain que le sus-épineux, le sous-épineux, le petit rond, ou les trois muscles réunis, se sont désinsérés de l'humérus en arrachant une portion osseuse plus ou moins volumineuse; on trouve toutes les variétés depuis l'arrachement trochitérien total jusqu'à la désinsertion simple du tendon et même la rupture du tendon près de ses fibres charnues (fig. 35, 36, 37).

b) Description. — Nous ne décrirons pas le mécanisme si intéressant de ces fractures qu'on trouve souvent accompagnant les luxations de l'épaule; l'action musculaire y entre pour une bonne part. Leur diagnostic, qui est souvent très difficile avec le traitement d'immobilisation, peut être fait par le médecin qui masse et mobilise l'épaule contusionnée. Après la première séance de massage de l'épaule, lorsque la douleur a cessé, quand

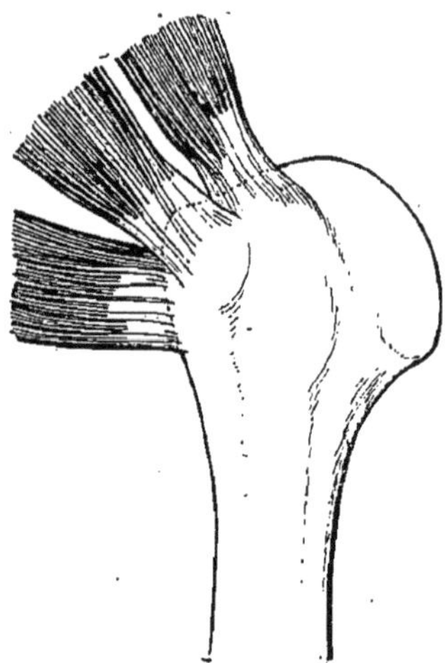

Fig. 35. — Insertion des trois tendons (sus-épineux, sous-épineux, petit rond) sur la grosse tubérosité (état normal).

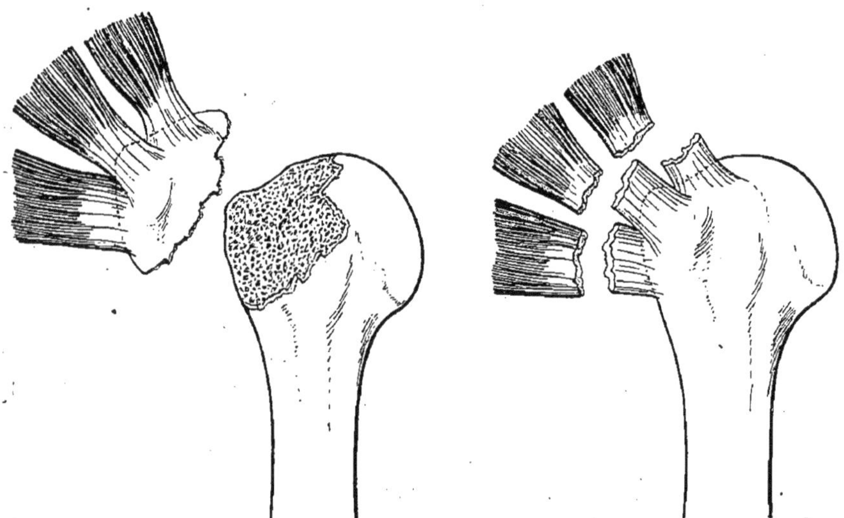

Fig. 36. — Arrachement de toute la tubérosité (symptômes de fracture et troubles musculaires). Diagnostic certain par la radiographie. Il peut n'y avoir qu'un seul ou deux tendons arrachés.

Fig. 37. — Arrachement exclusif des tendons (mêmes troubles musculaires, mais absence de symptômes des fractures). La radiographie négative laisse croire qu'il n'y a que de la contusion.

Schéma de la fracture par arrachement de la grosse tubérosité de l'humérus

la contracture musculaire cède, le membre supérieur demeure dans la rotation interne; la rotation externe spontanée est très douloureuse ou même impossible : la rotation interne exécutée passivement est aussi très sensible. La pression exercée sur les fosse sus et sous-épineuses réveillent la douleur, à cause de la contracture de ces muscles qu'un premier massage n'a pas su vaincre. Plus tard, l'atrophie de ces deux régions et l'impotence des mouvements en rotation viennent à l'aide du médecin pour préciser la lésion. Une contusion de l'épaule ancienne, mal guérie, avec troubles fonctionnels, se présente avec une atrophie deltoïdienne ; dans la fracture trochitérienne par arrachement, le deltoïde n'est pas aussi atrophié ; en revanche, les fosses sus et sous-épineuses sont comme évidées.

c) Technique. — Le traitement est indiqué par la description même de ces lésions anatomiques, de ces troubles physiologiques. Les muscles demandent à être surveillés et soignés de très près. Que le blessé soit examiné et soigné dès le premier jour par le massage, ou qu'il n'ait recours à ce mode de traitement qu'après plusieurs jours, voire plusieurs semaines d'immobilisations ou de soins insuffisants, il faut opérer sur la musculature de l'épaule d'après les symptômes observés. Si les muscles de l'omoplate ressentent surtout les effets de la fracture, on les masse doucement pour lutter contre leur contracture : et, en effet, celle-ci ne peut que nuire à l'état local, puisque les tendons déchirés sont attirés vers l'omoplate; cette raison tend à séparer les deux fragments osseux, d'autant plus que le sous-scapulaire se contracture en même temps. Ce massage très doux est suivi d'une mobilisation très modérée et bien progressive.

Les mouvements actifs sont exécutés tardivement, quand les contractures sont à peu près disparues. Sans conseiller l'immobilisation dans l'écharpe bien fixée, on ne permet tout d'abord que de très légers mouvements de la main, des doigts et du coude. Les quelques exercices très limités du bras malade, pendant que l'autre bras agit, ou l'oscillation insensible du membre supérieur pendant la marche suffisent à conserver pendant les cinq premiers jours la souplesse articulaire, entretenue ensuite quotidiennement par la mobilisation passive après le massage des muscles.

Le massage doux des cinq premiers jours n'est donc suivi que de mobilisation, passive ; on continue, après avoir vaincu ces contractures, à masser l'épaule comme pour toute fracture de l'extrémité supérieure de l'humérus. Mais les mouvements de rotation dans cette variété sont surtout à surveiller : il est même bon de prévenir que ce mouvement peut ne pas être complètement recouvré, lorsque les désinsertions tendineuses ont été complètes et que les fragments osseux ont été entraînés loin du trochiter.

On peut observer pour cette variété de fracture le même effet de la mobilisation qu'au coude pour la fracture de l'olécrâne. Le massage et la mobilisation rapprochent les fragments plutôt qu'ils ne les écartent. Nous recommandons de mettre une écharpe simple, mais de placer le bras dans une position de rotation telle que le coude soit porté le plus en arrière possible, sans que le blessé en soit gêné ; dans ce mouvement de rétropulsion, il y a aussi rotation externe et on rapproche mécaniquement tendons désinsérés et grosse tubérosité ; la sédation musculaire fait le reste.

Si le blessé n'a recours au massage que trop tardivement, lorsque la consolidation est déjà obtenue, lorsque la contracture a été suivie de dégénérescence, le traitement consiste à récupérer la souplesse d'une articulation plus ou moins ankylosée et à retrouver pour cette scapulo-humérale le plus de muscles qu'il est possible ; comme nous le verrons, l'exercice de l'épaule, bien dirigé suivant l'état de la musculature, est le seul moyen de rendre à cette jointure la fonction compromise.

LUXATIONS DE L'ÉPAULE

a) Luxations et entorses. — Lorsque le traumatisme n'a exercé d'effet que sur la capsule articulaire, le diagnostic de l'entorse simple se fait par exclusion de toute complication du côté du système osseux de la région. Elle accompagne presque toujours la contusion de l'épaule ; la musculature, en se contractant brutalement au moment de l'accident, cause alors des déchirures capsulaires, ou des ruptures tendineuses, ou des arrachements apophysaires. Enfin l'entorse, qui est simple ou compliquée, permet à la tête humérale de quitter la cavité glénoïde, de se luxer, et les surfaces articulaires gardent leur nouvelle situation anormale, grâce aux saillies osseuses et surtout à cause de la contracture des muscles, plus particulièrement du sous-scapulaire.

Qu'il y ait entorse simple ou compliquée, qu'il y ait luxation, l'état des muscles de la région nous montre l'utilité de notre intervention, la grande douleur causée par ces affections étant surtout due à l'état de contracture de ces muscles. En dehors de l'utilité de notre intervention pour la réduction de la luxation de l'épaule, nous devons soigner et surveiller le retour de la fonction de l'articulation scapulo-humérale. Comme ce dernier traitement est identique à celui de l'entorse simple, nous décrirons d'abord nos manœuvres chez le luxé récent avant, pendant, après la réduction, puis nous étudierons le massage de l'entorse scapulo-humérale.

b) Le massage prépare la réduction en anesthésiant l'épaule. — Si le diagnostic des diverses lésions traumatiques de l'épaule est précisé par le massage, de la même façon ce mode de traitement agit heureusement pour préparer la réduction de la luxation. La résolution musculaire, qui aide l'examen d'une épaule blessée, qui permet de reconnaître mieux les déformations, qui facilite les mouvements des fragments osseux dans les fractures et ne s'oppose plus à la crépitation osseuse, lève le plus souvent l'obstacle à la rentrée de la tête humérale dans la cavité glénoïde.

Il est inutile, pour l'étude qui nous occupe, de décrire les différentes variétés de la luxation : qu'elle soit en arrière, en bas, en haut, en avant, la physiologie pathologique est absolument la même ; c'est une déchirure de la capsule, puis, soit la sortie de la tête en dehors de sa situation normale, chassée dans le sens de la violence directe ou entraînée dans le sens du muscle qui se contracture, l'attire, l'arrête, soit la fixation par une saillie osseuse et l'obstacle au retour dans la glène par la contracture d'un muscle périarticulaire. Mais la plus fréquente, la luxation de l'épaule en avant, incomplète ou complète, c'est-à-dire que la tête soit en rapport avec le bord de la cavité, ou qu'elle n'ait plus aucun contact avec elle, extra, sous, intracoracoïdienne ou claviculaire, bénéficie toujours du massage le plus immédiat, et si le résultat n'est pas absolu, l'intervention de notre mobilisation a toujours aidé la réduction (traction, Kocher, etc.) en diminuant la contracture, c'est-à-dire l'obstacle à la réduction, et par suite la douleur.

c) Tableau du malade. — L'aspect de l'épaule dans la luxation en avant est bien particulier et permet déjà d'affirmer le diagnostic et même la variété. La tête humérale, située au-devant de sa situation normale, fait saillie sous le faisceau claviculaire du grand pectoral ou sous le faisceau antérieur du deltoïde ; ce muscle en se contracturant aide à l'abduction du bras (coude écarté du corps) : le bras est en rotation interne à cause de la contracture du sous-scapulaire qui fixe la tête humérale dans sa situation anormale avec l'aide du grand pectoral; ce dernier attire l'extrémité supérieure de l'humérus en dedans. Le poids du membre supérieur, tirant sur le bras, cherche à vaincre la contracture des muscles de l'épaule qui résistent encore davantage et deviennent douloureux ; aussi le blessé soutient-il son bras malade avec le bras sain. Le deltoïde tendu, contracturé, n'étant plus soulevé par l'extrémité supérieure de l'humérus, donne l'aspect particulier de la région (aplatissement du moignon de l'épaule). Est-il besoin de parler de l'impotence fonctionnelle qui n'est jamais absolue, de la mobilité anormale, des craquements cartilagineux ?

d) Réduction de la luxation par le massage. Discussion. — Exécuter des manœuvres de traction en abduction avec ou sans lacs élastiques, pratiquer le procédé de Kocher, c'est-à-dire faire de la rotation externe forcée après abduction forcée du bras, n'est-ce pas chercher à vaincre les muscles qui s'opposent à la rentrée de la tête humérale dans sa cavité glénoïde? Ces procédés, douloureux, pénibles à supporter par les malades, assez délicats à exécuter, supposent toujours quelques lésions musculaires ou même vasculaires, qu'on retrouve après la réduction et qui sont la cause de raideur et de faiblesse musculaire. Aussi comprenons-nous mieux les chirurgiens qui, comme Championnière, prennent plus souci de l'épaule blessée et cherchent la résolution musculaire en donnant du chloroforme ; à peine les muscles sont-ils entrés en résolution que la tête humérale rentre dans sa capsule et reprend contact avec la cavité glénoïde. Si ce procédé de réduction a été employé de suite, à l'exclusion de toutes tentatives de traction et de manœuvres rotatives, la guérison est rapide et il n'y a aucune suite fâcheuse.

Mais, sans vouloir considérer la chloroformisation comme une intervention grave, nous devons néanmoins lui préférer tout procédé qui peut, comme elle, donner la résolution musculaire sans livrer le blessé aux chances d'un sommeil chloroformique et aux ennuis consécutifs; il est toujours temps, si la réussite de cette tentative n'est pas immédiate, d'employer le chloroforme; la résolution musculaire en serait activée, avant que le sommeil fût profond.

e) TECHNIQUE. — Le plus tôt possible après l'accident, il est donc préférable de procéder au massage de l'épaule luxée, en insistant sur les muscles les plus durs, le deltoïde, le grand pectoral, le biceps, le triceps, les sus et sous-épineux, le trapèze lui-même, il est préférable d'étendre le champ du massage musculaire ; les muscles profonds comme le sous-scapulaire, si important dans la luxation en avant, entrent en résolution par voisinage. Cette sédation, cette confiance musculaire met plus ou moins de temps pour être assez complète et permettre la réduction. Celle-ci peut se faire spontanément, et alors, pendant une pression de massage, la tête humérale rentre d'elle-même, ou sous l'influence d'un mouvement involontaire ; mais, le plus souvent, il faut faire soutenir l'avant-bras par un aide, en le priant de rapprocher le coude du corps ; quelquefois il faut exécuter peu à peu, insensiblement, les mêmes manœuvres que celles conseillées par Kocher; enfin, dans de rares cas, surtout dans certaines luxations sous-claviculaires, la méthode est insuffisante. On peut alors essayer de faire d'une sous-claviculaire une sous ou intra-coracoïdienne, pour que le massage arrive secondairement à réduire la luxation.

La méthode n'est justifiée que si la réduction s'obtient sans douleur : tel est son but, et, dans quelques cas, les blessés ont été les premiers surpris, quand nous leur avons appris que l'opération était terminée. D'autres ont remarqué pendant le massage que leur douleur s'est d'abord atténuée, puis a disparu ; elle s'est enfin renouvelée pendant la rentrée de la tête humérale, mais a été de très courte durée et a fait place à une sensation de bien-être, causée à la fois par l'absence des contractures et la terminaison de l'angoisse de l'attente.

Chez quelques malades on avait fait inutilement des tentatives par traction et par Kocher : les manœuvres durent être plus longues, à cause de la contracture exagérée par les essais souvent répétés ; les patients ont pu juger de la différence de méthode. Si le succès ne vient pas couronner nos efforts, nous devons entreprendre une seconde tentative, une troisième, dans la même journée, et il est temps d'intervenir par le chloroforme si le massage est insuffisant pour amener la résolution musculaire.

La luxation n'est pas toujours simple ; elle peut être accompagnée, en plus des déchirures capsulaires, d'arrachements apophysaires, de fracture du col anatomique. La massothérapie aide à formuler ces diagnostics si difficiles ; aussi nous conseillons d'avoir recours à la radiographie, quand on le peut.

f) SUITES DU TRAITEMENT. — La réduction de la luxation, il y a quelques années encore, était suivie d'immobilisation immédiate pendant une dizaine de jours, quelquefois plus, pour empêcher l'humérus de se luxer de nouveau. Cette immobilisation n'empêchait pas les luxations récidivantes. Nous connaissons mieux maintenant l'inutilité et même la nocivité de cette réclusion du membre supérieur dans une écharpe bien serrée, excluant tout mouvement. Nous plaçons une écharpe simple sur le vêtement, permettant les mouvements d'oscillation de l'épaule et tous mouvements du coude, du poignet et des doigts (fig. 38). L'épaule est mobilisée dès la première séance de massage, pratiquée le lendemain de la réduction ; toutefois la rotation externe et la rétropulsion sont modérées. Ainsi soigné, le blessé a retrouvé tous ses mouvements en huit ou dix jours, et on a quelque difficulté à lui faire prolonger le traitement, utile cependant pour que le membre retrouve toute sa force musculaire.

Ainsi soignés, les luxés guérissent sans complications. Mais souvent, il existe, après des réductions brutales ou tardives, des paralysies deltoïdiennes qui prolongent la durée du traitement; nous les retrouverons avec les affections chroniques de l'épaule. Enfin, rarement, ces mêmes paralysies peuvent survenir sans qu'il

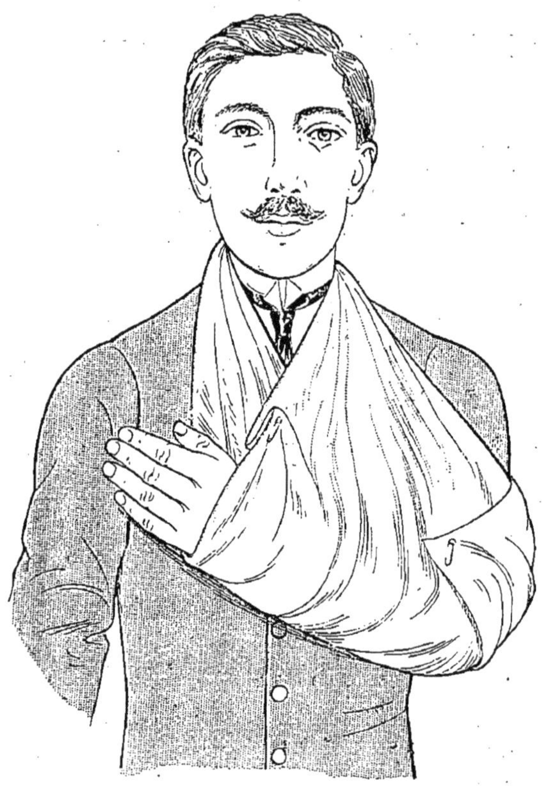

FIG. 38. — Luxation de l'épaule (position de l'écharpe après réduction).

L'immobilisation après réduction n'a pas l'importance qu'on lui donnait autrefois; il est, au contraire, préférable que l'articulation ne soit pas sans mouvements; toutefois, pour éviter qu'une contraction musculaire anormale ne reproduise la luxation, il est préférable de modérer la rotation externe et la rétropulsion, mouvements qui la favorisent, en mettant une écharpe qui maintienne le bras en propulsion et rotation interne.

y ait lieu d'incriminer une mauvaise réduction, elles sont dues soit à des lésions traumatiques du nerf circonflexe, soit à d'autres causes moins connues, souvent d'ordre névropathique. Ces faiblesses du deltoïde, qui peuvent aller jusqu'à la paralysie complète, résistent quelquefois à tout mode de traitement.

ENTORSE DE L'ÉPAULE

On a longtemps confondu entorse et contusion ; l'une peut exister à l'exclusion de l'autre, quoique souvent la contusion s'accompagne de quelques déchirures de la capsule : les ecchymoses, qu'on rencontre dans beaucoup de contusions de l'épaule, sont dues à la rupture de quelques-uns des nombreux vaisseaux veineux qui pénètrent l'épiphyse par la capsule articulaire.

L'entorse s'accompagne de contracture de tous les muscles de l'épaule. Celle-ci cède après une ou deux séances de massage ; quand elle persiste plus longtemps, c'est qu'une complication, rupture d'un tendon ou de quelques fibres charnues, désinsertion d'un muscle, arrachement d'une apophyse, a occasionné la durée plus longue de la contracture. La mobilisation, dans l'entorse simple, arrive rapidement à reproduire l'étendue de tous les mouvements normaux, et l'affection est guérie en quelques jours. Mais on doit surveiller plus longtemps le deltoïde et n'abandonner le malade que si l'on est assuré que ce muscle ne dépérit pas en dépit du massage et de la mobilisation. L'écharpe est placée de façon à permettre tous les mouvements. et il est bon de recommander au blessé de sortir son bras de l'écharpe et d'exécuter divers mouvements limités par la douleur ; il ne quittera l'écharpe que le jour où il pourra appuyer son bras sur une table (bureau, salle à manger, etc.).

En même temps que la scapulo-humérale, ou isolément, l'acromio-claviculaire peut présenter des déchirures de sa capsule; cette entorse est toujours suivie de luxation de la clavicule en dehors. Cette luxation déforme l'épaule, car la clavicule, attirée en haut par le trapèze, fait une saillie considérable, qui s'exagère encore avec le temps. La fonction de l'épaule n'en est pas gênée, surtout si on a eu le soin de masser et de ne pas immobiliser la jointure, mais à chaque mouvement et même au repos la clavicule se relève en dehors de plusieurs centimètres. Le meilleur traitement consisterait ici à suturer acromion et clavicule, pour maintenir les surfaces articulaires en contact et s'opposer à cette saillie qu'aucun appareil ne saurait empêcher. C'est dans un but esthétique que nous conseillons la suture, car la fonction n'est aucunement gênée.

§ 5. — **Affections aiguës non traumatiques.**

Doit-on masser l'épaule dans les différentes arthrites ou périarthrites lorsqu'elles sont dans leur phase aiguë ? Faut-il, au contraire, considérer tout état inflammatoire comme une cause de *noli me tangere* ? Nous pencherions plutôt de ce côté : toutefois, il faut avouer que diverses tentatives ont amené d'assez heureux résultats pour qu'on puisse conseiller l'essai de quelque intervention massothérapique.

ARTHRITE RHUMATISMALE

Il serait peut-être préférable de dire rhumatisme de l'épaule, car les localisations ne sont pas toujours nettes dans le rhumatisme, et non seulement l'articulation est atteinte, mais le plus souvent le système séreux de toute l'épaule est sensible. Aussi l'arthrite rhumatismale comprend pour nous l'arthrite avec son extension aux tissus voisins.

Le rhumatisme suraigu n'est pas celui que nous devons combattre : notre intervention ne saurait agir sur cette affection plutôt générale, et les manœuvres qu'on a tentées ont été le plus souvent infructueuses.

Mais le rhumatisme chronique présente de temps en temps des phases subaiguës, qui mettent obstacle à tout mouvement de l'épaule à cause des douleurs qu'elles occasionnent; nous agissons quelquefois peu sur le symptôme douleur, mais nous sommes d'une utilité précieuse pour la conservation de la souplesse articulaire et de la vitalité des muscles. Beaucoup de ces malades, s'ils ne sont pas massés et mobilisés, deviennent des ankylosés ou des enraidis, et plus tard notre intervention est moins efficace et plus pénible.

Bien souvent les rhumatisants viennent nous confier le soin de leur épaule quand de nombreuses crises, insuffisamment améliorées par les divers traitements, se sont terminées par de la raideur, et nous devons analgésier une épaule sensible alors qu'elle a ses mouvements déjà très limités.

La séance de massage débute chez ces malades par quelques pressions douces sur chaque muscle de l'épaule et du bras, en insistant d'autant moins que la phase est plus aiguë; l'analgésie n'est pas absolue, mais chaque muscle devient moins sensible. Malheureusement l'effet ne persiste pas, ou dure peu de temps, et la crise reparaît quelquefois plus intense après quelques heures. Aussi ne doit-on jamais insister chez le rhumatisant qui n'est pas amélioré à la cinquième séance. Si la mobilisation, réussissant mieux, lui fait retrouver quelques mouvements, il doit continuer son traitement, au moins pour gagner plus de souplesse, plus de force après sa crise subaiguë.

La mobilisation dans le rhumatisme est un peu plus sensible que dans les lésions traumatiques ; il est en effet nécessaire de regagner des mouvements perdus, et il faut toujours réveiller quelque douleur, mais celle-ci doit être très relative et ne pas être excitée au point de faire crier le patient.

Si les pressions musculaires ont été analgésiques, on continue le massage et on cherche à le pratiquer avant le moment de la journée où la douleur est le plus accentuée : c'est plutôt le soir;

il en résulte une meilleure nuit, et le rhumatisant reconnaît l'heureux résultat de l'intervention. Il est bon de faire coïncider la séance avec la prise d'un médicament calmant, l'effet du massage n'en est que plus marqué; le malade a plus de confiance dans le résultat de la séance, ce qui est d'un heureux effet moral.

Les longues séries de séances sont inutiles et deviennent irritantes : une vingtaine de massages ainsi répartis, chaque jour pendant une quinzaine, puis trois fois, puis deux fois les semaines qui suivent, tel nous semble être le meilleur procédé. On attend l'effet de ces quelques séances, et alors, s'il y a quelque amélioration après un repos de quatre semaines, on peut recommencer une nouvelle série ultérieurement, dès qu'une récidive d'état subaigu vient menacer souplesse et force de l'épaule rhumatisante.

PÉRIARTHRITE

C'est surtout à l'épaule que la clinique a fait noter que le rhumatisme abandonnait volontiers la séreuse articulaire pour se localiser dans le voisinage, aux synoviales qui facilitent les glissements des muscles et des tendons. Bien souvent, en effet, les malades impotents de l'épaule, par suite d'une crise subaiguë de rhumatisme chronique, peuvent exécuter cependant tous les mouvements quand ils n'écoutent pas leur douleur, et ils montrent avec la main le siège exact de cette douleur, que la pression exagère. Elle est localisée la plupart du temps le long du tendon du biceps, sous le deltoïde, sur l'épine de l'omoplate, etc., et ces localisations sont bien plus sensibles que celles qu'on peut observer en comprimant la tête humérale et par conséquent la capsule et sa séreuse. C'est dans ce cas que les malades accusent de la douleur pendant un certain moment d'un mouvement, l'abduction par exemple. Il y a, disent-ils, comme un ressaut, puis les autres moments du mouvement ne sont pas douloureux.

Dans ces phases subaiguës, nous conseillons de ne pas chercher à obtenir de l'analgésie par nos manœuvres : celles-ci échouent le plus souvent, mais le massage et surtout la mobilisation peuvent entretenir la vitalité des muscles et la souplesse des jointures, d'autant plus que celles-ci sont habituellement indemnes. Comme dans l'arthrite, on ne saurait suivre un malade jusqu'à la fin de sa maladie, si sa durée doit dépasser plusieurs mois; l'indication reste la même, après la prochaine crise aiguë, d'intervenir, dans l'intérêt de l'appareil moteur, par une vingtaine de séances.

CONTRE-INDICATIONS DU MASSAGE DANS CERTAINES AFFECTIONS AIGUES. — Il a été dit et écrit que le massage pouvait agir sur les lésions articulaires de nature tuberculeuse. Toute manifestation aiguë de nature suspecte doit être respectée, le massage ne ferait qu'accélérer la marche des lésions. Nous savons bien qu'il n'existe pas toujours des fongosités et des collections abcédées, que les lésions au début sont assimilables à de la synovite simple, mais la tuberculose qui n'a pas encore envahi l'articulation a déjà causé des troubles graves vers l'épiphyse de l'os voisin, et nos manœuvres nuisent à cet os malade.

Nous conseillons de même de rejeter tout massage dans les diverses localisations de l'ostéomyélite aiguë, de toute arthrite infectieuse dans sa phase aiguë; nous jugeons qu'il est inutile d'immobiliser les articles malades si la douleur ne commande pas cette immobilisation; les mouvements spontanés éxécutés par le malade sont les seuls agents d'assouplissement de sa jointure; il est donc important de les leur recommander. Nous n'interviendrons que plus tard après la période inflammatoire, lorsque nous n'aurons pas à craindre de complications de quelques séances intempestives.

Il viendra peut-être un temps où, le médecin intervenant seul dans la massothérapie, on pourra recommander de traiter par la mobilisation de l'articulation, et le massage, avec exercice des muscles de l'épaule, une scapulo-humérale encore indemne de lésions, mais dont la tête humérale contient quelque foyer tuberculeux. Le médecin, qui connaît bien son jeune malade, sait en l'entreprenant l'état de son épaule; il le suit et connaît le moindre changement dans la situation de ses lésions, si le foyer paraît grandir, retentit sur la synoviale voisine, etc.; et il peut modérer, activer, suspendre, reprendre ses séances, suivant ce que l'anatomie pathologique l'autorise à tenter : seul un clinicien consciencieux peut entreprendre de semblables cures ! On ne conseillera plus alors d'immobiliser les jointures pour guérir des scapulalgiques. Nous comprenons que nos prédécesseurs devaient préférer l'ankylose à l'amputation après suppuration prolongée de l'épaule, mais aujourd'hui nous devons rechercher mieux. La résection est déjà venue nous offrir une meilleure solution, et pourtant elle ne tient pas toujours sa promesse. Comme nos enfants sont mieux observés aujourd'hui, et que nous connaissons mieux la lutte contre toute localisation tuberculeuse par l'hygiène et la suralimentation, la chirurgie devrait être plus exigeante et guérir d'une façon absolue l'épaule qu'on diagnostique un jour tuberculeuse.

§ 6. — Affections chroniques non traumatiques.

Nous ne voulons pas ainsi décrire toutes les affections à marche chronique de la région scapulo-humérale. Nous nous arrêterons à l'étude des conséquences des diverses maladies de l'épaule sur la fonction articulaire et sur sa musculature, c'est-à-dire la raideur articulaire et l'ankylose, la paresse et l'atrophie musculaire, les déformations et les infirmités. Nous avons déjà fait nos efforts pour éviter ces complications à pronostic plus ou moins grave pour l'avenir de l'articulation. Mais si nous assistons très rarement à l'apparition de ces complications chez nos blessés, nous avons malheureusement souvent l'occasion de réparer les fautes de l'immobilisation, en dépit des conseils si souvent donnés, des résultats si souvent démontrés par Championnière et ses élèves.

ATROPHIE MUSCULAIRE

A. **Paresse musculaire.** — Dans toute lésion de la scapulo-humérale, les muscles de l'épaule subissent, à cause des troubles dans la fonction de cette jointure, un arrêt dans leur nutrition, un retard dans leur vitalité. Après chaque luxation de l'épaule, le deltoïde maigrit et il s'atrophierait volontiers, si la mobilisation n'était pas surveillée le plus tôt possible. Le rhumatisme chronique assiste, après chaque crise aiguë, à l'amaigrissement des masses musculaires qui correspondent à l'articulation douloureuse. Tel est précisément le but de nos interventions précoces, c'est d'assurer la véritable guérison des états aigus ou des lésions traumatiques en conservant l'intégrité des muscles.

Mais la méthode de Championnière n'est pas encore acceptée de tous, et nous voyons, après avoir retiré écharpes ou appareils immobilisants, que les muscles se refusent aux mouvements qu'on leur demande.

Le muscle est d'abord paresseux ; sa constitution histologique n'a pas varié, puis il commence à dégénérer progressivement et peut s'atrophier jusqu'à sa dernière fibre.

Après les divers traumatismes de l'épaule, un muscle est souvent paresseux, le deltoïde. Si le nerf circonflexe est indemne, si la vitalité du muscle n'est pas atteinte, si le mouvement d'abduction est conservé, le muscle retrouve toute sa vitalité par du massage modéré sur ses fibres verticales et obliques et en faisant de la mobilisation passive et surtout active.

On exécute tous mouvements d'abduction en insistant sur chaque moment de ce mouvement; faisant d'abord fléchir le coude, pour alléger le poids du membre, on écarte le bras du tronc, puis on étend l'avant-bras sur le bras, et le membre supérieur plus lourd, puisque le levier devient plus long, est ensuite mis en abduction. On termine le mouvement par de l'élévation latérale, en surveillant bien le malade pour qu'il ne fasse aucune inclinaison du corps : on fait soulever quelques poids au bras qui fonctionne en abduction, ou bien on résiste de la main pour que le muscle ressente quelque résistance. En peu de temps, le deltoïde du côté malade devient plus volumineux que celui du côté opposé.

Dans cette catégorie de malades nous classons tous ceux qui ont été soignés par l'immobilisation dans les diverses affections aiguës ou spécifiques, dans les traumatismes de l'épaule : la mobilisation, faite à temps, les améliore encore assez vite; mais si le blessé ou le rhumatisant sont livrés à eux-mêmes, ce n'est qu'au bout de plusieurs mois qu'ils se servent de leurs muscles comme par le passé, et même quelques-uns conservent faiblesse et ankylose.

B. **Atrophie musculaire.** — Si le traumatisme a été très vio-ent, et si l'immobilisation a duré deux mois, si la fracture a dé-ormé les surfaces articulaires, si le rhumatisme a, par ses louleurs seules, immobilisé longtemps l'épaule, les lésions mus-ulaires se sont accentuées et à la paresse musculaire a fait suite 'atrophie. Celle-ci, quelque grave soit-elle, est curable tant qu'il xiste quelques fibres charnues qui permettent la restauration nusculaire ; mais il est des atrophies incurables et même fatale-nent progressives, dues à des lésions du muscle ou des nerfs ui s'y rendent, voire même des centres nerveux d'où partent es nerfs.

Dans ces deux variétés le pronostic seul change pour nous,

car nous intervenons dans les deux cas, mais si nous améliorons notre malade dans l'un, dans l'autre nous modérons la marche progressive; nous éloignons le moment ultime où tout mouvement doit cesser. Nous ne devons abandonner un muscle, ne plus chercher à conserver sa vitalité, qu'au moment où il est complètement dégénéré, c'est-à-dire quand il ne réagit plus aux différents moyens d'excitation. Nous avons vu, chez des enfants atteints de paralysie infantile, des muscles retrouver leur fonction après plusieurs années de paresse musculaire, nous ne voulons pas dire de paralysie.

La technique est ici toujours la même : massage, mobilisation passive et active. Toutefois, avec cette atrophie il y a généralement de l'ankylose, et il faut bien éviter de mobiliser avec trop de violence, pour ne pas assister à la contracture de défense de ces muscles faibles : l'effet serait rapidement contraire à celui qu'on attend ; surmené, le muscle continuerait sa dégénérescence et même l'accélérerait.

Il est inutile de répéter trop longtemps les séances : le mieux est de gagner quelque force en une vingtaine de séances, et de laisser le malade travailler seul pendant deux mois, puis de revenir au massage et exécuter une nouvelle série de séances. Il en est du massage comme de tout médicament auquel notre organisme s'habitue. Après quelques semaines de repos, son action est plus efficace.

ANKYLOSES

A. **Raideurs articulaires.** — Nous ne saurions mieux donner l'exemple de cette complication qu'en montrant un patient auquel on retire un appareil plâtré qui a eu pour but d'immobiliser l'épaule. Le moindre mouvement est pénible. On peut passivement faire de la propulsion, de la rétropulsion, de l'abduction, mais ces mouvements sont peu étendus sous peine de causer une vive douleur. Tout mouvement actif est impossible : cette raideur peut céder rapidement à la simple mobilisation exécutée bien progressivement, mais le plus souvent il faut préparer la région à cette mobilisation passive par le massage de chaque muscle.

La durée d'une semblable complication dépend de l'état de l'article et du muscle : si la dégénérescence graisseuse ou scléreuse est commencée, la réparation musculaire exige plus de temps, en dépit des mouvements obtenus par la mobilisation passive de la jointure. On doit chercher à retrouver la fonction articulaire complète ; la vitalité musculaire n'est pas obtenue aussi complètement, mais on peut abandonner à ce moment le malade, car l'exercice qu'on conseille à la suite du traitement ramène peu à peu, en quelques semaines, parfois en quelques mois, la force qui faisait mouvoir cette jointure.

Si cette raideur articulaire est consécutive à une crise de rhumatisme, il faut agir avec encore plus de modération : des mouvements intempestifs ont ramené une nouvelle crise aiguë. Nous conseillons de mobiliser sans causer de douleur pendant les crises et de recommander au malade de s'exercer dans l'intervalle des séances, en répétant les mêmes mouvements toujours limités par la douleur : il est préférable de ne commencer qu'après la disparition des symptômes généraux.

Nous sommes tout à fait opposés au massage et à la mobilisation pendant les crises aiguës, mais autre chose est de masser et de conseiller de ne pas immobiliser une jointure ; nous répéterons la même formule pour le phlegmon de la main et des doigts, qui gagnerait à être mobilisé le plus tôt possible.

B. **Ankyloses.** — Elles peuvent être absolues ; elles sont souvent incomplètes. De toutes façons, nous pouvons intervenir et être utiles pour corriger cette infirmité.

Il est bien évident que nous avons d'autant plus de chance de récupérer des mouvements que nous sommes plus rapprochés de la période terminale de la maladie qui a occasionné cette complication.

Nous n'insisterons pas sur la symptomatologie qui en est bien connue. Le coude est plus ou moins collé au thorax; c'est le mouvement d'abduction qui est le plus fidèlement compromis. Il est bien rare que le malade, livré à lui-même, n'ait pas exécuté quelques mouvements de propulsion et de rotation; l'abduction, qu'il utilise peu dans les mouvements usuels, est le plus souvent atteinte. La position de l'ankylosé est en général en raison de ces symptômes : c'est la position d'immobilisation du membre supérieur dans une écharpe.

On sait que beaucoup de chirurgiens ont proposé de rompre les adhérences articulaires sous le chloroforme, après avoir tenté de les réduire, sans que le malade fût endormi. Ces deux procédés sont condamnés, car si le premier amène à sa suite de l'arthrite traumatique, le second y joint des ruptures musculaires, qui s'accompagnent de nouvelles contractures et par conséquent de douleurs intolérables. Il est plus rationnel d'essayer de la mobilisation progressive et, en cas d'insuccès, de tenter alors la rupture des adhérences sous le chloroforme, enfin, plus tard, de recourir à la résection de l'épaule.

Le plus souvent, le traitement par la mobilisation progressive suffit, ou tout au moins donne assez de mouvements pour que le malade se contente de cette nouvelle jointure incomplète mais suffisante, d'autant plus qu'en s'aidant de la sterno-claviculaire et du coude, voire même des radio-cubitales, il peut exécuter tous les mouvements nécessaires.

La technique de ces manœuvres est à peu près la même que celle de tout massage de l'épaule ; toutefois, le massage proprement dit n'est utile que pour préparer les muscles aux tiraillement divers que la mobilisation quelque peu forcée peut occasionner. En effet, cette seconde partie de la séance varie avec nos manœuvres habituelles. Il ne faut plus se contenter de s'arrêter à la première douleur, il faut dépasser plus ou moins cette limite, car il y a alors plusieurs causes de modération dans nos mouvements, la pusillanimité du patient, sa résistance, l'état de l'ankylose, la forme de dégénérescence des muscles, etc.

Un muscle rétracté résiste plus qu'un muscle gras ; une jointure entièrement immobilisée demande plus de force de notre part, et par conséquent réveille plus de sensibilité qu'une articulation qui jouit de quelques mouvements; nous laissons de côté les ankyloses de nature osseuse, c'est-à-dire d'assez vieille date, pour que les surfaces articulaires n'existent plus et que tête humérale et cavité glénoïde soient ossifiées : seule la résection aurait quelque chance de succès.

La mobilisation passive résume donc à peu près à elle seule tout le traitement au début ; mais si nous nous contentions de faire mouvoir une jointure, nous pourrions rendre un mauvais service à notre malade. Quand il y a quelque souplesse, nous joignons à ces quelques mouvements passifs les exercices des muscles nécessaires pour que le malade à son tour puisse les exécuter activement. C'est pour cette raison qu'il faut masser et mouvoir l'article dès le début et tenter de la mobilisation active sitôt qu'elle donne le moindre résultat.

Il ne faut jamais désespérer des muscles et des mouvements actifs : on peut retrouver ces mouvements après plusieurs années d'impotence, comme on l'observe chez les enfants atteints de paralysie infantile depuis plusieurs années, ou chez des réséqués, quand on cherche à refaire du muscle après un temps très prolongé d'ankylose ou de lésions articulaires.

Nous avons dit que la douleur ne devait plus être une limite dans le mouvement à récupérer ; il est très difficile de reconnaître quelle doit être la limite de la force à déployer. Tel malade ne peut pas supporter la moindre manœuvre, tel autre demande qu'on exerce plus de force ; on ne saurait donner de règle précise, d'autant plus que certains infirmes demandent qu'on n'écoute pas leur plainte, leur désir étant de retrouver coûte que coûte une fonction perdue, tandis que certaines femmes se plaignent avant d'avoir ressenti la moindre douleur.

Le malade, entre deux séances, entretient les jointures mobilisées, s'exerce passivement, activement s'il le peut, et répète les mouvements et exercices des articulations voisines en vue de suppléer aux mouvements qu'il est décidément impossible de regagner.

C'est encore par séries de vingt séances qu'on agit avec le plus d'efficacité. Celles-ci sont assez pénibles pour le patient dont le système nerveux souffre à brève échéance de ces douleurs répétées. On pourrait alterner vingt séances de mobilisation passive, puis vingt séances de massage et d'exercices des mouvements retrouvés. Quand les progrès se ralentissent, il est inutile pour le malade de continuer ce traitement ; c'est donc le moment d'insister sur les mouvements de suppléance des articulations voisines.

CHAPITRE II

RÉGION DU COUDE

§ 1. — Anatomie massothérapique.

L'articulation huméro-cubitale n'est pas, comme la scapulo-humérale, dissimulée au milieu d'une masse musculaire, qui s'oppose à toute manœuvre directe; au contraire, nous pouvons assister à ses divers mouvements en l'observant du côté de l'extension. On voit chez les sujets amaigris l'olécrâne se déplacer sur l'extrémité inférieure de l'humérus, entre l'épitrochlée et l'épicondyle. Le doigt peut, à travers les téguments, suivre les os et les apophyses des extrémités osseuses, et il lui est par suite bien facile d'agir sur les ligaments qui unissent les surfaces articulaires; on conçoit que semblable jointure profite tout particulièrement de la précision de nos manœuvres, puisque nous pouvons masser tous les tissus de la région. En avant, toutefois, les masses musculaires dissimulent l'interligne; mais, comme les divers ligaments sont surtout latéraux et postérieurs, il n'y a aucun inconvénient à ne pouvoir aborder l'article en avant.

a) Forme, aspect. — L'aspect de la région, qui rappelle celui d'un cylindre aplati d'avant en arrière, permet de lui considérer une face antérieure et une face postérieure. La face antérieure présente le *pli de flexion*, sillon de la peau qui ne correspond pas absolument à la ligne articulaire. Au milieu se trouve une dépression d'autant plus accentuée que les masses charnues latérales sont plus développées. On n'y trouve aucune saillie osseuse; la palpation ne révèle superficiellement que des tissus de consistance musculaire ou fibreuse. En arrière, au contraire, la peau est soulevée par le tissu osseux en trois points bien précis, correspondant à l'*olécrâne* au centre, l'*épicondyle* en dehors, l'*épitrochlée* en dedans, celle-ci plus saillante et plus basse que la seconde. Dans l'extension ces trois saillies forment une ligne droite, mais non horizontale, plus basse en dedans, direction utile à connaître pour ne pas négliger la disposition normale des surfaces articulaires au pli du coude et éviter des erreurs en cas de réduction de luxation ou de mobilisation de la jointure. La peau, plus épaisse en arrière, est plus adhérente au niveau de l'olécrâne, sans toutefois empêcher son glissement sur les plans sous-jacents.

b) Face antérieure. — Rappelons que la face antérieure présente sous la peau des veines superficielles, qui s'anastomosent entre elles et avec les veines profondes, et de nombreux filets nerveux sensitifs; l'aponévrose épaissie (*expansion aponévrotique du biceps*) cache le *nerf médian* et l'*artère humérale*, accompagnée de ses deux veines; celle-ci se divise en *artères radiale* et *cubitale*, qui suivront les deux masses charnues internes et externes. Ce souvenir anatomique nous montre la réserve qu'il faut observer dans le massage de ces régions et même le respect du milieu du pli du coude. Les saillies musculaires sont en dehors les muscles épicondyliens (*long supinateur*, dont les insertions supérieures remontent jusque vers le milieu du bord externe de l'humérus, le *premier* et le *second radial externe* et le *court supinateur*, qui forment une gouttière pour recevoir le nerf radial et les vaisseaux qui l'accompagnent). Leur direction est à peu près parallèle à l'axe du radius ; leur volume est moins important que celui des muscles épitrochléens plus nombreux. La masse musculaire interne ne remonte pas aussi haut que le long supinateur ; le *rond pronateur* s'insère au-dessous de l'épitrochlée et se dirige vers le milieu du bord externe du radius ; le *grand palmaire*, le *petit palmaire* ont aussi une certaine obliquité, les *cubitaux* (*antérieur* et *postérieur*) suivent la direction du cubitus, de telle sorte que la masse musculaire interne a une disposition en éventail renversé, d'autant plus manifeste que la direction de l'*extenseur commun*, qui descend obliquement vers le milieu de la main, continue en arrière cette disposition radiée.

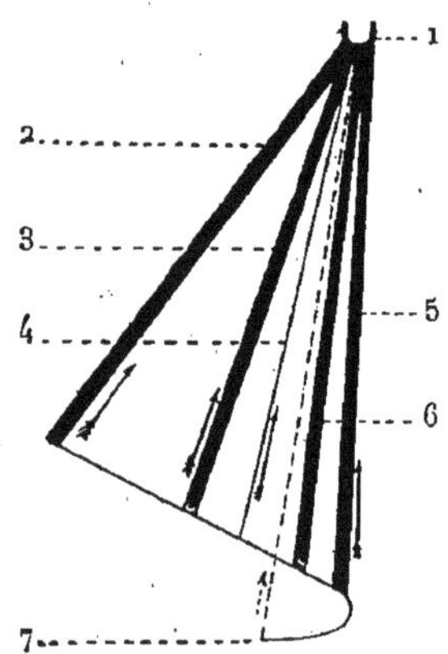

FIG. 39. — Schéma de la disposition radiée des muscles épitrochléens.
1, épitrochlée ; — 2, rond pronateur ; — 3, grand palmaire ; 4, petit palmaire ; — 5, cubital antérieur ; — 6, cubital postérieur ; — 7, extenseur commun.

c) FACE POSTÉRIEURE. — Les saillies osseuses de la région postérieure forment deux gouttières latérales, qui sont très nettement sensibles à la palpation ; la gouttière interne est plus profonde et contient le *nerf cubital*, dont la pression brutale donne cette douleur bien connue par sa fréquence dans les traumatismes du coude. L'olécrâne prolonge la crête cubitale ; à son extrémité s'insère le tendon de la *longue portion du triceps*, et de chaque côté, sur ses bords, sont les insertions des *vastes externe* et *interne*, celui-là descendant plus bas sous le nom d'*anconé*; ces insertions, véritables tendons aplatis, aponévroses d'insertion qui présentent des fibres charnues du côté externe, surtout au niveau de l'ançoné, protègent les gouttières de la région postérieure : la disposition des fibres tendineuses et musculaires est radiée, les fibres moyennes étant verticales, les fibres latérales étant obliques en dedans et en dehors. Cette direction des fibres nous indique celle de nos pressions dans les manœuvres de massage de cette région.

Sous ces aponévroses d'insertion sont les faisceaux postérieurs des ligaments articulaires ; or nous constatons que de chaque côté ces fibres vont du bord de l'olécrâne à l'épicondyle ou à l'épitrochlée, suivant une direction d'abord horizontale, puis oblique ascendante et enfin verticale, suivant qu'il s'agit des faisceaux postérieurs ou des faisceaux moyens des ligaments latéraux. En dedans, le faisceau postérieur en éventail (ligament de Bardinet) va du bord interne de l'olécrâne à l'épitrochlée, en dehors du bord externe de l'olécrâne à l'épicondyle ; le faisceau moyen en dedans va du côté interne de l'apophyse coronoïde au tubercule de l'épitrochlée, en dehors il va du ligament annulaire à l'épicondyle, c'est-à-dire que nous retrouvons encore ici cette disposition en éventail que nous avons décrite pour les muscles, et la direction de nos pressions musculaires ne contrariera pas la direction de l'appareil ligamenteux du coude.

d) Muscles du bras. — Au-dessus de l'articulation, le triceps remonte en arrière jusqu'à l'épaule et continue en faisceaux charnus la direction des fibres tendineuses insérées à l'olécrâne : la longue portion se dirige verticalement en haut et parallèlement à l'axe du bras, c'est-à-dire à la diaphyse humérale, suit le bord postérieur du deltoïde pour aller se fixer sous la glène de

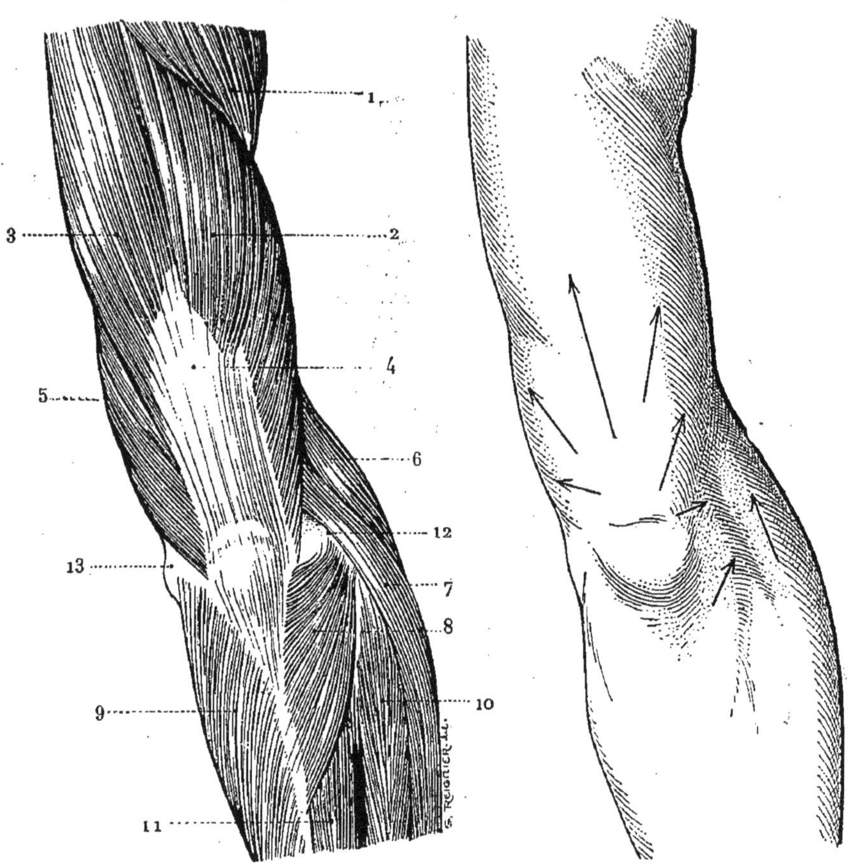

FIG. 40. — Bras et coude (face postérieure).

De l'olécrâne part le tendon du triceps, vertical en haut et continué par la longue portion, oblique de chaque côté ; de ces dernières fibres partent les corps charnus des vastes interne et externe. Au-dessous du vaste externe, l'anconé va de l'olécrâne à l'épicondyle suivant la même obliquité. La direction de ces tendons et muscles est sensiblement parallèle à celle des ligaments sous-jacents, faisceaux postérieurs des ligaments latéraux.

1, deltoïde ; — 2, vaste externe ; — 3, longue portion ; — 4, tendon du triceps ; — 5, vaste interne ; — 6, long supinateur ; — 7, radiaux — 8, anconé ; — 9, cubital postérieur ; — 10, extenseur commun des doigts ; — 11, long abducteur du pouce ; — 12, épicondyle ; — 13, épitrochlée.

FIG. 41. — Direction à donner aux pressions dans le massage de la face postérieure du bras et du coude.

Prenant comme point de repère le sommet de l'olécrâne ou l'insertion des fibres verticales du tendon du triceps, suivre verticalement ce tendon, puis de chaque côté incliner les pressions (tendons des vastes et faisceaux postérieurs des ligaments latéraux). En dehors, les deux flèches inférieures indiquent la direction de l'anconé et celle des muscles épicondyliens.

l'omoplate. Ce faisceau est accessible dans toute son étendue.

Le vaste interne remonte jusqu'à la gouttière de torsion obli-

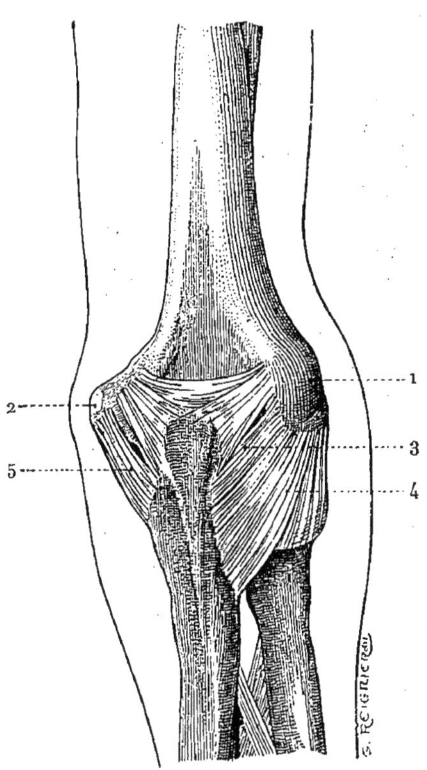

FIG. 42. — Articulation du coude (faisceaux postérieurs et moyens des ligaments latéraux).

'humérus est réuni aux deux os de l'avant-bras par deux ligaments latéraux : de chaque apophyse, épitrochlée et épicondyle, partent en éventail des fibres qui vont se fixer au cubito-radius, de façon à former trois faisceaux antérieurs moyens et postérieurs. Les deux derniers, seuls accessibles sous les ailerons de l'olécrâne, tendons des vastes interne et externe ont la disposition radiée, indiquée dans la figure, à peu près parallèle à la direction des ailerons (voir figure suivante). En massant ceux-ci, on agira utilement sur ces ligaments.

1, épicondyle ; — 2, épitrochlée ; — 3, olécrâne ; — 4, ligament latéral interne ; 5, ligament latéral externe.

quement de bas en haut et de dedans en dehors par rapport à l'axe huméral. Le vaste externe, qui descend très bas sous le nom d'anconé, continue la direction des fibres externes du tendon du triceps, et il se dirige en dehors pour s'insérer sur l'humérus au-dessus de la gouttière de torsion, sur cette large surface que laisse libre en arrière et en dehors l'empreinte deltoïdienne ; ses insertions viennent se confondre avec celles de ce dernier muscle. Les deux vastes sont donc huméro-olécraniens, et la longue portion est omoplato-olécranienne.

Le biceps est le seul accessible des deux muscles de la loge antérieure du bras : le *brachial antérieur*, plus profond, dissimulé sous son adjuvant, a une action à peu près parallèle à celle de son voisin, et tous deux, semblablement innervés par le musculo-cutané, subissent les mêmes impressions dans les diverses lésions du membre supérieur.

e) Distribution générale des nerfs du membre supérieur. — La main peut suivre facilement le corps charnu du biceps depuis son tendon et son expansion aponévrotique au pli du coude jusqu'à la division de ses deux chefs supérieurs, coracoïdien et glénoïdien. Le nerf musculo-cutané est considéré comme un rameau du médian, qui innerve le territoire musculaire de la flexion du membre supérieur (fléchisseurs, palmaires, etc.) et de la pronation (rond et carré pronateurs). Le nerf radial, qui contourne l'humérus à la gouttière de torsion, a déjà émis ses rameaux du triceps : c'est le nerf de l'extension, qui continue son rôle à l'avant-bras (extenseurs) et y sera aussi supinateur. Le cubital n'a d'importance au coude que par son rapport avec la région postérieure de l'articulation ; il donne quelques filets à l'avant-bras (cubitaux et faisceaux internes fléchisseurs), mais c'est surtout le nerf de la main.

§ 2. — **Physiologie.**

Le coude est une articulation en charnière ; il n'y a qu'un seul axe autour duquel tournent les deux os de l'avant-bras réunis. Cet axe est transversal dans le sens de la trochlée humérale ; pour être exact, disons qu'il est très légèrement oblique, plus haut en dehors qu'en dedans. La disposition des surfaces articulaires, les appareils ligamenteux ne permettent que ce seul mouvement : en avant, le mouvement de charnière est arrêté par le contact des deux segments de membre ; en arrière, la pointe de l'olécrâne, en buttant contre la fossette olécranienne de l'humérus, met l'avant-bras approximativement dans la continuité de l'humérus. Le premier mouvement, la *flexion*, passe par la *demi-flexion* pour arriver à la flexion complète. Le second, l'*extension*, est plus ou moins absolu ou forcé.

Les ligaments latéraux interne et externe, par leur disposition en éventail, maintiennent les surfaces articulaires en contact dans les différents moments de ces mouvements. Quand le bras est en flexion, ce sont les faisceaux postérieurs qui sont tendus ; en demi-flexion, les moyens. Dans l'extension ce sont les faisceaux antérieurs qui fixent le cubito-radius à l'humérus.

On comprend l'importance qu'il peut y avoir à connaître ces fonctions des ligaments, dans le traitement par la mobilisation des entorses et des luxations du coude. Ici encore nous pouvons constater qu'on ne saurait assimiler cet article à un appareil de mécanique : la charnière est loin d'être parfaite, à cause de son obliquité ; il se produit dans le mouvement une sorte de torsion qui amène le bras en dedans dans la flexion et en dehors dans l'extension.

L'appareil musculaire qui exécute ces deux mouvements est constitué par le biceps et le brachial antérieur pour la flexion, le triceps et l'anconé pour l'extension. D'autres muscles viennent à leur aide. Ainsi le long supinateur doit être considéré comme un fléchisseur, de même le biceps n'est pas seulement fléchisseur il agit aussi pour d'autres mouvements (supination).

On ne saurait faire la mobilisation du coude sans y adjoindre les mouvements des articulations radio-cubitales , celles-ci sont des trochoïdes ; en haut, le radius tourne sur le cubitus sans changer ses rapports, étant fixé par le ligament annulaire ; en bas, le radius se meut sur le cubitus et d'externe devient interne. Dans cette dernière position on dit qu'il y a *pronation ;* quand les os sont parallèles il y a *supination.*

On comprend que, dans la supination comme dans la pronation, la cupule radiale reste en contact avec le condyle de l'humérus et qu'il n'y ait aucun changement dans l'articulation huméro-radio-cubitale durant ces divers mouvements de l'avant-bras, tandis que le poignet a ses dispositions complètement changées : le bord externe de la main devient interne et réciproquement, puisque le radius, externe dans la supination, devient interne au cubitus dans la pronation et que la face antérieure de l'extrémité inférieure regarde alors en arrière.

Des deux muscles qui aident à la pronation, carré et rond pronateurs, ce dernier seul est accessible pour le massage ; quant à la supination, le court supinateur, le seul vrai supinateur, est situé trop profondément pour que nous puissions agir sur ses fibres charnues. Le long supinateur est surtout fléchisseur, le biceps aide à la supination, quand le radius est en pronation, par son insertion située derrière la tubérosité bicipitale ; son rôle supinateur est bien secondaire, si on le compare à celui du court supinateur.

Nous avons vu que certaines fonctions (flexion de l'avant-bras) étaient retrouvées assez vite par le massage d'un seul muscle de la flexion ; nous verrons, à propos de la supination, que cette fonction n'éprouve aucun retard dans la restitution complète de ce mouvement quand nous surveillons avec soin les muscles qui exécutent le mouvement adverse, la pronation.

Et nous pouvons généraliser à cette occasion et dire que pour exercer un mouvement il est nécessaire de surveiller à la fois ce mouvement, ceux qu'on peut considérer comme adjuvants et ceux qu'on doit classer parmi les opposants. Il y a entre tous les muscles qui agissent ainsi des lois de synergie qu'on ne saurait disjoindre. Comment le biceps pourrait-il agir sans la complaisance du triceps? Comment la pronation peut-elle s'exécuter si le court supinateur se contracte avec violence ? Toutes ces réflexions nous démontrent de plus en plus que notre action massothérapique est surtout régularisante et que c'est le système nerveux qui reçoit indirectement cette impression.

§ 3.— Technique de massage.

On ne masse pas le coude exclusivement : une jointure est en communion intime avec son appareil moteur : on masse donc le coude et la musculature du bras. On étale de suite la poudre de talc, d'après les procédés connus, du milieu de l'avant-bras jusqu'à l'épaule, étendue de notre champ opératoire.

a) **Massage proprement dit.** — Nos pressions s'adressent d'abord à l'articulation, c'est-à-dire à la partie postérieure du coude. On exécute dans la direction du triceps, c'est-à-dire verticalement au-dessus de l'olécrâne, obliquement sur ses côtés, des pressions d'intensité variable suivant les cas, qui ont pour but d'analgésier ou d'évacuer les exsudats de cette région ; on continue en descendant sur les bords de l'olécrâne, suivant alors les directions des fibres ligamenteuses jusqu'à ce que l'on soit arrivé aux masses musculaires interne et externe, sous lesquelles se dissimulent les faisceaux moyens et les faisceaux antérieurs des ligaments latéraux.

Nous ne conseillons pas d'exécuter des pressions dans les gouttières postérieures de l'articulation, comme nous l'avons vu faire souvent : dans l'une se trouve le nerf cubital si sensible à la moindre pression, et ces manœuvres auraient une direction contraire à celle des fibres dont nous venons de parler : les figures le démontrent. On masse ensuite l'appareil musculaire, en commençant par les muscles épitrochléens et épicondyliens, ligaments actifs qui renforcent les ligaments latéraux. Ce massage consiste en pressions qui suivent le corps charnu de chaque muscle, long supinateur, les deux radiaux en dehors (on ne saurait atteindre le court supinateur) et en dedans le rond pronateur, le grand et le petit palmaire, les cubitaux d'après la disposition radiée que nous avons indiquée antérieurement. Mais les muscles qui meuvent le coude sont surtout le brachial antérieur et le biceps en avant, le triceps en arrière. Le brachial antérieur est à peu près inaccessible ; comme il s'agit d'une région que nous avons considérée comme dangereuse, il vaut mieux l'oublier complètement ; en revanche, le biceps peut être massé dans toute son étendue. On exécute le long de son corps charnu, sur ses deux chefs, des pressions avec la main disposée en gouttière. Du côté du triceps, on masse d'abord par le même procédé la longue portion et les deux vastes, en se rappelant que le vaste externe remonte plus haut et descend plus bas (anconé).

b) **Mobilisation passive.** — Il peut paraître inutile d'indiquer comment on mobilise un coude, si simples sont les mouvements ; et cependant nous verrons que, dans certains cas de résection, il faut les exécuter le plus régulièrement possible, pour éviter de donner à la jointure une certaine laxité qui nuirait à son usage. Nous avons vu des enfants dont le coude mal mobilisé exécutait des mouvements de latéralité dans l'extension ; on n'avait pas pensé à tenir compte de la direction de l'avant-bras sur le bras, dans l'extension du membre supérieur : on avait ainsi distendu considérablement le ligament latéral externe.

La flexion s'exécute en dirigeant la main du patient vers le milieu de la clavicule ; dans l'extension, on doit veiller à porter l'avant-bras en dehors, puisque nous savons que l'axe du coude est oblique, de haut en bas et de dehors en dedans. Nous ne saurions trop recommander de faire des mouvements de pronation et de supination dans les différents moments de l'extension et de la flexion, l'organe de la préhension devant conserver

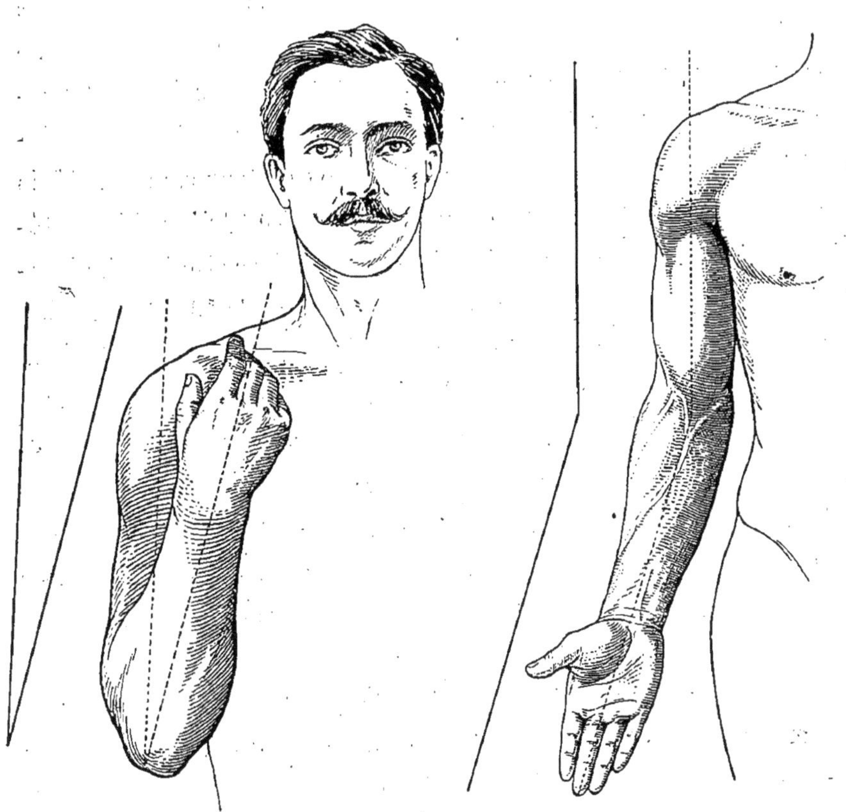

FIG. 43. — Mobilisation du coude. (Flexion.)

La charnière du coude est oblique et les axes de l'avant-bras et du bras ne se continuent pas : aussi, dans la flexion, la main ne se place pas à l'épaule même, mais vers le milieu de la clavicule. L'angle de flexion est représenté dans cette figure ; si le bras est vertical, l'avant-bras s'écarte de cette verticale suivant cet angle.

FIG. 44. — Mobilisation du coude. (Extension.)

L'obliquité de la charnière par rapport à l'axe du bras est disposée de telle sorte (épitrochlée inférieure à l'épicondyle) que l'avant-bras se porte en dehors dans l'extension ; l'axe du bras et l'axe de l'avant-bras forment un angle obtus qui est le supplément de l'angle de flexion.

toute sa souplesse dans les différents mouvements de l'épaule et du coude.

La durée de cette mobilisation passive est courte, à cause du manque de variétés des mouvements ; la facilité de cette mobilisation est un écueil, car c'est malheureusement une occasion de négligence. Comme la laxité de la jointure est obtenue par des mouvements forcés, on est plus assuré du succès, quand on ne dépasse pas la douleur dans les mouvements.

c) **Mobilisation active.** — Elle consiste à faire répéter au malade lui-même les mouvements que l'on vient d'exécuter : flexion et extension. Il doit éviter de s'aider par la pesanteur, ce qui arrive toujours lorsqu'on lui fait étendre le bras et que l'on ne prend pas ses dispositions pour que ce mouvement éprouve quelque résistance : l'avant-bras tombe alors le long du corps, et il n'y a eu aucune contraction musculaire, par conséquent aucun travail. Aussi cette extension du coude doit être faite soit dans l'élévation du bras, soit en opposant quelque résistance lorsque le malade tente de se servir de la pesanteur. Il faut exercer les muscles à tous les moments de leur contraction. Ainsi le biceps doit être exercé dans la demi-flexion et dans la flexion forcée. Il suffit pour cela d'apporter quelque obstacle à ces deux moments du mouvement.

N'oublions pas de conseiller divers exercices complexes de pronation et de supination en flexion et en extension.

Pendant que le malade s'exerce, il limite ses mouvements pour éviter de ressentir la moindre douleur; des contractures s'installeraient et nuieraient aux exercices. Il est encore une sorte de manœuvres qu'il faut rejeter, et pour les mêmes raisons : nous voulons parler de ces tractions qui consistent soit à tirer directement l'avant-bras pour redresser le coude, soit à faire porter des poids de plus en plus lourds au malade. On peut employer ce dernier procédé pour exercer la musculature quand on a rattrapé toute la souplesse de la jointure, mais il ne faut pas s'en servir pour gagner de l'étendue dans les mouvements, toujours pour ce même principe : *on ne lutte pas contre un muscle, mais on cherche à le convaincre.* Dans la crainte que le malade n'exécute pas très régulièrement les mouvements de flexion et d'extension du coude, il est préférable de se contenter, au début, des mouvements actifs qui suivent la séance; plus tard, quand l'éducation est plus avancée, que le malade comprend mieux ce qu'on lui demande et qu'il peut l'exécuter sans grandes précautions, on lui fait répéter entre deux séances, toutes les heures, pendant deux ou trois minutes, comme exercice, les mouvements répétés passivement et activement en séance.

En résumé, chaque muscle est exercé séparément, puis chaque groupe musculaire; enfin chaque fonction, chaque mouvement usuel est exécuté, sans rechercher plus particulièrement le travail de tel ou tel corps charnu.

§ 4. — **Affections traumatiques.**

CONTUSION

Elle est, en général, produite par choc direct, coups, écrasements, etc., s'accompagnant ou non de plaies. Celles-ci sont une indication d'abstention de toute intervention massothérapique tant qu'on n'a pas la certitude, par l'observation des états général et local, qu'elles n'ont donné lieu à aucune inoculation. On peut ne pas attendre leur complète guérison pour commencer le massage, si elles ont peu d'étendue; sinon on se contente de mobiliser doucement la jointure, comme d'ailleurs tout le membre supérieur.

En cas d'absence de plaie, on doit, dès le premier jour, aider à la résorption des exsudats profonds, analgésier les tissus contusionnés et sensibles, atténuer les contractures musculaires en exécutant des pressions très douces, qui augmentent chaque jour d'intensité, leur but variant vers la fin du traitement. Le massage devient alors un excitant de la vitalité musculaire, et aide à la circulation du membre. La mobilisation qui suit ces pressions entretient la souplesse de la jointure et exerce son appareil musculaire suivant le temps nécessaire à la guérison complète des divers tissus contusionnés.

FRACTURES

Les variétés de fractures de cette région sont très nombreuses; toutes ne sauraient nous arrêter spécialement. Ce sont des fractures juxta-articulaires; leur traitement consiste en massage et mobilisation du coude d'après les principes connus et décrits; groupons-les et contentons-nous d'abord de les énumérer. Du côté de l'humérus, le traumatisme peut briser la diaphyse plus ou moins régulièrement, l'épiphyse peut être séparée de sa diaphyse; le trait de fracture peut détacher l'épicondyle ou l'épitrochlée, tous deux parfois; la trochlée, le condyle peuvent être fracturés isolément ou avec l'apophyse correspondante. Enfin, dans la fracture comminutive en T, l'épiphyse séparée de sa diaphyse est elle-même divisée en deux parties par un trait perpendiculaire, qui devient alors intra-articulaire.

Au cubitus, les variétés sont aussi nombreuses, la fracture peut intéresser les deux apophyses de la grande cavité olécranienne, en désinsérant en avant le brachial antérieur avec une portion le plus souvent peu importante du bec coronoïdien, en arrière le triceps avec un fragment d'olécrâne variable. Le tendon de la longue portion se détache parfois du bec olécranien sans entraîner de cellules osseuses ou avec quelques lamelles d'os, ou avec le quart, la moitié, les trois quarts de l'olécrâne, ou mieux l'olécrâne en entier. Enfin toute l'extrémité supérieure peut être séparée du corps de l'os. Le radius se brise généralement au niveau du col, isolément ou avec l'épiphyse cubitale la tête du radius reste fixée au cubitus par le ligament annulaire.

Nous ne pouvons établir de rapports entre la durée, les complications, la gravité de ces diverses variétés : leur diagnostic facile dans certains cas (épitrochlée) n'est parfois précisé que par les rayons X (fracture comminutive). Le massage, en aidant au dégonflement, en diminuant les douleurs et les contractures, et en permettant de percevoir les crépitations osseuses, sert à préciser le diagnostic.

Trois de ces variétés sont plus fréquentes et méritent d'attirer notre attention : en détaillant la technique de leur traitement, nous pouvons en déduire celle de toutes les fractures du coude. Étudions donc 1° l'arrachement d'une apophyse, l'épitrochlée par exemple, plus fréquemment fracturée que l'épicondyle ; 2° la fracture en T de l'extrémité inférieure de l'humérus, et enfin 3° la fracture de l'olécrâne.

1° FRACTURES DE L'ÉPITROCHLÉE

Le ligament latéral interne est souvent insuffisant pour résister à la violence qui s'exerce sur le cubitus, quand l'un ou l'autre de ses faisceaux limite, modère ou s'oppose à quelque mouvement du coude. S'il se rompt, ce qui est assez fréquent, il y a entorse : mais souvent aussi il est plus solide que le tissu spongieux de l'os sur lequel il s'insère, et, résistant avec succès, il arrache l'épitrochlée. Ce fragment osseux ne saurait aller bien loin, puisqu'il est maintenu par des insertions nombreuses des muscles qui consolident les fibres ligamenteuses. La douleur bien localisée à l'os lui-même, et non pas au ligament ou à la pointe de l'apophyse qui reçoit les insertions du ligament latéral interne, la mobilité anormale accompagnée de crépitation osseuse, manifeste surtout après deux ou trois séances de massage, assurent le diagnostic.

Technique. — Dès le premier jour on masse la région du coude, en prenant de grandes précautions en arrière et en dedans, pour éviter des douleurs au blessé : elles sont très violentes, lorsque le nerf cubital, dans sa gouttière, est contusionné et comprimé par d'abondants épanchements séro-sanguinolents; en plus des douleurs au coude, cette contusion du nerf donne lieu à des fourmillements sur le trajet des filets sensitifs et à des contractures dans le territoire des branches musculaires. Les pressions de massage suivent les directions des fibres ligamenteuses, sans s'inquiéter de la mobilité du fragment épitrochléen, qui est lui-même massé, lorsque les doigts passent en avant et en arrière sur les corps musculaires de l'épitrochlée. Les mobilisations passives et actives peuvent être pratiquées dès la première séance, à condition de ne pas dépasser la douleur. Il faut conseiller de suite des mouvements des doigts et de la main et modifier ces exercices si le nerf cubital présente des symptômes assez accentués de contusion. Un pansement ouaté protecteur, permettant tous les mouvements du coude, est placé en arrière de l'articulation, afin d'éviter au malade le moindre choc. Une écharpe, en s'opposant à la position déclive de la main, soutient l'avant-bras dans la position de demi-flexion; c'est la situation du membre pendant laquelle le ligament latéral interne est le moins tendu dans chacune de ses parties ; dans cette écharpe le blessé prend de lui-même la position de pronation; le premier jour, la contracture du rond pronateur, qui s'insère à l'épitrochlée, donne la raison de cette position ; plus tard, quand le massage a vaincu cette contracture, la position est conservée instinctivement par le malade, pour éviter la tension de ce muscle, qui devient alors douloureux pendant la supination. C'est pour ce motif que, toutes les heures, il est utile pour le malade de retirer son avant-bras de l'écharpe et d'exécuter flexion et extension avec pronation et supination dans les limites de la sensibilité. Nous ne disons même pas douleur : celle-ci ne doit jamais être ressentie par le blessé, qui évite de la sorte toute contracture et progresse chaque jour. Le masseur, à la séance, peut mobiliser jusqu'à la douleur, sans la dépasser; le malade ne doit même pas l'atteindre dans ses exercices de la journée.

La consolidation de cette fracture se fait en dix-huit ou vingt jours : des séances quotidiennes pendant trois semaines ont abouti à une guérison complète et absolue, sans aucune gêne fonctionnelle.

2° FRACTURES DE L'EXTRÉMITÉ INFÉRIEURE DE L'HUMÉRUS

a) MÉCANISME, VARIÉTÉS. — Quand on considère un humérus, on comprend aisément qu'une violence, exercée au niveau du coude, puisse briser cet os au-dessus des masses épiphysaires (épitrochlée, trochlée, condyle, épicondyle), le trait qui passe au-dessus traversant l'humérus à son endroit le plus fragile (fossettes coronoïdienne et olécranienne), puisqu'il n'existe là qu'une mince lamelle de tissu compact, quelquefois même remplacée par une membrane fibreuse. On conçoit de même qu'à ce trait de fracture transversal, parallèle à la ligne articulaire, s'adjoigne un autre trait vertical perpendiculaire au premier, qui sépare le fragment épiphysaire en deux parties inégales, réunissant la fossette olécranienne à l'articulation. Ce dernier trait est variable ; il peut être oblique et passer entre la trochlée et le condyle ou en pleine trochlée ; il peut enfin être multiple.

b) SYMPTÔMES. — Cette fracture se caractérise par des symptômes douloureux bien spéciaux : gonflement généralisé de toute la région, crépitation dans les mouvements provoqués horizontalement et verticalement, suivant qu'on la recherche dans le trait transversal ou le trait vertical. Chez l'enfant, cette fracture est relativement fréquente ; mais le périoste, en maintenant davantage les fragments, peut empêcher de ressentir la crépitation, tout au moins dans les premiers jours ; avec la disparition du gonflement et des contractures, le massage permet de la reconnaître.

Quand on soignait ces fractures par l'immobilisation et les appareils plâtrés, on les considérait comme très graves à cause de la raideur articulaire et de l'impotence consécutives. La massothérapie a donc rendu ici un bien réel service, puisqu'elle peut permettre, dans les cas les moins bénins, la restitution de presque toute l'étendue des mouvements.

c) Technique. — On masse et on mobilise le coude dès le jour de l'accident, d'après les mêmes procédés de douceur déjà décrits. Toutefois, il faut mettre d'autant plus de réserve dans le massage de la région ostéo-articulaire, que nous traitons des jeunes gens, des adolescents, des enfants, chez lesquels la réparation osseuse s'exagère généreusement sous l'excitation du massage. Dans bien des régions l'exostose, l'hyperostose ne gênent pas la fonction, mais près des articulations elles limitent les mouvements et parfois les condamnent. Ici même le massage a développé sous le brachial antérieur, en quatre semaines, des tumeurs osseuses du volume d'une mandarine, qui en arrêtant le bec coronoïdien limitait rapidement la flexion. Dans un autre cas l'os s'était développé surtout entre la trochlée et le condyle ; l'avant-bras était demeuré en rapport avec la trochlée, et, le mouvement de charnière s'exécutant irrégulièrement suivant une ligne oblique de haut en bas et de dedans en dehors, la main dans la flexion se portait en dehors de l'épaule, et dans l'extension l'avant-bras faisait un angle à sinus interne avec le bras. Comme ces directions étaient contraires à celles que la musculature devait exercer, il en résultait une dépense de force bien plus considérable et une fatigue, qui anémia rapidement tous les muscles et nécessita une arthrotomie. Dans cette dernière observation, on avait parachevé le volume de l'exostose en conseillant à tort le massage pour faire disparaître cette tumeur! L'empirique qui avait ordonné cette singulière thérapeutique, l'expliquait en ajoutant que le massage aiderait à la résorption du tissu osseux! N'est-ce pas encore ici l'occasion de répéter que le massage ne saurait être exécuté à la légère, sans contrôle, alors qu'il peut être si utile, et d'autres fois si pervers.

Il est bien facile, suivant les sujets, de modérer le massage en ne soignant que les muscles, en ne massant qu'une fois sur deux ou trois séances de mobilisation du coude, en ne massant même jamais, comme on doit s'en abstenir en cas de fractures chez les tout petits, en se contentant alors de faire les mouvements du coude et de les répéter plusieurs fois avec beaucoup de soin et d'attention.

Cette mobilisation en effet ne saurait être pratiquée en prenant bras et avant-bras et en obtenant du coude des mouvements quelconques de flexion et d'extension. Il faut être certain que le mouvement se fait bien à l'article et non pas au trait de fracture; aussi doit-on maintenir d'une main l'épiphyse humérale et de l'autre l'avant-bras auquel on fait exécuter le mouvement, le coude servant de charnière, en dirigeant la main vers le milieu de la clavicule dans la flexion, puis en plaçant l'avant-bras en dehors de l'axe prolongé de l'humérus, dans l'extension. Au bout de quelques jours cette précaution devient inutile parce que, la consolidation commençant, la mobilité des deux fragments diminue peu à peu. Cette consolidation est complète du 25e au 30e jour; le malade peut même se servir de son bras avant qu'elle ne soit complète, à condition que le mouvement ne ressente la moindre résistance; dès que la consolidation est complète, la guérison est assurée. Entre chaque séance, l'avant-bras repose en légère flexion et en demi-pronation sur une écharpe: la légère flexion est prise d'instinct par le blessé, qui ne peut supporter la tension du brachial antérieur, contracturé et sensible; la position moyenne, entre pronation et supination, est due à la recherche instinctive des positions de repos des divers muscles qui exécutent ces deux mouvements et qui sont épitrochléens ou épicondyliens, c'est-à-dire tout disposés à se contracturer si on cherche à agir contre eux. Peu à peu ces précautions deviennent inutiles, la douleur tendant à disparaître avec la contracture.

Si le traumatisme a été très violent et si la douleur a ralenti les progrès des mouvements, la fin du mois est arrivée avant qu'on ait obtenu toute l'étendue de ces mouvements ; il est inutile de chercher à gagner du temps en forçant cette mobilisation et en réveillant la douleur ; le brachial antérieur n'aime pas être taquiné et il se contracturerait bientôt. Il est possible encore de retrouver la souplesse articulaire, en recommençant massage et mobilisation comme au début ; mais si on renouvelait trop souvent la mobilisation brutale, la souplesse articulaire diminuerait peu à peu par la contracture persistante, suivie de la rétraction du brachial antérieur ; car ce muscle est le gardien vigilant de la jointure.

3° FRACTURES DE L'OLÉCRANE

a) Indication du massage, discussion, paradoxe. — Que le trait de fracture soit voisin de la diaphyse cubitale ou qu'il y ait simple désinsertion ou rupture du tendon du triceps, la symptomatologie et, par suite, la thérapeutique ne varient pas. La variété provient surtout des déchirures plus ou moins étendues des ailerons de l'olécrâne (tendons du triceps), qui permettent plus ou moins l'écartement des fragments. Les mauvais résultats de l'immobilisation étaient dus à la persistance des phénomènes de contracture tricipitale, même dans l'appareil ; c'était là l'agent d'écartement des fragments ; nous savons qu'elle cède au massage et à la mobilisation.

Or au coude comme au genou le triceps s'insère sur un tissu osseux, spongieux, chez lequel la régénération s'opère d'une façon défectueuse : au lieu d'un cal osseux solide avec osséine abondante, il n'y a qu'un tissu fibro-cartilagineux qui ne présente

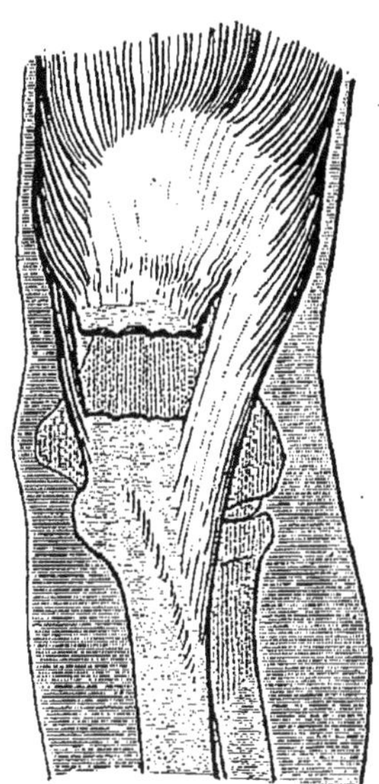

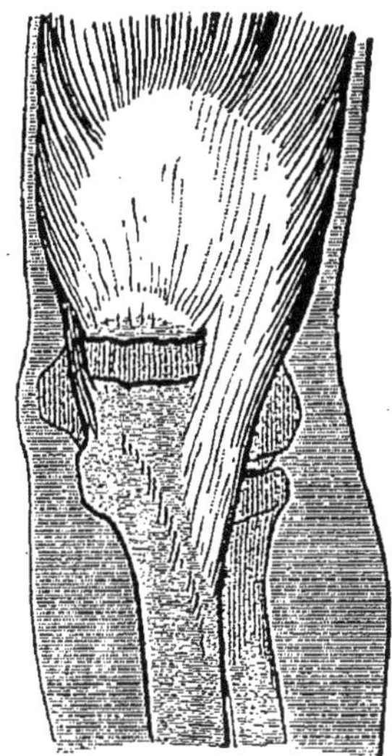

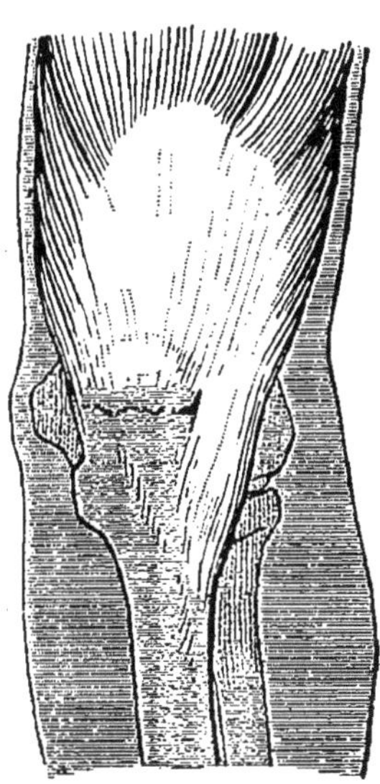

FRACTURES DE L'OLÉCRANE

Schéma de la position des fragments aux diverses époques du traitement de massage.

FIG. 45. — Après l'accident, ou même dans les premiers jours, quand il n'y a pas eu de massage, l'écartement est dû à la contracture du triceps et s'accentue à la flexion.

FIG. 46. — Après quelques jours de massage, le triceps est en résolution, et l'équilibre musculaire rétabli permet aux fragments de se rapprocher, même pendant la flexion légère.

FIG. 47. — Après le traitement au 35e jour, le cal, à peine fibreux, ne s'allongera pas, et les fragments se rapprocheront même davantage si les mouvements ne sont pas trop violents pendant quelques semaines.

aucune solidité et qui s'étire, se distend et permet l'éloignement des fragments, si les fonctions du triceps sont reprises extemporanément après immobilisation. L'expérience démontre que plus les fragments sont rapprochés et plus la cicatrice osseuse ressemble au tissu du cal normal. Le but est donc d'obtenir le rapprochement le plus parfait des fragments pour assurer cette coaptation.

En dépit de toute conception d'apparence contradictoire, le massage et la mobilisation ont donné, dans le traitement de cette fracture, les meilleurs résultats : ici encore leur rôle avait été mal interprété, comme nous le verrons. La physiologie pathologique nous donne l'explication de cet heureux résultat de la massothérapie (fig. 45, 46, 47).

b) Symptômes. — L'étude des symptômes montre que, dès l'accident, le blessé souffre de la contracture du triceps qui attire en haut le fragment supérieur : celui-ci remonte plus ou moins sur l'humérus, suivant que les tendons des vastes interne et externe sont plus ou moins déchirés ; si les vastes sont intacts, les fragments restent à peu près en rapport, mais le tendon de la longue portion contracturée écarte les deux fragments au moins d'un demi-centimètre, et le doigt sent toujours sous la peau cette solution de continuité. Le petit fragment supérieur est mobile ; quand l'écartement est peu marqué, dans l'extension de l'avant-bras sur le bras, on peut obtenir de la crépitation : elle est rare. La pression sur les fragments est sensible ; la douleur est surtout manifeste aux faisceaux postérieurs des ligaments latéraux et sur les corps charnus de longue portion du triceps.

Ces divers symptômes s'exagèrent dans la flexion : c'était pour éviter cette augmentation de l'écartement que l'on immobilisait le coude dans l'extension.

c) Technique. — Le massage sur la jointure, pour aider à l'anesthésie et au dégonflement, améliore peu le blessé, qui, au contraire, n'accuse plus aucune douleur quand on a massé les muscles du bras. Le triceps, entré en résolution, permet au fragment supérieur de se rapprocher du reste de l'olécrâne ; le massage a détruit ainsi les tiraillements des parties fibreuses rétro-articulaires ; et quand on mobilise l'article après les diverses manœuvres de massage, on reconnaît que le blessé ne souffre pas plus dans la flexion que dans l'extension, et que ses fragments s'écartent à peine pendant cette flexion, si on ne dépasse pas la limite du mouvement indolore.

Ce résultat, qui a priori semble paradoxal, est d'autant plus manifeste qu'il agit pendant toute la durée du traitement et que de jour en jour on assiste au rapprochement des fragments, si la mobilisation continue pendant les 25 ou 30 jours nécessaires à la consolidation du cal. Au cas où on se départirait de ce principe qu'il faut éviter la contracture pour réussir le mieux possible, si on voulait insister sur la flexion, ou permettre au blessé de porter des objets trop lourds, les douleurs continues réapparaîtraient avec la tendance à l'écartement des fragments olécraniens.

Le massage doit être quotidien; le médecin exécute des pressions douces, plus tard simplement modérées sur les côtés de l'olécrâne, en suivant la direction des ligaments latéraux, puis sur les muscles du bras : la mobilisation reste exclusivement passive pendant plusieurs jours : nous ne parlons que du coude; il est prudent en effet de recommander les mouvements des doigts, de la main, du poignet, de l'épaule, que le blessé quitte ou conserve son écharpe. Celle-ci a pour but de soutenir l'avant-bras dans sa position de flexion très légère (135°); or en cette position les extenseurs ne sont pas trop étendus, et si les muscles entrent en résolution, les fragments se rapprochent sensiblement. Cette position en extension incomplète de l'avant-bras dans l'écharpe est quelquefois fatiguante pour le blessé, surtout dans la station debout; la main se gonfle et devient sensible; on peut conseiller alors de garder la même flexion du coude, mais, en plaçant l'avant-bras sur une table, la circulation s'améliore.

La mobilisation active ne doit faire exécuter que des mouvements très limités au début; vers le vingtième jour, on peut insister pour parachever la flexion. L'extension présente toujours quelque différence avec celle d'un coude normal, malgré tous les efforts d'un heureux traitement. Les insertions du triceps ont-elles subi quelque déplacement par rapport à l'extrémité supérieure du cubitus qui empêche l'extension absolue? La gorge olécranienne a-t-elle été déplacée en avant? La cause en est inconnue : aucune explication rationnelle n'a été donnée de ce déplacement dans la direction de l'avant-bras.

Les deux fragments sont assez solidement réunis au bout de vingt-cinq ou trente jours pour qu'on permette au convalescent des mouvements avec quelque résistance. C'est le lieu de surveiller l'état du cal, qui, à ce moment, a les plus courtes dimensions : si les mouvements sont intempestifs ou exagérés, on assiste à l'élongation de la cicatrice ostéo-fibreuse ; si le malade est prudent, ce cal acquiert une consistance suffisante dans la suite pour qu'il n'augmente aucunement d'étendue. Chez certains malades qui ont évité longtemps de se servir du bras pour soulever des objets lourds ou pour exécuter tout mouvement avec quelque résistance, ce cal a, au contraire, diminué de longueur : nous avons pu l'observer plusieurs fois chez des blessés du service de M. Championnière, revus quelque temps après le traitement.

ENTORSES

Le ligament qui se déchire le plus souvent dans les entorses du coude est le ligament latéral interne au niveau de son insertion au tubercule de l'épitrochlée. C'est là que la pression découvre le point le plus sensible ; l'examen montre que c'est le faisceau moyen qui a le plus souffert ; si l'entorse est assez violente pour présenter des lésions plus étendues, ce sont les fibres antérieures qui cèdent après les moyennes, et avec elles se rompent quelques faisceaux musculaires. Supposons que la cause de cette rupture se continue, l'articulation ne présentant plus de moyen d'union en avant et en dedans, l'olécrane peut se porter en arrière, et ainsi se produit le premier temps de la luxation du coude. La réduction de semblable luxation se fait spontanément, et bien des entorses graves du ligament latéral interne ont présenté cette complication.

TECHNIQUE. — Cette localisation des lésions et des symptômes sert à définir les diverses manœuvres à employer. Il faut masser par des pressions très légères le ligament latéral interne et les muscles épitrochléens, véritables ligaments actifs qui, quelquefois déchirés, sont contracturés et très sensibles, comme l'indique la position de l'avant-bras en pronation. Les muscles du bras, le biceps et le brachial antérieur surtout, sont dans le même état pathologique et, en exerçant des pressions très légères sur le biceps, ces deux fléchisseurs retrouvent leur tonicité normale. Le triceps, moins directement influencé, se masse par pressions d'intensité moyenne.

La mobilisation ne doit être que passive dans les premiers jours, et toujours limitée à la première sensation douloureuse : si le faisceau antérieur a cédé, on évite l'extension forcée ; si c'est le faisceau postérieur, on limite la flexion. Mais c'est surtout dans la bonne direction à imprimer au mouvement de flexion et d'extension que la mobilisation passive peut rendre quelques services : rappelons-nous que la main doit être dirigée, dans la flexion de l'avant-bras, vers le milieu de la clavicule, sinon, en conduisant le poignet vers le deltoïde, on tendrait inutilement le faisceau moyen du ligament latéral interne, et on renouvellerait douleurs et contractures.

Le résultat des cinq premières séances de massage et de mobilisation passive, en donnant confiance à l'appareil musculaire et en le rééduquant, se fait heureusement sentir ; elles préparent une mobilisation active, qui devient rapidement indolore, même dans les limites des mouvements : chaque jour, entre les séances, le blessé répète plusieurs fois les divers mouvements qu'il a pratiqués en fin de séance : on exécute de la gymnastique suédoise quand les mouvements de flexion et d'extension sont acquis sans aucune douleur.

L'entorse du coude varie de durée, d'après son intensité, de quelques jours à quelques semaines. L'entorse du ligament latéral externe, plus rare, est plus longue ; enfin elle demande un traitement assez prolongé, lorsque les deux ligaments ont été déchirés : d'ailleurs le mécanisme de cette double lésion suppose un trauma très violent, puisque dans la majorité des cas, il y a luxation du coude consécutive.

LUXATIONS DU COUDE

Nous ne saurions décrire ici les variétés nombreuses de la luxation du coude : la luxation en arrière est la plus commune, toutes les autres sont exceptionnelles. Qu'il s'agisse de luxations isolées ou des deux os de l'avant-bras, les luxations en arrière relèvent toutes du même mécanisme, elles présentent les mêmes indications thérapeutiques.

a) Mécanisme. — Le mécanisme est utile à connaître pour reproduire le mouvement inverse en cas de réduction. Dans l'extension forcée, si quelque violence s'exerce sur le poignet, le ligament latéral interne se rompt ; la violence persistant, le bord interne de la trochlée sort de la capsule, le bec de l'apophyse coronoïde glisse sous elle et s'arrête sur sa partie postérieure. La tête radiale, intimement unie à l'extrémité cubitale, passe derrière le condyle huméral. La luxation est alors *incomplète*, car le ligament latéral externe n'a pas encore cédé et maintient les deux os de l'avant-bras derrière trochlée et condyle ; mais si ce ligament se rompt ainsi que quelques fibres de l'anconé, le bec coronoïdien va se loger dans la fossette olécranienne et la tête radiale remonte fort au-dessus du condyle en arrière. Suivant que le radius ou le bec coronoïdien remonte plus ou moins, la variété est *en arrière et en dehors* ou *en arrière et en dedans.*

b) Symptômes, masso-diagnostic. — Si le gonflement n'est pas encore survenu, le diagnostic est assez facile, car la déformation considérable que donne la situation anormale de l'olécrâne, la saillie de l'extrémité inférieure de l'humérus à la place de la dépression de la saignée, la sensation de la cupule radiale sous la peau en arrière, le raccourcissement du membre supérieur, le ballottement de l'avant-bras dû à l'extrême mobilité latérale, sont autant de symptômes, à peu près constants, de cette variété de luxation. Nous ajouterons comme moyens de diagnostic, au besoin, le massage, qui, en faisant disparaître les douleurs et les contractures, permet de mieux étudier ces symptômes, et l'examen aux rayons X, qui donne la place exacte des surfaces articulaires.

c) Réduction : utilité du massage. — La réduction peut être exécutée immédiatement sans aucune douleur, si on profite de la résolution musculaire consécutive aux pressions légères du masso-diagnostic. Le biceps, par sa contracture persistante, s'oppose seul à la rentrée de la trochlée humérale dans la gorge olécranienne.

En exerçant quelques pressions très légères le long de la longue portion du vaste interne et du vaste externe, on peut faire descendre peu à peu l'avant-bras et amener le bec coronoïdien sous la trochlée humérale. Si le massage est insuffisant et si la mobilisation passive simultanée a été trop rapidement progressive, on ne peut que passer de la forme complète à l'incomplète. En une seconde séance, que l'on peut faire quelques minutes après la première tentative, on amène le bec coronoïdien sous la trochlée, et un mouvement de flexion avec traction termine la réduction, qu'on maintient par la flexion de l'avant-bras sur le bras ; le triceps conserve sa résolution, si la manœuvre a été exécutée sans violence, alors que les réductions obtenues par tractions violentes demeurent si douloureuses pendant les premières heures qui suivent la réduction. Ce résultat se rapproche donc de celui qu'on obtient sous le chloroforme, sans avoir à redouter les inconvénients ou accidents de cet anesthésique.

Le résultat est plus certain quand on tente la réduction après massage quelques heures après l'accident. Toutefois on pourrait encore l'essayer plusieurs jours après, avec quelque chance de réussite : en tous cas les manœuvres de massage et de mobilisation auraient alors un nouveau but. En effet les contractures et douleurs du début persistent encore, mais ont une intensité beaucoup moindre : des adhérences commencent à apparaître et entravent la réduction ; la mobilisation du coude a alors pour effet surtout de rompre ces adhérences, puis de dégager olécrâne et tête radiale pour leur permettre de franchir condyle et trochlée. Si la réduction ne pouvait se faire spontanément après le massage, elle aurait facilité pour le chirurgien la tentative sous le chloroforme ou même la traction progressive avec ou sans lacs élastiques et sans anesthésique.

d) Technique. — Après la luxation, le massage intervient de même que pour l'entorse ; il doit être quotidien et pratiqué dès le premier jour. La mobilisation passive est exécutée dès la première séance sans crainte de récidive, si on ne va pas jusqu'aux limites des mouvements, si on évite les douleurs et contractions brusques. La mobilisation active doit être d'autant mieux surveillée que le traumatisme a été violent et a influencé l'appareil musculaire ; la rééducation des mouvements de flexion et d'extension doit être très progressive : les muscles épitrochléens et épicondyliens auront un nouveau rôle très important, qu'ils apprendront à connaître par cet exercice de mobilisation active :

ils vont remplacer les ligaments fibreux déchirés, et à eux seuls sera confié le soin de modérer l'étendue de l'action du coude et d'empêcher les mouvements de latéralité.

Le traitement devient donc le même que celui que nous emploierions pour soigner une entorse du ligament latéral interne avec quelque complication du côté externe. Nous ne devons pas exiger de ce coude convalescent de mouvements de flexion et d'extension avec quelque résistance avant la troisième semaine.

RUPTURES MUSCULAIRES

Nous pensons que c'est ici l'occasion de parler du traitement de massage pour certains cas de déchirures musculaires d'origine traumatique, soit que la violence ait frappé le muscle directement, soit que le corps charnu se soit rompu entièrement ou partiellement, par suite de défaut de résistance à une contraction trop violente. On voit ainsi le biceps, chez certains charpentiers qui lèvent de lourds marteaux, se briser en plein corps charnu ; par suite d'un mouvement mal assuré, le corps charnu, qui doit se contracter avec quelque puissance, rencontre une résistance qui est au-dessus de la solidité de sa texture, et il se déchire en sa portion la moins fibreuse.

Nous éviterons d'entrer dans de nombreux détails pathogéniques; insistons cependant sur ce fait, que la structure musculaire a dû subir quelque dégénérescence, comme nous l'observerons pour les ruptures des muscles du mollet (coup de fouet), où la fibre charnue se ressent dans sa vitalité et sa structure du voisinage de varices : et ce sera une indication nouvelle pour la thérapeutique générale de cette affection.

En tous cas, localement le massage ne saurait qu'aider à la prophylaxie de cette affection, s'il n'était absolument indiqué pour rendre au muscle sa fonction complète.

a) Description. — Le muscle sitôt sa rupture se contracte avec violence et maintient l'écartement des deux fragments : le doigt sent très nettement la séparation sous la peau ; si la rupture est complète, la dépression peut être visible sous les téguments, et elle l'est d'autant plus que chaque fragment forme un corps globuleux rattaché à son tendon respectif. La pression en est très sensible : le brachial antérieur contracturé par la même influence nerveuse (nerf musculo-cutané) maintient le membre supérieur en flexion.

Si le tissu musculaire offrait quelque résistance, le traitement rationnel consisterait à suturer les deux fragments pour obtenir une réunion immédiate. L'expérience montre que le muscle ne perd pas son rôle physiologique s'il devient digastrique. Le traitement pourrait consister à laisser agir la nature, quitte à aider par la gymnastique le retour de la fonction.

b) Technique : actions analgésiante et réparatrice. — Mais la massothérapie peut faire mieux que d'intervenir après coup : la douleur est de suite modérée en supprimant la contracture qui l'occasionne ; en luttant contre elle, on aide à la bonne réparation, puisqu'on permet la coaptation approximative des deux fragments musculaires et l'absence de cette longue portion fibreuse infaillible si les deux surfaces de ruptures ne sont pas rapprochées. On cherchait autrefois à éviter cette zone fibreuse en fixant le bras dans la flexion forcée ; on posa des appareils plâtrés pour maintenir le rapprochement : l'observation démontre l'insuffisance de ce procédé et son inutilité si le muscle a repris confiance.

Quelques minutes de pressions très légères sur chaque fragment mettent en résolution tout le système musculaire de la flexion et permettent le rapprochement des deux demi-corps charnus du biceps. Le massage aide plus tard à la résorption des épanchements séro-sanguinolents du voisinage et à la réparation du muscle. De même que pour la réparation osseuse, la mobilisation ne saurait gêner la réunion musculaire, et il n'y a aucun danger à permettre la mobilisation passive et active de l'articulation du coude : la flexion et l'extension limitées de l'avant-bras sur le bras, au lieu d'entraver la guérison du muscle, aident à sa réparation, tout en permettant la rééducation de sa fonction.

Ce massage quotidien, très léger, suivi de mobilisation très limitée au début, augmente ses pressions peu à peu, et la mobilisation active, simple, sans gymnastique suédoise, est continuée pendant trois semaines ; la zone fibro-musculaire intermédiaire a alors acquis assez de résistance pour qu'on commence l'éducation du biceps dans les mouvements de force. Comme dans tous les traumatismes, les phénomènes psychiques se font sentir dans les ruptures musculaires, surtout s'il s'agit d'un homme robuste confiant dans sa force : le bras devient volontiers maladroit redoutant quelque nouvel accident ; il perd de son assurance, si on ne commence pas à temps cette rééducation des mouvements de force. Dès que la troisième semaine a pu assurer les mouvements actifs simples, on commence les mouvements de flexion et d'extension avec résistance pendant deux ou trois semaines, et on ne quitte le convalescent qu'après certitude qu'il est en bonne voie de ce côté.

C'est là précisément un des grands avantages de la méthode de mobilisation et de direction musculaire : c'est de suivre le malade et de parfaire sa guérison suivant le but exact de la fonction à retrouver. Nous agissons de la façon que nous venons de décrire sommairement, avec un manouvrier dont la main manie un outil pesant ; nous verrons que nos procédés seront variables, mais tout aussi minutieux pour tel artiste dont les interosseux ont été éduqués depuis nombre d'années pour exécuter sur un manche de violon ou sur un clavier des mouvements si divers.

§ 5. — Affections aiguës non traumatiques.

RHUMATISME — RHUMATISME BLENNORRHAGIQUE

La région du coude est volontiers le siège de douleurs rhumatismales. Le rhumatisme articulaire aigu ne présente rien de particulièrement intéressant pour le masseur, et nous avons vu que dans les crises suraiguës nous conseillions volontiers l'abstention. Les crises aiguës de rhumatisme chronique bénéficient des manœuvres légères massothérapiques : les douleurs sont atténuées, et la mobilisation qu'on peut exécuter sans trop de douleur permet d'entretenir la souplesse de la jointure, ou tout au moins de modérer les tendances à l'enraidissement.

Le coude n'est pas une des articulations le plus souvent envahies par le rhumatisme blennorrhagique, quoiqu'il s'y installe volontiers en cas de traumatisme coïncidant ; mais c'est une des jointures où l'agent infectieux cause le plus souvent des raideurs ou même des ankyloses complètes et à bref délai. Les nombreuses séreuses péri-articulaires et articulaires sont envahies, et on voit ainsi la douleur se propager jusqu'au milieu du bras et de l'avant-bras. Les muscles sont contracturés et très douloureux ; le moindre mouvement est très pénible pour le malade qui immobiliserait sa jointure, si les muscles n'avaient pas déjà fixé l'avant-bras en demi-flexion et en pronation. La période aiguë et douloureuse est de longue durée, et si le malade devait en attendre la fin pour commencer à se mobiliser, il serait inutile de faire quelque tentative pour retrouver les mouvements perdus. Aussi doit-on conseiller de faire, même dans la période inflammatoire, quelques minutes d'un très léger massage suivi de mobilisation passive peu étendue ; celle-ci en effet ne doit pas dépasser les quelques degrés qui peuvent être supportés et qui suffisent pour conserver au rhumatisant quelque chance de succès pour une mobilisation plus étendue dans une période plus éloignée.

Nous nous opposons, en revanche, à ces séances de mobilisation brutale telles qu'on les exécutait dans l'ancienne chirurgie, et qui consistaient en mouvements alternatifs de flexion et d'extension en dépit des douleurs violentes et des défenses musculaires. A la suite de ces mouvements forcés, la douleur persiste longtemps, et la jointure ne gagne que momentanément en souplesse : il faut demander au patient un courage extraordinaire pour exercer son articulation entre chacune de ces séances barbares et conserver ainsi quelque chance de guérison. Nous avons, par ces rares exemples de courage, l'explication des quelques cas de réussite qu'on retrouve dans les observations des anciens auteurs.

Si on peut obtenir des malades au début un peu de ce courage qu'on leur demandera plus tard pour rompre des adhérences par la force, on arrive à entretenir suffisamment le coude en flexion, extension, pronation et supination pour qu'on lui conserve l'amorce de mouvements qui pourront être recouvrés presque en entier au moment de la convalescence.

Le massage doit donc être très léger, il s'adresse à tous les tissus de la région du coude et du bras, il est suivi d'une mobilisation passive très peu étendue les premiers jours et qui augmente de séance en séance, sans mobilisation active. Celle-ci est suffisamment entretenue par les mouvements de l'épaule, du poignet et de la main qu'on exige du malade; par les différentes contractions des muscles du bras (biceps) et de l'avant-bras (supinateur) le rhumatisant s'oppose involontairement à l'immobilisation absolue des articulations huméro-cubito-radiales. Tant que dure la période inflammatoire, il est inutile de chercher à progresser rapidement ; la confiance musculaire ne s'en établit que mieux, et la mobilisation est plus facile à retrouver si nous n'avons pas à lutter contre ce nouvel agent de résistance, la dégénérescence fibreuse du muscle, conséquence inévitable d'une contracture prolongée.

La durée du traitement est très variable, la période inflammatoire dure elle-même de quelques jours (simple arthralgie) à des semaines (arthrite aiguë). Dans la première variété, les symptômes douloureux sont plus vite amendés, mais les complications dues aux raideurs sont encore à craindre : aussi doit-on dans toute arthrite blennorrhagique n'abandonner le malade que si l'on est certain que tous les mouvements sont conservés. Si les malades sont livrés à leur propre initiative pour se mobiliser, c'est le plus souvent aux dépens de quelques mouvements perdus ; seuls les plus usuels sont conservés. Dans les arthrites de longue durée, après avoir massé le malade pour lui conserver la souplesse de sa jointure, on peut constater qu'en dépit de nos exercices et de nos manœuvres les muscles sont encore faibles et amaigris ; les exercices modérés, très modérés d'abord, en rapport avec la vitalité du corps charnu sont conseillés et peu à peu augmentés en force et en durée.

Nous avons donné la ligne de conduite à tenir pour une arthrite que nous aurions eu à soigner depuis son premier jour : malheureusement les malades ne viennent nous consulter que tardivement ou ne nous sont confiés que pour lutter contre l'ankylose acquise après une période plus ou moins longue d'immobilisation, quelquefois même après un séjour de plusieurs semaines dans un appareil plâtré. Tout autre est l'indication : il s'agit d'une ankylose avec atrophie musculaire, le rhumatisme et la blennorrhagie sont quelquefois bien loin; ils ont signé leur passage, et souvent l'encre de la signature est indélébile.

§ 6. — Affections chroniques non traumatiques.

RAIDEURS ARTICULAIRES

Nous avons recommandé de surveiller le plus tôt possible la mobilisation de l'articulation huméro-cubitale dans les diverses affections traumatiques ou inflammatoires de la jointure elle-même ou du voisinage.

L'expérience démontre en effet que les raideurs et l'ankylose s'installent plus facilement au coude et sont plus rebelles au traitement.

a) Cause des raideurs. — Les raideurs simples sont la conséquence régulière de tout traumatisme violent qui dût modérer ou retarder la mobilisation ou d'affections qui furent traitées par des appareils, voire même qui ne furent pas soignées du tout. Par exemple, il s'agit d'un entorsé du coude; le malade a pensé qu'il guérirait tout seul et a placé son bras dans une écharpe pendant plusieurs jours : sa pusillanimité l'a empêché d'essayer de bonne heure à faire quelques mouvements. Il est surpris, quand il ne souffre plus, de ne pouvoir fléchir ou étendre davantage son avant-bras. C'est encore un fracturé de l'extrémité inférieure de l'humérus; son coude écrasé fut placé dans un appareil de plâtre, et, quand on retira l'appareil, le blessé ne pouvait exécuter aucun mouvement; le chirurgien en obtenait quelques-uns ; mais c'est toute la fonction articulaire à recouvrer.

b) Tableau de l'enraidi. — Les raideurs existent dans toute l'étendue des mouvements ou seulement dans les limites de ces mouvements. En général, le convalescent a conservé les quelques mouvements les plus usuels et a à peu près perdu ceux qu'il a négligé d'exercer, parce qu'il n'avait pas occasion de les faire.

Il a quelques mouvements de flexion et d'extension, l'angle de l'avant-bras et du bras s'agrandissant ou diminuant de 20 à 100° ; l'avant-bras est en pronation et se meut de la demi-pronation à la pronation à peu près complète. La supination est d'un usage peu fréquent, et le malade, ne s'étant pas exercé, a perdu une partie de ce mouvement. Ces conséquences de l'immobilisation sont d'observation journalière et plaident bien en faveur de la théorie de Championnière. A ce défaut de fonction, correspondent des lésions articulaires et musculaires. Les ligaments, la synoviale, les fibres musculaires ne sont pas aussi atteints que dans l'ankylose incomplète ou complète, mais déjà l'articulation et la musculature sont le siège de diverses lésions que la massothérapie combat avec succès.

c) Particularités du traitement. — Le massage aide, d'une façon générale, en quelques séances à la résorption assez prompte des exsudats qui épaississent ligaments et synoviales, et redonne aux faisceaux musculaires leur vitalité, préparant ainsi la mobilisation passive qui gagne chaque jour en étendue, tout en n'étant pas poussée jusqu'à la douleur. C'est ici l'occasion d'appliquer cet important principe de mobilisation active, qui conseille de faire exécuter les mouvements en rapport avec la vitalité du muscle, sous peine de voir celui-ci dépérir au lieu de gagner en force et en résistance. Ce conseil est d'autant plus utile que le malade doit parfaire lui-même sa guérison, en répétant souvent dans la journée les mouvements qu'il a exécutés devant son masseur : l'exercice ne doit jamais aller jusqu'à la fatigue.

La durée du traitement varie d'après l'état des lésions, le temps d'immobilisation, la cause qui nécessita l'absence de fonction du coude. Les raideurs qui suivent l'entorse qu'un malade négligea de soigner sont rapidement guéries : on ne saurait obtenir en quelques jours le fonctionnement normal d'un coude qui aurait été immobilisé plusieurs semaines.

ANKYLOSES

Dans ces derniers cas, les lésions sont le plus souvent plus profondes, les surfaces articulaires se sont à peu près fixées dans la situation de demi-flexion ; il y a ankylose incomplète ou complète, suivant qu'il existe encore quelques mouvements très limités ou que les surfaces articulaires sont complètement soudées. Des manœuvres d'abord discrètes, puis plus violentes, permettent de reconnaître si on peut espérer d'un traitement de mobilisation un peu plus de souplesse. En deux ou trois tentatives de semblable mobilisation, on est fixé pour conseiller une méthode d'intervention. La mobilisation sous chloroforme peut être tentée, mais elle ne donne que peu d'avantages, quand on la compare à la mobilisation lente avec massage ; aussi, en cas d'échec, doit-on recourir plutôt à la résection.

Mobilisation et massage après résection. — On obtient de bons résultats surtout si la lésion n'est pas assez ancienne pour que les muscles moteurs de l'huméro-cubitale soient dégénérés. Le massage et surtout la mobilisation viennent parachever la résection et donnent ainsi une nouvelle jointure, qui remplace avantageusement l'articulation ankylosée partiellement et surtout totalement.

Il n'est pas nécessaire d'attendre que la plaie soit fermée pour commencer à mobiliser le coude. La mobilisation reste exclusivement passive pendant quinze jours, n'exécutant que des mouvements très limités et bien dans l'axe de flexion et d'extension. L'écueil à éviter est précisément de donner trop de mouvement surtout en extension ; l'avant-bras est maintenu avec soin pour ne pas permettre le moindre mouvement de latéralité. Il faut en résumé ne préparer que les mouvements qui peuvent être exécutés par les muscles de l'articulation du coude. Aucun muscle n'exécute de mouvements de latéralité ; il est donc important que ceux-ci n'existent pas, d'autant plus que, les ligaments se réparant mal, l'articulation n'est fixée latéralement que par les masses musculaires épitrochléennes et épicondyliennes.

Lorsque les plaies sont fermées et que la mobilisation passive a commencé à bien délimiter les mouvements que doit exécuter la nouvelle jointure, on peut faire du massage des muscles biceps et triceps avant la séance de mobilisation et terminer par un peu de mobilisation active. Celle-ci progresse très lentement : elle est d'autant plus gênée dans ses progrès que son travail est plus pénible à cause de la tendance aux mouvements de latéralité qui persistent pendant plusieurs semaines. Le muscle est peu résistant et ne saurait exécuter un mouvement avec résistance avant plusieurs semaines, d'autant plus que souvent les insertions ont été intéressées dans la résection et les nouvelles insertions manquent encore de solidité ; ce serait courir à des échecs graves de vouloir exiger trop de semblables organes. Un réséqué du coude doit être suivi pendant plusieurs mois ; massé et mobilisé deux ou trois fois par semaine, il doit être surveillé longtemps, pour qu'on puisse réparer à temps les directions quelquefois défectueuses de la flexion et de l'extension, ou pour arrêter la tendance à certains mouvements de latéralité.

CHAPITRE III

RÉGION DU POIGNET

§ 1. — Anatomie massothérapique.

Le poignet est une région essentiellement massothérapique. L'anatomie et la physiologie nous y montrent plusieurs groupes de tendons glissant dans leurs gaines fibreuses, grâce à un appareil synovial très complexe, et des articulations nombreuses qui vont donner à la main son habileté, son adresse. La pathologie y localise des affections diverses, qui bénéficient de la mobilisation précoce et qui se compliquent de raideurs et d'ankylose des organes moteurs, dès qu'on oublie de les exercer.

a) *Limites.* — Pour le masseur, la région du poignet remonte jusqu'à la région du coude, car l'appareil moteur de la radio-carpienne est situé dans les masses charnues de la partie supérieure de l'avant-bras, qui se continuent vers le poignet sous forme de tendons nombreux. Ce sont précisément ces tendons qui recouvrent l'articulation : nombreux et groupés en avant, ils la dissimulent totalement, alors qu'en arrière les divers tendons de la région dorsale plus espacés permettent de prendre contact des os du carpe et de l'avant-bras. Comme au coude, la jointure peut être abordée en arrière et sur les côtés.

b) *Caractère de la peau du poignet.* — Les téguments présentent en avant, comme il est facile de le voir, les mêmes qualités de finesse observées sur toute la face antérieure, dite de flexion, du membre supérieur. Elle est glabre et adhère un peu par son tissu cellulaire profond, plus dense aux aponévroses superficielles du poignet et surtout de la main. En arrière elle est très souple sur les plans profonds. L'aponévrose antibrachiale n'a d'épaississement qu'en arrière, où elle adhère au cubitus, et vers l'expansion du biceps, qui a été d'ailleurs considérée comme une insertion cubitale du biceps. Au poignet elle devient un peu plus fibreuse en arrière et aide la fixation des tendons extenseurs en leur formant des gaines isolées, mais c'est surtout en avant qu'elle acquiert de l'importance en renforçant le ligament antérieur du carpe. Des veines superficielles nombreuses, groupées sur les côtés, sur le dos de la main et du poignet, puis en avant, forment l'origine des réseaux superficiels de l'avant-bras, qui ont leur maximum de développement au pli du coude.

c) *Face antérieure.* — Le paquet tendineux qui s'engage dans le *canal carpien* est constitué par le double système des tendons *fléchisseurs superficiels* et *profonds* qui y glissent avec facilité, grâce aux deux synoviales interne et externe de la région palmaire de la main, qui remontent au-dessus du *ligament annulaire* contre l'aponévrose profonde. Celle-ci recouvre le *carré pronateur* et les articulations radio-carpiennes, carpiennes, carpo-métacarpiennes et enfin les métatarsiens et les muscles *interosseux palmaires*. Les synoviales du canal carpien sont, en effet, atteintes dans les diverses affections traumatiques des os de l'avant-bras, des articulations du poignet et se ressentent des inflammations des séreuses articulaires. Ce voisinage nous démontre encore la nécessité de surveiller les mouvements des tendons des fléchisseurs, au cours des diverses affections articulaires ou péri-articulaires.

Sous la peau, en avant, le doigt sent facilement deux tendons ; l'un, grêle, s'épanouit à la région superficielle de la paume de la main dans l'*aponévrose palmaire superficielle* : il passe sur le ligament annulaire du carpe. L'autre, qui fait saillie dans la flexion de la main, le *grand palmaire*, s'engage dans l'épaisseur du ligament, où il glisse par une séreuse particulière et va se fixer au deuxième métacarpien. C'est un fléchisseur de la main opposé à l'action des radiaux. En dehors, le *long supinateur* vient se fixer à l'apophyse styloïde du radius, et en dedans les deux *cubitaux antérieur* et *postérieur* s'insèrent sur le pisiforme et le cinquième métacarpien. Le long supinateur suit le radius ; les cubitaux recouvrent le cubitus.

Les deux os sont donc protégés par les tendons garnis de quelques fibres charnues au cubital antérieur : nous verrons l'utilité de la présence de ces organes protecteurs. Le radius est ainsi protégé profondément par les dernières fibres du *fléchisseur propre du pouce* et par le carré pronateur, qui est fixé contre le plan osseux par l'aponévrose profonde.

Dans la gouttière, les tendons fléchisseurs prennent des dispositions particulières, qui ne sauraient nous intéresser spécialement, puisque nous ne pouvons arriver jusqu'à eux.

d) Face postérieure. — En arrière, les tendons sont étalés sur toute la face dorsale du poignet, glissant souvent deux par deux dans les gouttières ostéo-fibreuses radiales et cubitales. Entre les divers tendons les doigts sentent les surfaces osseuses et peuvent par suite prendre contact avec les ligaments dorsaux des diverses jointures.

Les tendons sont, de dedans en dehors : l'*extenseur propre du petit doigt*, les *extenseurs communs*, l'*extenseur propre de l'index*, le *long extenseur du pouce*, le *court extenseur du pouce* et le *long abducteur du pouce*. Ces deux derniers recouvrent le bord ou plutôt la face externe de l'extrémité inférieure du radius. Les deux radiaux passent de la région externe de l'avant-bras sur le dos du poignet et protègent ainsi la face postérieure de l'extrémité inférieure du radius. Ces quatre tendons, long abducteur, court extenseur et les deux radiaux externes, glissent sur l'os par des séreuses particulières, mais en plus les deux premiers se croisent avec les deux autres au-dessus de l'épiphyse, vers le bord externe, et ils glissent les uns sur les autres au moyen d'une séreuse qui sépare les deux groupes. Dans les fractures de l'extrémité inférieure du radius, cette séreuse se remplit souvent de liquide séro-sanguinolent comme les diverses synoviales péri-articulaires et augmente ainsi la raideur des mouvements du poignet (fig. 48 et 49).

e) *Ligaments articulaires accessibles.* — Les ligaments, sur lesquels ont doit agir, ont une disposition assez confuse en arrière, et on ne saurait trouver des pressions régulières qui aient une direction commune aux divers faisceaux. Si on considère le ligament superficiel, qui a une direction oblique du bord dorsal de la surface articulaire du radius au pyramidal, et le profond, qui va de l'apophyse styloïde du radius au grand os, on peut conseiller de diriger utilement les pressions obliquement sur le dos du carpe de bas en haut et de dedans en dehors. Latéralement, les fibres ligamenteuses sont très courtes et très profondes; en dedans, elles vont de l'apophyse styloïde du cubitus au pisiforme et au cinquième métacarpien, suivant le sens des tendons des cubitaux, et en dehors de l'apophyse styloïde du radius au scaphoïde et au trapèze. Les ligaments antérieurs sont inacessibles.

f) *Muscles de l'avant-bras.* — Au-dessus de l'articulation du poignet, on distingue trois groupes musculaires qui font suite aux tendons du carpe; le doigt perçoit facilement le groupe externe qui remonte jusqu'au-dessus du pli du coude vers le milieu du bord externe de l'humérus. Ce sont les corps charnus du

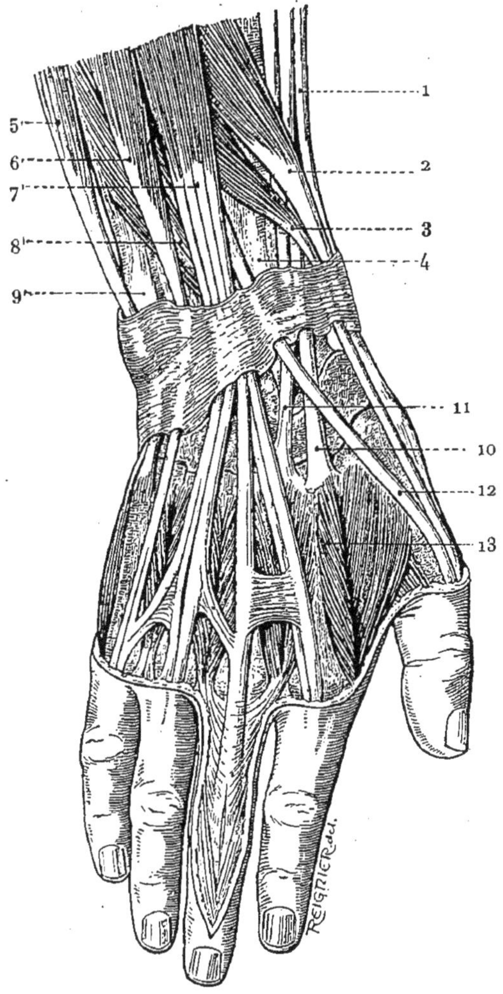

Fig. 48. — Poignet et main. (Face dorsale.)

La région du poignet est presque entièrement tendineuse ; entre les tendons et leurs gaines, les pressions de massage peuvent s'exercer sur les ligaments dorsaux du carpe et de la radio-carpienne.

1, long supinateur ; — 2, long abducteur du pouce ; — 3, court extenseur du pouce ; — 4, radius ; — 5, cubital postérieur ; — 6, extenseur propre du petit doigt ; — 7, extenseur commun ; — 8, extenseur propre de l'index ; — 9, cubitus ; — 10, premier radial externe ; — 11, deuxième radial externe ; — 12, long extenseur propre du pouce ; — 13, interosseux dorsal.

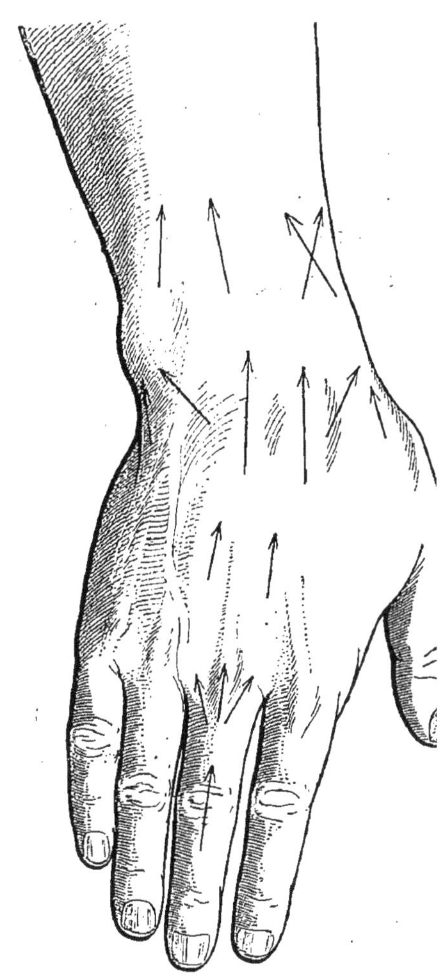

Fig. 49. — Direction à donner aux pr sions dans le massage de la face dors du poignet et de la main.

Les flèches suivent la direction des tendons montre la figure précédente. Au poignet, chaque côté les deux flèches donnent la dir tion du faisceau dorsal de ce ligament. disposition radiée à la racine du doigt corr pond aux pressions à exercer sur le ten extenseur et de chaque côté sur ceux des int osseux et lombricaux (voir fig. 62).

long supinateur et des deux radiaux externes : nous n'atteignons pas le *court supinateur*. En dedans, la masse interne ou plutôt antéro-interne a une disposition radiée : le *rond pronateur* est oblique du bord externe du radius à l'épitrochlée, puis le *grand palmaire* a une obliquité moindre ainsi que le *petit palmaire;* les *cubitaux* sont à peu près verticaux (V. fig. 50). Un plan profond, formé par les *fléchisseurs superficiel* et *profond* et le *fléchisseur propre du pouce*, renforce ce groupe antéro-interne, qui remonte moins haut ne dépassant pas l'épitrochlée. Seule la région musculaire superficielle est accessible au massage directement. Enfin, une troisième région, située en arrière, se compose des corps charnus des divers muscles dont nous avons étudié les tendons au poignet. S'insérant plutôt sur le cubitus et le *ligament interosseux*, leur direction est, en général, oblique de dehors en dedans et de bas en haut. Ce sont, de haut en bas, l'*extenseur commun* et l'*extenseur du petit doigt*, puis le *long abducteur*, le *court extenseur*, le *long extenseur du pouce*, l'*extenseur propre de l'index;* l'*anconé* est à part, nous le considérons comme la fin des faisceaux du vaste interne.

§ 2. — Physiologie.

La main est articulée avec l'avant-bras par un appareil complexe, qui lui assure une mobilité très étendue et une souplesse remarquable. La surface articulaire carpienne présente aux os de l'avant-bras, un condyle brisé qui correspond aux deux facettes de la surface radiale et au ligament triangulaire. C'est donc une condylarthrose qui jouit : 1° des mouvements de charnière, *flexion* et *extension*, dont l'excursion peut être de 180°; 2° des mouvements de latéralité, *adduction* et *abduction*, ou mieux inclinaison radiale et inclinaison cubitale, la première de 25°, la seconde de 45°. Il faut ajouter quelques mouvements de *rotation*, en plus de la *pronation* et de la *supination* de l'avant-bras et des mouvements de glissement des os du carpe.

A cause de l'extrême souplesse de cette jointure, il est moins important de donner la direction exacte des axes de ces divers mouvements ; il n'y aura pas, comme au coude, à craindre de directions défectueuses dans la mobilisation ; il est peu de mouvement que la musculature de l'avant-bras ne pourrait assurer.

Si la direction des axes peut ne pas être précisée, il n'en est pas de même des étendues du mouvement. L'extension comme la flexion la plus forcée placent le plan de la main perpendiculairement aux axes des os de l'avant-bras : nous avons bien ainsi 180°. Ce point est intéressant à connaître pour la mobilisation des fractures de l'extrémité inférieure du radius ; les surfaces articulaires regardant ou plus en haut ou plus en bas font paraître l'extension ou la flexion plus accentuée; mais le condyle, s'il remonte plus haut en arrière ou en avant, ne parcourt que 180°, et c'est au masseur à corriger ce défaut en modérant ou en accentuant davantage la flexion ou l'extension.

L'apophyse styloïde du radius descend plus bas que celle du cubitus, donc l'inclinaison radiale est moindre que la cubitale : nouvelle remarque à consigner dans le but d'une parfaite mobilisation.

Le carpe forme deux rangées de quatre osselets, dont les surfaces irrégulières, réunies par des petites capsules, permettent un glissement peu étendu, qui augmente la souplesse du poignet en lui conservant sa force. Les deux rangées sont séparées par une surface articulaire brisée, mais dont la convexité inférieure pénètre la concavité supérieure comme à la radio-carpienne, et la ligne articulaire est à peu près parallèle à celle-ci ; les mouvements de cette médio-carpienne sont bien restreints, surtout si on compare leur étendue à celle de la radio-carpienne; mais s'ils n'aident que faiblement à augmenter la flexion et l'extension, ils multiplient surtout les qualités de souplesse de l'appareil articulaire du poignet ; d'ailleurs une troisième ligne articulaire constituée par la carpo-métacarpienne assure de nouveaux glissements du carpe sur le métacarpe dans tous les sens et ajoute encore à cette souplesse sans augmenter l'étendue des mouvements, car ils sont ici très limités.

Il est difficile de fixer à chaque jointure les limites de son étendue dans les mouvements du poignet ; presque tout se passe dans la radio-carpienne; les autres articulations sont des auxiliaires utiles, dont le rôle s'accentue par l'éducation de certains mouvements de la main et des doigts.

La flexion est assurée par les fléchisseurs des doigts, qui n'agissent qu'après flexion des doigts ou fixation des doigts en une certaine position, mais elle dépend surtout du grand et du petit palmaire. L'extension est exécutée par les extenseurs des doigts et surtout les radiaux externes. Ceux-ci aident à l'inclinaison radiale et les cubitaux à l'inclinaison cubitale. L'insertion oblique de ces muscles est cause de quelques mouvements de rotation ou de circumduction.

Trois nerfs moteurs se distribuent à la musculature antibrachiale. Donnons à chaque nerf son rôle dans ces divers mouvements : le médian est le fléchisseur, aidé très faiblement du cubital en dedans (faisceau interne du fléchisseur profond). Le radial est extenseur et adducteur. Le cubital incline la main en dedans. Rappelons que le médian est pronateur et le radial supinateur. Nous connaissons ainsi quelle sera notre conduite à tenir dans les paralysies de ces nerfs.

§ 3. — Technique de massage.

Les manœuvres sont rarement limitées à l'articulation ou à la région du poignet; le massage de la main et des doigts en est le complément presque obligatoire. Aussi, au début de toute affection traumatique, la circulation défectueuse du poignet s'étend à la main et aux doigts.

Le rhumatisme qui enraidit les fléchisseurs et les extenseurs au poignet agit aussi sur tous les tendons de ces muscles jusqu'à leurs insertions digitales. Il faut donc adjoindre le massage de la main et des doigts à celui du poignet, si les lésions observées le commandent. La poudre de talc est donc étalée, d'après les principes déjà indiqués, depuis le milieu de la main ou, s'il est nécessaire, depuis l'extrémité des doigts jusqu'au-dessus du coude.

a) **Massage proprement dit.** — Il comprend le massage de l'articulation et celui des muscles de l'avant-bras.

Les pressions en avant débutent au niveau du ligament carpien et remontent quelques centimètres au-dessus. Si les pressions doivent être de même intensité au poignet et aux muscles de l'avant-bras, on exécute simultanément le massage des muscles et celui des tendons de la région antérieure du poignet, et on ne fait qu'une seule pression des tendons et des corps charnus.

En arrière, il est facile de suivre chaque tendon depuis son insertion jusqu'au-dessus du poignet, continuant ainsi la direction des muscles si la pression est uniforme sur le tendon et le corps charnu. Mais souvent le traumatisme a causé des épanchements dans les séreuses peri-articulaires, elles sont sensibles comme les ligaments sous-jacents, et il faut faire des pressions très légères : on ne masse alors exclusivement que les tendons et leur gaine séro-fibreuse.

On exécute ensuite des pressions, d'intensité variable suivant la lésion, sur les ligaments latéraux et leurs faisceaux postérieurs, sur les tendons des radiaux et la séreuse commune à l'abducteur du pouce et des radiaux d'après la direction indiquée, verticalement en dedans du pisiforme au cubitus, en dehors du trapèze et du scaphoïde à l'apophyse styloïde radiale; les pressions exercées sur les faisceaux postérieurs des ligaments latéraux partent du centre du carpe (grand os) et se dirigent obliquement vers chaque apophyse styloïde.

Les pressions s'adressent ensuite aux groupes musculaires de l'avant-bras, la main s'efforçant de suivre chaque muscle depuis son tendon inférieur jusqu'à son insertion supérieure. C'est d'abord le groupe externe (long supinateur et radiaux), puis le groupe interne et plus particulièrement ses muscles superficiels (rond pronateur, grand et petit palmaires, les cubitaux), enfin le

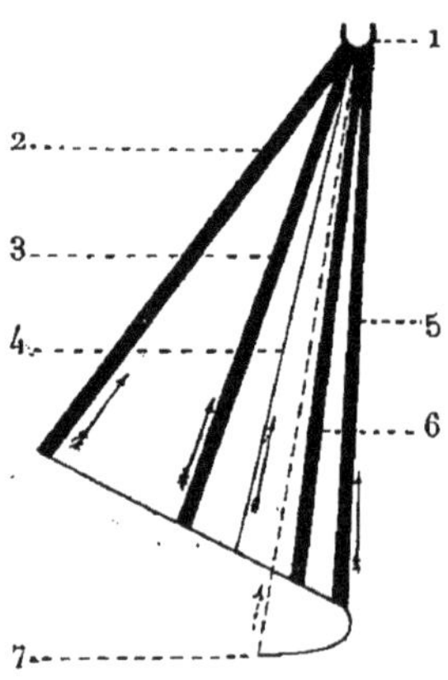

FIG. 50. — Schéma de la disposition radiée des muscles épitrochléens.

1, épitrochlée; — 2, rond pronateur; — 3, grand palmaire; — 4, petit palmaire; 5, cubital antérieur; — 6, cubital postérieur; — 7, extenseur commun.

groupe postérieur, (long abducteur, long et court extenseurs du pouce, extenseur commun, extenseurs propres de l'index et du petit doigt).

b) **Mobilisation passive.** — Le carpe est formé de huit os courts, s'articulant par des surfaces planes et obliques formant des arthrodies et des amphiarthroses, où il ne se passe que quelques mouvements de glissements vite limités par la disposition des surfaces articulaires, qui par place s'emboîtent réciproquement, et par les ligaments qui réunissent tous ces petits os. Cette constitution du condyle carpien ajoute à la souplesse du poignet, comme nous venons de le voir.

Ce sont autant de jointures à soigner et à mobiliser : nous devons entretenir leurs mouvements, et peut-être aurons-nous plus tard à exiger de la médio-carpienne et de la carpo-méta-

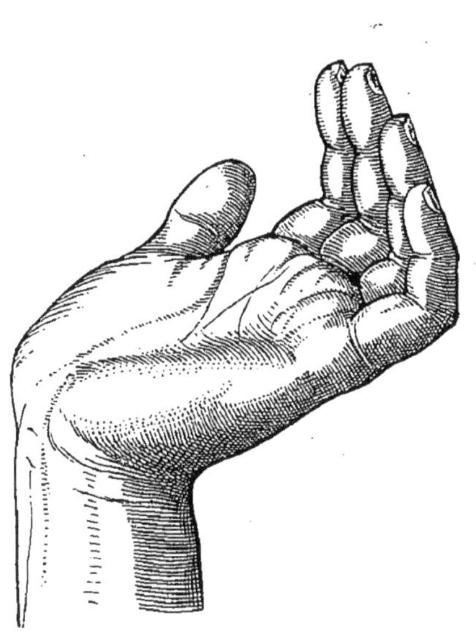

FIG. 51. — Mobilisation du poignet. (Extension forcée.)

Le plan de la main est à peu près perpendiculaire à l'axe de l'avant-bras, surtout si les doigts se fléchissent : le relâchement des tendons des fléchisseurs permet ainsi quelques degrés de plus d'extension. La limite du mouvement est absolue : les articulations du carpe n'aident pas à l'étendue du mouvement forcé, comme cela a lieu pour la flexion.

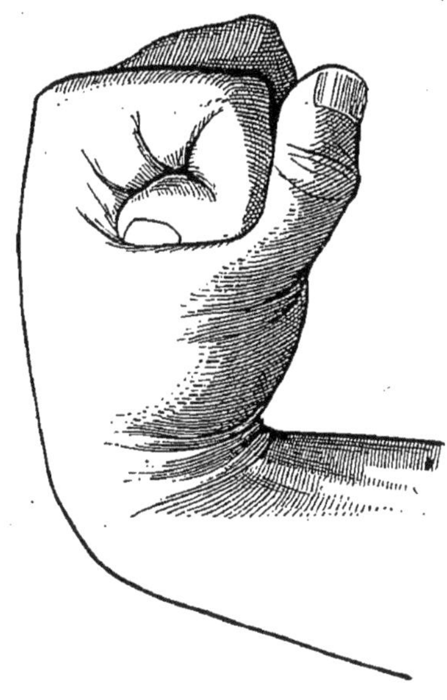

FIG. 52. — Mobilisation du poignet. (Flexion.)

Le plan de la main arrive plus difficilement à se placer perpendiculairement à l'avant-bras : la flexion des doigts gêne cette flexion forcée. La limite du mouvement est exercée avec fruit, car la radio-carpienne a alors donné son maximum, et les quelques degrés que l'on peut gagner en plus sont obtenus par la mobilisation des articulations du carpe.

carpienne une suppléance du poignet ankylosé. Ces articulations permettent en tout cas au poignet quelques-uns des mouvements qu'il eût perdus en totalité si nous n'avions pas conservé le libre jeu de toutes ces arthrodies. On recherche donc chaque os, et on le mobilise sur les surfaces voisines ; c'est d'abord le scaphoïde qu'on fait glisser sur le semi-lunaire, le grand os, le

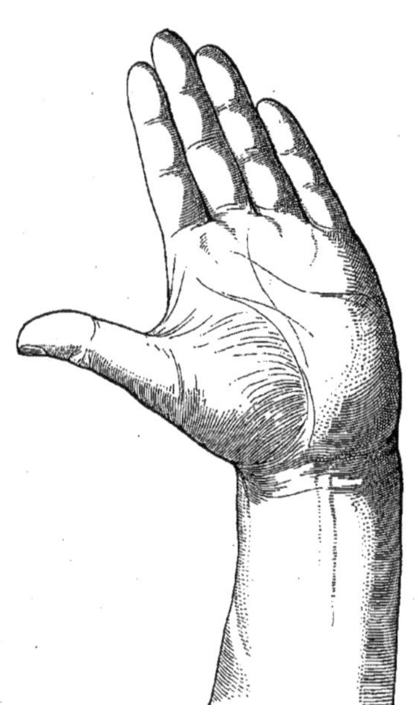

Fig. 53. — Mobilisation du poignet (adduction).

apophyse styloïde du radius descend plus bas que celle du cubitus et gêne le mouvement qui est peu étendu, surtout si la main passe en flexion. D'ailleurs, les radiaux qui exécutent ce mouvement principalement sont en même temps extenseurs de la main sur l'avant-bras.

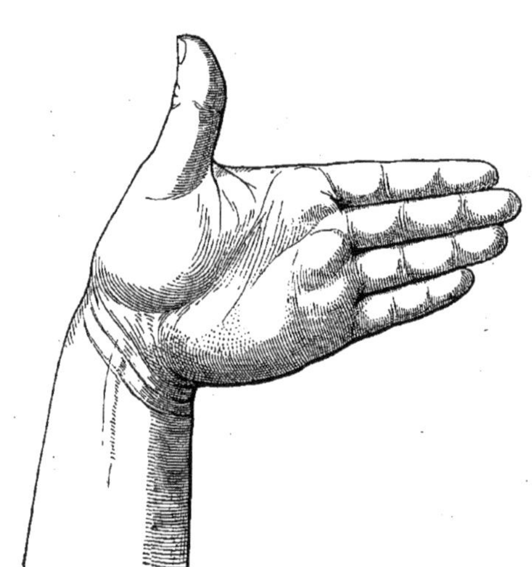

Fig. 54. — Mobilisation du poignet (abduction).

Le carpe est assez éloigné du cubitus, en étant séparé par le ligament triangulaire de l'extrémité inférieure du cubitus ; on peut même dire qu'il ne s'articule pas avec cet os, mais exclusivement avec le radius ; aussi existe-t-il une certaine souplesse du poignet dans les mouvements d'abduction que les cubitaux exécutent spécialement ; de plus, l'apophyse styloïde cubitale descend moins bas [que la radiale s'oppose peu au mouvement.

trapézoïde et le trapèze, puis le semi-lunaire, qu'on ne peut saisir que dans la flexion de la main, il fait alors saillie à la région dorsale: on exécute les mêmes manœuvres de glissement sur le grand os, le scaphoïde, le pyramidal et l'os crochu. On prend ainsi successivement pyramidal, pisiforme, trapèze, trapèzoïde, grand os et os crochu. Cette dernière rangée doit être mobilisée sur les métacarpiens correspondants, isolément d'abord, en masse ensuite.

On peut exécuter des mouvements plus étendus dans la médio-carpienne, condylarthrose très irrégulière qui possède quelques degrés de flexion, d'extension, d'inclinaison en dedans et en dehors. La carpo-métacarpienne a des mouvements plus limités. Ces différentes mobilisations préparent celle du poignet dans ses mouvements d'ensemble ; il est inutile alors de chercher à limiter les mouvements dans la radio-carpienne.

La flexion et l'extension font tourner le plan de la main autour de la charnière carpienne dans une étendue de 180° ; dans les limites de la flexion et de l'extension la main est perpendiculaire à la face antérieure et à la face postérieure de l'avant-bras. Ces limites varient chez les différents sujets, suivant qu'ils s'occupent de travaux manuels délicats qui entretiennent la souplesse du poignet (pianistes, violonistes, etc.), ou qu'ils exécutent des ouvrages grossiers (maçons, laboureurs, etc.). La préhension n'a quelque puissance que si la main est en extension sur l'avant-bras ; l'extension a une importance plus marquée et doit être plus surveillée que la flexion. Les mouvements d'inclinaison ont aussi des limites très variables, ils ajoutent à la dextérité : on ne saurait donc les négliger, et de même il faut exercer les quelques mouvements de rotation qui aident l'étendue de la pronation et de la supination.

Dans la mobilisation passive du poignet, il est important de ne pas oublier d'exercer les doigts isolément et ensemble par des mouvements de flexion et d'extension qui ont pour but de mobiliser les tendons des fléchisseurs et des extenseurs au niveau du poignet. Le glissement de ces tendons ainsi exercé agit sur la séreuse musculaire et sert aussi de massage profond des tissus avec lesquels ils sont en rapports. On exécute de la sorte le massage du carré pronateur et on aide à sa résolution dans les traumatismes du poignet; cette manœuvre analgésie le radius quand il est fracturé.

Enfin, la mobilisation passive, pour être complète, doit faire exécuter à l'avant-bras des mouvements de pronation et de supination. La radio-cubitale inférieure voisine du poignet est souvent plus proche des lésions que la radio-carpienne et mérite aussi toute notre attention : enfin, le muscle carré pronateur contracturé place l'avant-bras en pronation; donc si on ne mobilisait pas les radio-cubitales, la supination perdrait rapidement de son étendue.

c) **Mobilisation active.** — Elle consiste à faire répéter au malade tous les mouvements exécutés passivement : flexion, extension, inclinaisons radiale et cubitale, pronation et supination. Le patient ne peut limiter la mobilisation à chaque jointure du poignet : la mobilisation active est générale à toutes les jointures du carpe. La douleur est la limite extrême des mouvements. On complète cette mobilisation par les mouvements divers des doigts.

Il n'y a pas que la force à rechercher dans les mouvements du poignet : plus utiles à retrouver sont la dextérité et l'adresse. L'éducation musculaire présente ici quelque différence avec les exercices prescrits pour l'épaule et le coude. Il est évident que le manouvrier cherche surtout à retrouver la force de saisir avec assurance ses instruments. Mais l'artiste, en plus de la force qui lui donne une partie de son adresse, doit acquérir de la célérité.

Chaque mouvement est donc répété d'abord sans résistance

à la contraction du muscle moteur et à chaque moment de ce mouvement. On place la main en diverses positions et on prie le patient de garder chaque position, une, deux, cinq secondes. Ensuite on fait passer le poignet d'une position à une autre, lentement, puis vite, plusieurs fois de suite, avec des mouvements combinés des doigts, de l'avant-bras, etc. Enfin on commence seulement à opposer quelque résistance à chacun des mouvements. Pour juger des progrès de la force musculaire on prie le malade d'appuyer de ses doigts sur un plan en maintenant la main en position moyenne : cette position exige une contraction des muscles de l'avant-bras qui font effort : si ce mouvement est encore sensible, le malade ne doit pas encore exécuter de mouvements de force, ni saisir avec violence, ni porter un objet de quelque poids.

Les exercices que l'on conseille entre les séances doivent être modérés, surtout si les lésions sont à droite : la main et les doigts ont trop de facilité à nous servir pour qu'il n'y ait à redouter quelque imprudence : si la fonction de la jointure est à peu près récupérée, le malade, ne ressentant plus aucune douleur, essaye de prendre un objet trop lourd ou simplement trop volumineux, ce mouvement forcé réveille une contraction douloureuse dans les muscles de l'avant-bras, et des troubles fonctionnels s'installent pour une longue durée dans toute la région. Un appareil ouaté, léger, autour du poignet, n'immobilisant aucunement les doigts, modère la tendance aux mouvements de préhension exagérés. Il est utile de soutenir l'avant-bras et le poignet par une écharpe dans la station debout ou pendant la marche ; quand le malade s'assied, le bras est retiré de l'écharpe et repose sur une table, la nuit le long du corps ; ces diverses positions favorisent la circulation veineuse, et le membre n'est immobilisé que pendant le minimum de temps.

§ 4. — Affections traumatiques.

L'organe de préhension, plus exposé aux divers accidents que les autres segments du membre supérieur, transmet au poignet les effets du traumatisme : c'est là que se produisent le plus souvent les lésions osseuses ou articulaires, soit que la main cherche à protéger le corps contre toute action directe, soit qu'elle essaye de prévenir une chute ou d'en atténuer les effets.

L'entorse peut se compliquer de luxation en avant ou en arrière; les cas en sont rares, si l'entorse est fréquente : le trauma devrait être bien violent qui occasionnerait la luxation, car les moyens d'union sont nombreux et puissants. La fragilité du tissu spongieux de l'extrémité inférieure du radius, d'autre part, est une cause occasionnelle de la fracture de cette épiphyse, qui fournit le plus fort appoint à la statistique des diverses affections traumatiques du poignet.

FRACTURES DE L'EXTRÉMITÉ INFÉRIEURE DU RADIUS

Nous ne pouvons passer brièvement sur les divers chapitres de cette fracture juxta-articulaire, qui fut une des premières massées, qui fut la première mobilisée par Championnière. Ses causes, son anatomie pathologique, ses symptômes, sa marche concourent à démontrer la nécessité de rejeter l'immobilisation et d'appliquer la méthode nouvelle.

Mécanisme. — Sans entrer dans les discussions nombreuses qui ont été occasionnées par le mécanisme, nous pouvons constater que cette fracture est le plus souvent causée par une chute sur la face palmaire, la main en extension forcée. Le ligament antérieur radio-carpien résiste, disait Lecomte, mais l'os fragile se brise au-dessus de l'articulation. Hennequin (1) a modifié la théorie de l'écrasement, défendue anciennement par Nélaton et Malgaigne. Ces deux théories sont insuffisantes pour expliquer chacune les diverses lésions observées dans la plupart des cas. Cependant il existe des variétés où chaque théorie trouve son application.

A l'occasion d'une série d'observations de fractures de l'extrémité inférieure du radius, consécutives à la mise en marche des moteurs d'automobile, Championnière (2) a montré que les faits semblaient prouver l'importance de la théorie par arrachement. En nous basant sur une partie des différents cas cités par cet auteur, cas d'ailleurs rapportés par nous (3), où la déformation minima avait été cause d'erreur de diagnostic, nous pensons que, si le mécanisme des variétés les plus habituelles est applicable par la théorie de l'arrachement, les fractures par enfoncement ne doivent cependant pas être complètement rejetées ; la radiographie nous démontre en effet que, sauf la diminution de longueur évidente de l'épiphyse (ascension de l'apophyse styloïde du radius de 2, 3 centimètres), il n'existe parfois aucune trace de déformation, l'enfoncement peut seul donner l'aspect que nous présentent ces épreuves radiographiques.

Étude des lésions : Variétés. — Le plus souvent le trait de fracture siège à 2 centimètres au-dessus de l'interligne ; c'est le point de séparation entre la diaphyse et l'épiphyse, entre le tissu spongieux et le tissu compact. Ce trait est généralement transversal, la diaphyse a pénétré l'épiphyse. On a l'habitude de décrire diverses variétés, dont une, celle de Colles, assez fréquente, serait oblique en bas et en avant : d'autres seraient obliques dans différents sens.

Il nous semble à ce propos utile de faire remarquer que, suivant

(1) Hennequin, *Revue de chirurgie*, 1894, t. XIV, p. 557.
(2) Championnière, *Société de chirurgie, Académie de médecine*, mars 1904.
(3) Dagron, *Bulletin Société IXe arrondissement*, juillet 1902.

la direction de la violence et la position de la main, le fragment inférieur est plus ou moins long en avant, en arrière, en dedans, en dehors, et qu'ainsi on a l'explication des déformations diverses. Dans la fracture la plus normale, le trait est transver-

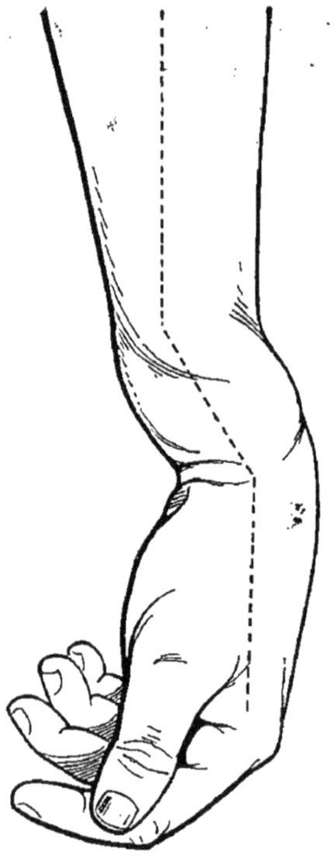

FIG. 55. — Fracture de l'extrémité inférieure du radius (déviation en dos de fourchette).

Le fragment inférieur est déplacé en arrière et la surface articulaire est inclinée de façon à placer la main en extension, les fléchisseurs la redressent d'où production du dos de fourchette. La forme la plus fréquente est celle qui présente à la fois déviation en dehors et en arrière. L'extension est exagérée aux dépens de la flexion; donc insister sur celle-ci.

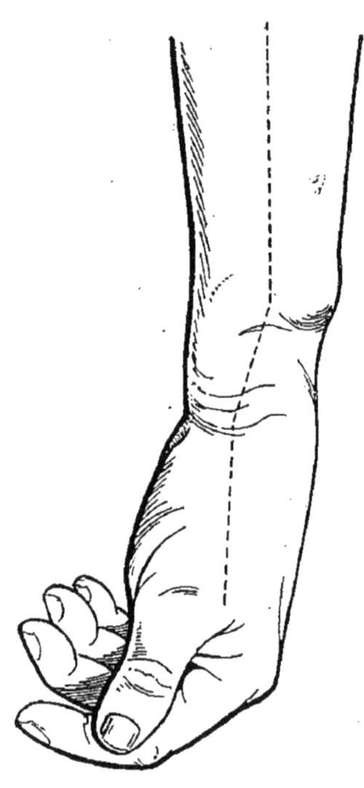

FIG. 56. — Fracture de l'extrémité inférieure du radius (déviation en avant).

Le fragment inférieur est déplacé en avant et l'enfoncement s'est surtout produit à la région antérieure du radius, d'où orientation antérieure de la surface articulaire radiale, les extenseurs redressent la main. Forme assez rare. La flexion est exagérée aux dépens de l'extension; donc insister sur celle-ci.

sal, la diaphyse pénètre l'épiphyse presque verticalement, la déformation est moindre, elle varie cependant encore d'après la pénétration, faisant remonter plus ou moins haut l'apophyse styloïde du radius, c'est-à-dire faisant diminuer plus ou moins la longueur du radius. Si le trait est oblique de haut en bas et d'arrière en avant (fracture de Colles), la diaphyse pénètre l'épiphyse obliquement en avant et refoule le fragment inférieur à la

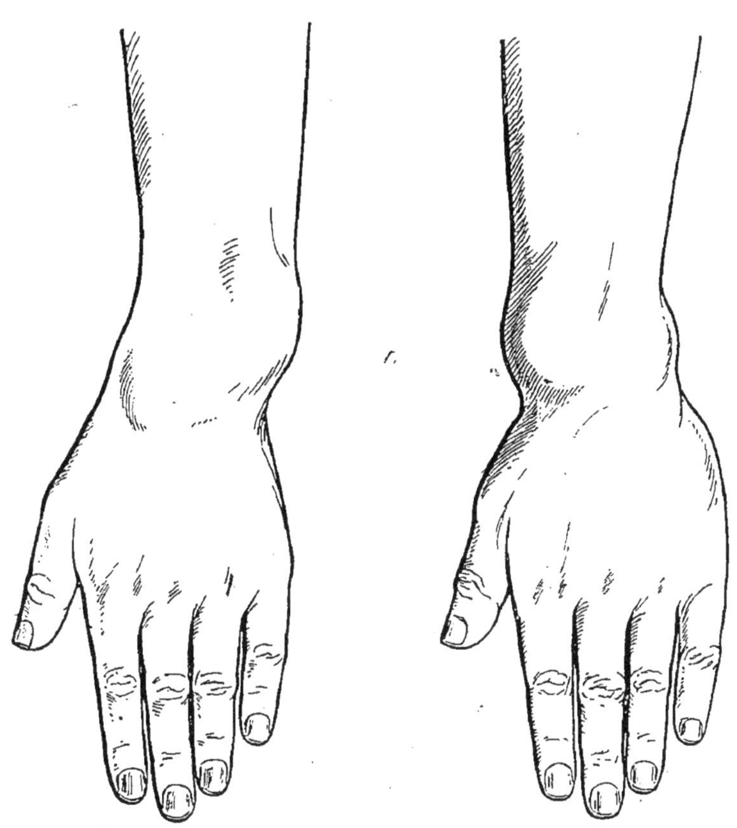

FIG. 57. — Fracture de l'extrémité inférieure du radius (déviation de la main en dehors).

La forme la plus fréquente : la pénétration des fragments a été plus marquée en dehors, d'où inclinaison de l'articulation radio-carpienne, qui déjette la main en dehors.

FIG. 58. — Fracture de l'extrémité inférieure du radius (déviation de la main en dedans).

L'enfoncement de l'épiphyse est tel que la surface articulaire radiale regarde en dedans. Forme rare, le cubitus est souvent intéressé.

région dorsale (*dos de fourchette*). Si l'obliquité est contraire, la saillie antérieure est plus accentuée, car la diaphyse chasse en avant le fragment inférieur. Si le trait de fracture est oblique de bas en haut et de dedans en dehors, la diaphyse radiale énuclée le fragment en dehors ou le pénètre du côté interne : il existe une saillie très marquée du côté du radius ; si l'obliquité longitudinale laisse au fragment inférieur plus de longueur en dedans, la diaphyse radiale est plus en dehors et le fragment inférieur plus en dedans.

Si nous avons signalé ces diverses variétés, c'est que, suivant le trait de fracture et la situation de l'épiphyse, les surfaces articulaires radio-cubitales regardaient ou en arrière ou en avant, ou en dedans ou en dehors, et que la main se trouvait ainsi déjetée soit sur le bord radial, soit sur le bord cubital, soit en arrière, soit en avant, exagérant la flexion ou l'extension, l'inclinaison radiale ou l'inclinaison cubitale. Le plus souvent, la surface articulaire regarde un peu en arrière et en dehors, d'où l'excès d'extension et d'inclinaison radiale par comparaison à l'état sain.

Signalons avec intention l'arrachement ligamenteux interne, observé quelquefois, et la fracture de l'apophyse styloïde du cubitus, reconnue souvent par Tillaux aux autopsies, vérifiée depuis par la radiographie. Ces lésions correspondent à un fait clinique, qui a son importance en vue du succès du traitement.

Symptomes. — Le gonflement se produit peu de temps après l'accident ; il n'empêche pas de constater la déformation, qui existe toujours, quelque minime fût-elle. Celle-ci est donc variable comme nous l'avons indiquée : le plus souvent, la main n'est plus dans l'axe de l'avant-bras, elle est déjetée en dehors : la symétrie des deux côtés n'existe plus. En plaçant un de nos index sur chaque apophyse styloïde, radiale et cubitale, l'ascension de celle du radius nous est facilement démontrée. Outre cette déformation latérale, il existe une autre déformation antéro-postérieure, mais celle-ci est quelquefois signalée à tort. Dans la fracture de Colles, le fragment est chassé en arrière ; la déformation dite en *dos de fourchette*, en *baïonnette*, ne saurait être niée. Mais dans la fracture à trait transversal, la plus commune, cette déformation antéro-postérieure est due aux épanchements séro-sanguinolents des gaines tendineuses du poignet, qui sont situées plus intérieurement en arrière qu'en avant et donnent alors cet aspect ; et comme en avant il se produit du gonflement dans la région des synoviales des fléchisseurs au-dessus du ligament antérieur du carpe, et que cette tuméfaction disparaît tout à coup à la paume de la main, l'examen de profil démontre et explique ainsi la déformation en dos de fourchette. Cette explication est, d'ailleurs, confirmée par la disparition du gonflement et des déformations après quelques jours de massage (fig. 59, 60 et 61).

C'est pour cette raison que bien des réductions ont été déclarées utiles alors que les tractions n'avaient eu à réduire que des exsudats. Toutes les déformations en dos de fourchette ne sont pas exclusivement dues au gonflement des séreuses : elles peuvent être dues à des lésions osseuses, mais quand la déformation osseuse existe véritablement, la réduction ne donne pas ce brillant résultat, car les fragments se sont pénétrés, se disjoignent mal, et il est même préférable à tous points de vue de ne pas faire semblables tentatives. La réduction n'est indiquée que dans les fractures du radius situées au-desus de l'épiphyse, quand il y a mobilité anormale ou crépitation osseuse, ou tout au moins si la fracture est assez éloignée des surfaces articulaires pour que la désunion des fragments soit aisée et utile. Pour le même motif, on ne saurait recommander de rechercher la crépitation et la mobilité anormale ; d'autres symptômes constants suffisent au diagnostic.

Parmi eux, signalons la douleur de la pression exercée sur l'épiphyse à 2 centimètres au-dessus de l'interligne. Il peut y avoir de la sensibilité accusée à la pression de l'apophyse styloïde et à l'insertion des faisceaux ligamenteux, mais elle n'est pas comparable à la douleur du trait de fracture.

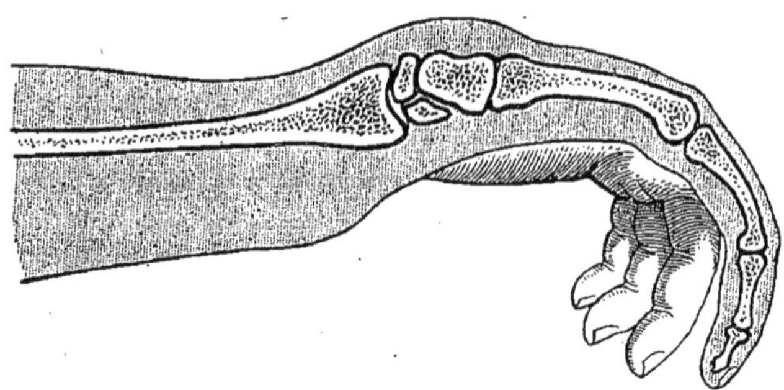

FIG. 59. — Contusion du poignet avec dos de fourchette.

Cette figure a pour but de démontrer que l'aspect de dos de fourchette n'est pas pathognomonique de la fracture du radius ; la présence de liquide dans les gaines dorsales et antérieures peut occasionner une déformation du poignet, qui a causé des erreurs de diagnostic

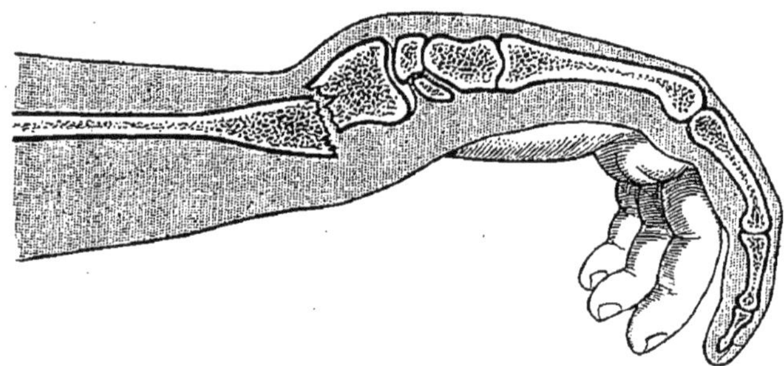

FIG. 60. — Fracture de l'extrémité inférieure du radius avec dos de fourchette.

Cette disposition n'existe pas dans toutes les fractures du radius, comme elle peut exister sans fracture. On ne doit tenter de réduction que si l'on est certain de la fracture et si celle-ci est susceptible de se réduire. Il est inutile de réduire dans les enfoncements de l'épiphyse avec peu de déformation.

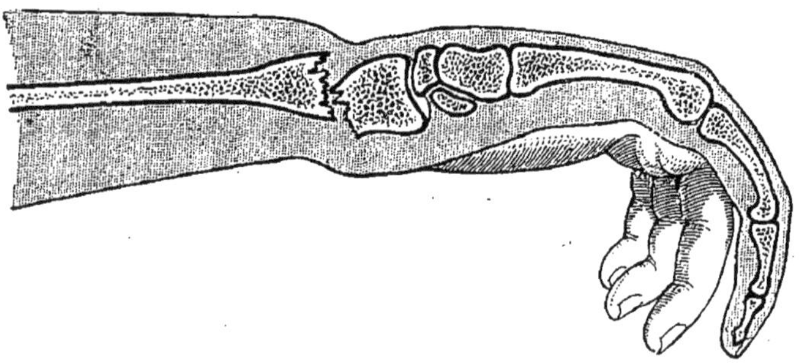

FIG. 61. — Fracture de l'extrémité inférieure du radius sans dos de fourchette.

Il existe parfois des déformations où la tumeur dorsale est absente ; on ne saurait donc conclure infailliblement à une fracture en cas de dos de fourchette, et réciproquement l'absence de cette déformation n'exclut pas une fracture du radius.

Signalons enfin l'impotence fonctionnelle, plus accentuée dans la fracture que dans l'entorse radio-carpienne. Le blessé a la main en abduction, l'avant-bras en pronation, les doigts légèrement fléchis. La pronation a pour nous un certain intérêt, car elle est causée par la contracture du carré pronateur qui a été lésé, dans ses insertions radiales, au niveau du trait de fracture.

Nous suivrons l'évolution de cette fracture en indiquant les différentes phases du traitement. Sa gravité est très variable et certaines fractures ont guéri sans aucun traitement, alors que d'autres ont donné des résultats médiocres, en dépit des qualités diverses de tous traitements.

Aussi chaque méthode s'inspire-t-elle des cas bénins que son procédé soigna avec succès, sans aucun mérite d'ailleurs, pour conclure au rejet de toute autre méthode, parce que dans tel cas grave le résultat fut insuffisant. Toute méthode a soigné des blessés, victimes de fractures graves, sans aucune chance de succès brillant. Il nous est arrivé de soigner les deux radius fracturés chez le même malade. Le procédé fut le même pour les deux fractures, puisque le masseur soignait chaque poignet quotidiennement. Le côté droit, plus atteint, demanda trois mois pour retrouver sa fonction complète : le gauche guérit en vingt-trois jours. La déformation n'a aucun rapport avec la gravité du pronostic. Celui-ci s'est beaucoup amélioré depuis la massothérapie, mais il y a toujours des cas graves pour toute méthode.

TRAITEMENT : DOIT-ON RÉDUIRE ? — Nous rappelons que la fracture de l'extrémité inférieure du radius ne doit pas être réduite si la déformation est de peu d'importance et si on a reconnu qu'elle est surtout due aux épanchements des gaines synoviales. Si la fracture siège au-dessus de l'épiphyse, s'il existe de la mobilité anormale, de la crépitation, la réduction s'impose en cas de déformation ; mais, nous le répétons, le plus souvent elle est peu marquée et ne gêne pas les mouvements du poignet s'ils sont bien entretenus.

Lorsque la déformation est exagérée, chez une femme surtout, la réduction est tentée sous le chloroforme et maintenue par un appareil plâtré postéro-externe, permettant aux doigts de se mouvoir. La main est déjetée sur le bord cubital, et la déformation corrigée suivant la position respective des deux fragments. L'attelle plâtrée est retirée au bout de huit jours, et on mobilise après massage.

Le plus souvent, dès le premier jour, la massothérapie s'impose comme traitement de choix. On a objecté, pour la combattre, de démontrer qu'elle ne pouvait empêcher la douleur entre les séances, la nuit surtout. Il suffit d'avoir massé de tels blessés au second jour après l'accident pour qu'on puisse reconnaître les effets du massage sur les symptômes douloureux ; le malade, qui n'a pas pu s'assoupir quelques minutes pendant la première nuit, nous est reconnaissant du sommeil calme de la nuit suivante, et depuis ne souffre plus. Certes, il y a des exceptions, et la douleur, tout en diminuant, peut persister pendant quelques jours : presque toujours elle disparaît après le premier massage, si le blessé observe bien toutes nos instructions.

Technique. — 1° *Massage proprement dit.* — Avant d'étaler la poudre de talc sur la main et l'avant-bras, il est nécessaire que le membre repose d'une façon assurée sur un plan (table, lit, cuisse du praticien, etc.) par son bord interne, c'est-à-dire l'avant-bras et la main en position moyenne.

Cette position est quelquefois mal supportée dans la première séance, tant la douleur est vive ; la main et le poignet ne tolèrent aucune pression marquée comme le contact de la table : les blessés acceptent volontiers de s'appuyer sur le coude et de placer la main en haut, cette position aide la circulation veineuse et diminue la tension et par suite la douleur.

Le massage doit commencer par l'os, le radius fracturé ; on fait des pressions très légères le long de son extrémité inférieure en se servant du pouce d'un côté, de l'index et du médius de l'autre côté ; mais, pour que l'action sur l'os soit encore atténuée, on ne masse le radius que sur les deux faces en évitant son bord ou plutôt mieux sa face externe.

En avant et en arrière, des parties molles, tendons et séreuses, *matelassent* le périoste, et notre action diminuée est suffisante et ne réveille pas la douleur. On peut s'assurer qu'elle le ferait en cas contraire, si nous exécutons quelques pressions sur la région externe plus accessible ; le blessé se plaint alors et contracte ses muscles. Le massage de l'os dure trois ou quatre minutes, le temps nécessaire à analgésier le périoste déchiré et douloureux.

On passe ensuite au massage de l'articulation, qui a le plus souvent souffert du traumatisme : c'est le massage des ligaments latéraux interne et externe, et des faisceaux postérieurs de la capsule, puis on exerce des pressions, toujours très légères, le long des divers tendons de la région dorsale, en les suivant jusqu'à leurs corps charnus correspondants. On agit de même en avant, et on a simultanément massé les synoviales qui les accompagnent.

Si le gonflement s'est étendu jusqu'aux articulations phalangiennes et métacarpo-phalangiennes, on les masse rapidement, afin d'aider la résorption de toute sérosité : enfin on masse les divers corps charnus de l'avant-bras, très doucement s'ils sont douloureux et contracturés (rond pronateur, long supinateur), un peu plus fort, à peine plus fort dans les premières séances, si ces muscles ont une tonicité régulière. Il est nécessaire, pour agir sur le carré pronateur, de faire une très légère mobilisation passive, pendant que l'on masse le rond pronateur : ce dernier muscle agit synergiquement avec son adjuvant, et quand il est en résolution, le carré pronateur se décontracture.

2° *Mobilisation passive.* — Au poignet, il est préférable de ne pas commencer à mobiliser par la radio-carpienne. Si le massage des articulations de chaque doigt n'a pas toujours été utile, il n'en est pas de même des mouvements de chaque phalange; cet assouplissement des fléchisseurs et des extenseurs du doigt agit aussi sur la région dorsale et la région palmaire du poignet par suite du glissement des tendons dans leur gaine synoviale.

Ce mouvement, communiqué indirectement, sert de massage profond, car ces tendons sont situés contre le muscle carré pronateur en avant, et contre l'os fracturé lui-même en arrière. Chaque jointure de chaque doigt est donc mobilisée, ensuite simultanément on fait exécuter des mouvements de flexion et d'extension de tous les doigts sur la main, sans oublier la mobilisation de la métacarpo-phalangienne du pouce.

Les mouvements de ce doigt sont sensibles, ainsi que ceux de l'index et souvent du médius; les tendons des fléchisseurs et des extenseurs, et surtout ceux des long abducteur et court extenseur sont en rapport intime avec le foyer de fracture, leurs mouvements sont par suite gênés et douloureux. Aussi doivent-ils être exécutés avec douceur, toujours limités par la douleur, et être répétés plusieurs fois, sans oublier une seule des combinaisons formées par les articulations scapho-trapézienne, trapézo-métacarpienne et métacarpo-phalangienne.

La radio-carpienne est alors mobilisée; comme il n'y a pas de mobilité anormale, il est inutile de fixer le fragment inférieur : cette manœuvre serait d'ailleurs pénible, car la moindre pression réveille de la douleur au-dessus de l'articulation. Une main fixe simplement, sans violence, l'avant-bras à sa région moyenne, pendant que l'autre maintient la paume et fait exécuter des mouvements de flexion et d'extension, puis de latéralité et de rotation.

La flexion et l'extension présentent quelque irrégularité du fait de la direction de la main. Nous avons vu que les fragments, en se pénétrant, disposaient la surface articulaire radio-cubitale suivant un plan plus incliné que normalement; ordinairement elle regarde en arrière, et pour cette raison la main semble en extension forcée sur l'avant-bras. Plus rarement les déviations la placent en flexion, ou en abduction, ou en adduction forcées. D'après celte déformation, la mobilisation passive varie ses indications. S'il y a extension forcée, ce mouvement est fait avec modération, et on recherche surtout à gagner en flexion : il suffit de ne pas faire d'extension, en se contentant de chercher chaque jour à augmenter l'étendue de la flexion. On agit dans le sens opposé en exerçant surtout l'extension, quand la main est déviée en avant par suite de la position anormale du fragment inférieur, dont la surface articulaire regarde en avant.

Les mouvements sont très limités dans les premiers jours, car ils sont le plus souvent très douloureux. Il ne faut pas, malgré le peu de progrès du début du traitement, essayer de l'activer par des manœuvres plus étendues, mais douloureuses. Les contractures de l'avant-bras ralentiraient encore les progrès, et même surviendraient des douleurs continues qui persisteraient pendant plusieurs mois. Dans les variétés normales avec peu de déformation, sans exagération de sensibilité, la mobilisation passive a gagné à peu près l'étendue de tous les mouvements (160°) au bout de 20 jours ; mais dans les variétés douloureuses, au bout de six semaines, les mouvements ne sont retrouvés qu'incomplètement. Ce sont ces malades qu'on retrouvait ankylosés en retirant l'avant-bras de l'appareil platré, ou qui conservaient quelques rares mouvements douloureux et sans force. Nous conseillons de pratiquer les mouvements de flexion et d'extension en portant toujours la main en abduction sur le bord cubital, pour éviter le tiraillement douloureux du ligament latéral interne.

Avec les mouvements du poignet, il est bon de répéter les exercices des doigts et de la main, en combinant toutes les positions de chaque segment de la main : flexion et extension de chaque phalange, puis des doigts sur la main, puis de la main sur le poignet. Enfin on achève par la mobilisation des radio-cubitales et du coude (pronation, supination, flexion et extension de l'avant-bras sur le bras). La supination est assez longue à retrouver, à cause de la contracture du carré pronateur : elle doit être surtout exercée.

3° *Mobilisation active.* — Elle consiste à faire répéter par le malade chacun des mouvements exécutés passivement. Si le traumatisme a été très violent, ces exercices ne sont pas commencés dès le premier jour : ils sont remis au troisième jour, lorsque le dégonflement est commencé. La douleur est encore ici le meilleur signe pour nous guider dans cette partie de la séance. Les premiers mouvements à conseiller sont la flexion et l'extension des doigts, l'opposition du pouce en décomposant chaque exercice, c'est-à-dire en fléchissant et en étendant chaque phalange de chaque doigt et en combinant ces mouvements pour que chaque appareil musculaire travaille à son tour. Puis les doigts sont exercés ensemble, enfin les mouvements du poignet sont répétés isolément et simultanément avec ceux de la main, en observant encore toutes les combinaisons possibles dans les mouvements de la main et des doigts. Ce sont les mouvements du poignet qui sont le plus surveillés, pour éviter que le blessé n'exagère une partie d'un mouvement aux dépens de l'autre ; nous avons vu que souvent l'extension se faisait avec plus de facilité, la flexion doit donc être surtout répétée. La mobilisation active comprend aussi la pronation, la supination et les mouvements du coude : la supination gagne lentement, parce qu'elle est quelque temps douloureuse. Quant aux autres exercices, ils peuvent être répétés par le blessé dès le premier jour. Rappelons que les mouvements d'extension et de flexion devront être exécutés en portant la main en dedans pour éviter les tiraillements du ligament latéral interne.

Longtemps les exercices sont pratiqués sans aucune résistance ; les muscles sont faibles, au point de ne pouvoir serrer la main et tenir un objet avant plusieurs jours. Aussi doit-on chercher, d'abord, à obtenir le plus de mouvements, et quand leur étendue est jugée suffisante, on commence à faire quelques oppositions. Les premières pressions exercées par les doigts sont sensibles : aussi le blessé ne peut-il pas, avant une vingtaine de jours, appuyer de l'index sur une fourchette sur un couteau ; la douleur accompagne l'impotence et, quand le blessé veut forcer, la douleur persiste et met des semaines à disparaître.

Bien des malades, commençant à ne plus ressentir de douleurs dans les mouvements passifs et dans les exercices sans résistance, essayent de reprendre leurs occupations ; mais, parmi celles-ci, il est toujours des mouvements usuels qui nécessitent plus de force que le convalescent ne peut fournir : ce surmenage rend le poignet sensible, les gaines tendineuses se tuméfient et les muscles se contracturent : il n'est plus de mouvement du membre supérieur qui ne réveille une vive douleur. Il est donc plus prudent de ne permettre de travail musculaire que lorsque la force est jugée suffisante. Pour le reconnaître, il suffit de prier le blessé de serrer la main qu'on lui présente : pendant les vingt premiers jours, sa pression est à peine sensible, puis peu à peu il en arrive à serrer suffisamment les objets pour ne plus les laisser tomber, même quand ils sont assez pesants. Les occupations peuvent être reprises, lorsque, connaissant la force nécessaire aux travaux ordinaires du convalescent, on peut considérer ses muscles comme assez puissants pour suffire à ces travaux. L'homme de lettres peut vaquer plus tôt à ses écrits que le charpentier ne peut serrer ses outils ou le pianiste frapper des doigts les notes de son instrument.

Après la première séance, lorsque les muscles sont au repos et que le gonflement a été atténué, on peut être appelé à redresser le fragment inférieur qui déforme le poignet : ce redressement est obtenu avec succès, quand la fracture est encore diaphysaire, mais elle devient difficile, sinon impossible et inutile, quand il y a eu pénétration. Nous conseillons de le tenter si la déformation est manifeste, mais de ne pas insister ; si on veut absolument réduire la fracture et qu'on ait quelque difficulté, on réussit mieux avec la chloroformisation. Bien souvent, comme l'a dit Championnière, on croit réduire, on place l'appareil plâtré et, quand on le retire, on retrouve la même déformation. D'autres fois on croit avoir réduit, sous prétexte que la déformation a disparu quand on retire l'appareil plâtré. Nous ne nions pas la réduction possible de certaines fractures du radius, nous l'avons souvent tentée et réussie, mais elle est le plus généralement inutile ; ou bien elle ne réussit que rarement à cause de la pénétration des fragments, ou bien cette déformation n'est pas de nature osseuse, mais due au gonflement des gaines et disparaît spontanément. On comprend comment des tractions faites sur semblable avant-bras aient été considérées comme heureuses quand, en retirant l'appareil plâtré, on trouvait un avant-bras sans déformation. La massothérapie a pu démontrer cette erreur et mieux définir, avec l'aide de la radioscopie, les fractures à réduire et celles qui devaient être respectées.

4° *Appareil. Écharpe.* — Si la réduction de la fracture du radius a été jugée nécessaire, l'appareil plâtré, maintenu quelques jours, est aussi de toute nécessité, et le massage est repris au huitième ou au dixième jour. Si on ne réduit pas, un peu d'ouate et une bande protègent suffisamment le poignet, qu'on place dans une écharpe, en permettant les mouvements des doigts et du coude. Dans le pansement, la main est placée en abduction, pour éviter le tiraillement du ligament latéral interne. Peu à peu, tous les mouvements non douloureux sont autorisés, et les blessés peuvent de suite essayer de rouler des cigarettes ou faire du crochet, ou simplement remuer une balle dans la paume de la main. Les exercices, répétés souvent, sont de courte durée dans l'intervalle des séances; le blessé ne doit jamais dépasser la sensibilité dans ses mouvements.

Parallèle des méthodes de traitement. — On a fait fréquemment le parallèle des méthodes de traitement de la fracture de l'extrémité inférieure du radius. L'immobilisation du poignet par l'appareil plâtré ou les attelles, qu'on emploie de moins en moins, a eu d'heureux résultats. Il est des variétés qui guérissent même sans aucun traitement : aussi faut-il comparer les cas graves soignés par les deux méthodes (immobilisation et mobilisation). En soignant les raideurs, les ankyloses, les atrophies musculaires, consécutives aux appareils plâtrés, nous avons pu constater de la nocivité de l'immobilisation dans les cas graves. Certains fracturés n'obtiennent pas par le massage des cures absolues, mais la douleur persiste moins, la force revient plus vite, et toujours l'articulation du poignet conserve la plus grande partie de ses mouvements. La douleur de l'apophyse styloïde, causée par le tiraillement du ligament latéral interne et quelquefois par l'arrachement de l'apophyse styloïde, révélé par la radiographie, persiste longtemps chez l'immobilisé, tandis que le traitement de mobilisation, en éduquant la main dans sa nouvelle position, tend à la faire disparaître.

Résultats de la massothérapie défectueuse. — Il est classique aujourd'hui de masser les fractures de l'extrémité inférieure du radius dans les très nombreux cas où l'immobilisation des fragments est inutile. Nous avons pu conclure du chapitre précédent que ce traitement doit être exécuté soigneusement et d'après des principes bien précis. Quelques malades, par la gravité de leurs cas, n'obtiennent pas une guérison parfaite : par tout autre mode de traitement la solution eût été aussi peu, sinon beaucoup moins avantageuse. Mais quelques blessés, malgré le peu de gravité du traumatisme, obtiennent un résultat assez médiocre. Nous avons eu l'occasion, malheureusement trop fréquente, d'observer des ouvriers qui, soignés par le massage pour une fracture du radius, venaient se plaindre de douleur, de faiblesse et d'impotence. Les régions des gaines en avant et en arrière sont tuméfiées, la main est en extension forcée et l'avant-bras en pronation. Les mouvements sont très limités, la flexion existe à peine et est très sensible : la supination est impossible, et on réveille des douleurs très vives en insistant un peu. La pression des muscles de l'avant-bras est pénible ; ils sont durs et amaigris. En résumé, les mouvements sont très limités, douloureux, et les muscles très faibles sont contracturés et en voie de dégénérescence. Souvent, en plus de ces défauts, on constate que la région du cal est hypertrophiée.

Ce sont là tous les effets d'un mauvais massage, massage brutal, inexpérimenté, suivi d'une mobilisation d'autant plus nuisible qu'elle a été le plus souvent surmenée, le masseur ignorant ayant demandé à la nature de suppléer à ses connaissances. Le blessé a fait des mouvements trop tôt, trop violents et sans direction.

En reprenant le traitement si le malade ne vient pas trop tard, il est possible d'atténuer singulièrement les conséquences fâcheuses des manœuvres ignorantes. La tuméfaction de la région fracturée indique des pressions brutales ; deux jours de repos et l'application de quelques compresses humides chaudes au poignet suffisent pour calmer la périarthrite traumatique causée par notre empirique ; le massage doux de la musculature de l'avant-bras calme les contractures ; la mobilisation très progressive, pour ne pas réveiller ces défiances musculaires, devient peu à peu maîtresse du carré pronateur, qui a été négligé ou même malmené par de trop fortes manœuvres, tapotements, hachages, foulages, etc., jointes à des mouvements de supination forcée.

Après quinze jours de ce traitement sédatif, la mobilisation est un peu plus poussée, sans cependant permettre de longtemps de faire des mouvements qui demandent quelque force (porter un objet pesant, serrer violemment, appuyer fortement avec la paume de la main ou la pulpe des doigts). C'est à peu près pour le blessé un nouveau mois de soins à supporter pour retrouver seulement une partie de la souplesse et de la force perdues.

Certains de ces blessés avaient enduré des pressions brutales qui réveillaient des douleurs cuisantes, chaque fois que le doigt pressait le radius à la région fracturée, et, redoutant pour ce motif une nouvelle tentative de massothérapie, réclamaient un appareil plâtré qu'ils regrettaient de ne pas avoir eu à temps. Tels sont les déplorables effets que de mauvaises manœuvres peuvent produire. Et de semblables malades sont un jour présentés comme des modèles du résultat de la massothérapie !

AUTRES FRACTURES DU POIGNET

Le traumatisme peut fracturer à la fois radius et cubitus, soit que l'apophyse styloïde seule ait été arrachée à chaque os, soit que toute l'extrémité inférieure des deux os de l'avant-bras ait été brisée, soit que le cubitus et le radius aient été fracturés tous deux vers le tiers moyen ; les os du carpe peuvent être écrasés (un seul, deux os voisins ou plusieurs os) ; l'apophyse unciforme est parfois arrachée : des luxations peuvent accompagner ces lésions osseuses variées.

Tous ces divers accidents, quelque violents soient-ils, sont traités de semblable façon : réduire si la réduction est facile et si elle est nécessaire dans l'intérêt de l'intégrité des mouvements du poignet, puis masser et mobiliser la jointure et l'avant-bras

FRACTURES DES OS DE L'AVANT-BRAS.

a) Déformation immédiate et déformation secondaire. — Si les deux os sont fracturés au-dessus de l'épiphyse, la déformation devient la règle, à cause du déplacement des fragments sous l'influence des muscles. Suivant la position du bras dans la chute, le radius et le cubitus, qui se rompent à peu près à la même hauteur, chassent le fragment inférieur ou en avant ou en arrière, ou en dedans ou en dehors ; un angle est formé au niveau de la fracture par chaque fragment d'os. La supination, en établissant le parallélisme des deux os, régularise la situation des fragments entre eux ; les deux fragments inférieurs ont des rapports normaux comme les deux fragments supérieurs, mais les deux fragments supérieurs n'ont plus la même direction que les deux fragments inférieurs. Le plus souvent, et si surtout la fracture est située assez bas, les fragments inférieurs sont déjetés en dedans. Chez les enfants les fragments sont parfois infléchis ; le périoste, n'étant pas déchiré, maintient les fragments, mais il ne peut empêcher l'action des muscles d'augmenter cette inflexion : la mobilité anormale et la crépitation manquent souvent chez les enfants par suite de l'épaisseur du périoste.

Ces fractures, qu'il y ait ou non déformation, ont un pronostic très réservé. Les exercices qui suivent le traitement de massage, que celui-ci soit entrepris après l'accident ou après l'ablation d'un appareil plâtré, font apparaître la courbure ou l'exagèrent ; s'ils sont mal surveillés et conseillés sans précaution, on assiste bien souvent à une déformation secondaire.

Mais si la réduction a été bien faite et maintenue par un appareil, et même si elle a été inutile par suite d'une déformation à peine marquée, un praticien soigneux peut toujours éviter la déformation secondaire. Il suffit de ne pas faire exécuter au blessé de mouvements avec quelque résistance avant la fin du deuxième mois. Le cal est solide au bout d'un mois, surtout après massage, mais le tissu osseux qui le constitue n'a pas encore assez de solidité pour empêcher qu'une action lente, mal dirigée et presque continue, ne coude la diaphyse à ce niveau.

Le traitement de ces fractures a pour but de conserver à l'avant-bras les mouvements de pronation et de supination, ainsi que la fonction des articulations du coude et du poignet; d'autre part, il est préférable, surtout chez la femme, d'éviter la déformation de l'avant-bras ; il ne saurait donc y avoir de loi précise pour formuler ce traitement ; chaque cas mérite réflexion et observation.

b) Choix du traitement. — Si le traumatisme a été peu violent, qu'il n'y a pas de déformation, pas de déplacement, chez un enfant par exemple, on met une légère attelle avec ouate et bande, l'avant-bras est placé dans une écharpe, et, entre deux séances de massage, on permet d'exécuter des mouvements des doigts, de la main et du poignet. Au bout de cinq jours, on sait quelle voie suivre; si tout se passe normalement, on peut maintenir quelques jours l'attelle, puis, vers le douzième jour, on l'enlève et on permet les mouvements actifs du coude et de l'épaule : d'ailleurs, le malade est surveillé quotidiennement, et la moindre irrégularité apparaît à temps pour qu'on puisse y remédier.

Si la déformation est assez marquée, si on perçoit mobilité, crépitation, etc., il faut réduire sous ou sans chloroforme et appliquer un appareil plâtré pendant plusieurs jours (de 15 à 25), en plaçant l'avant-bras dans la plus grande supination que permet la flexion de l'avant-bras sur le bras : les doigts sont libres ainsi que la main. L'appareil est posé vers le cinquième jour, après quatre ou cinq massages; avant-bras, poignet et coude, dès qu'on retire le plâtre, sont massés de nouveau.

c) TECHNIQUE. — Le massage se fait d'après les principes suivants : analgésique au début, il s'adresse, en général, à tous les tissus accessibles avec beaucoup de douceur (peau, tendons, muscles, séreuses, os, ligaments, etc.). Plus tard, les manœuvres deviennent trophiques : c'est une pression encore assez légère sur la région voisine de la fracture, et surtout sur le radius et le cubitus eux-mêmes, plus accentuée sur la musculature située au-dessus (masses épitrochléennes et épicondyliennes, ligaments du coude et du poignet, biceps et triceps).

La mobilisation passive et surtout l'active demandent toute notre attention. Le coude est mû sans inconvénient, les doigts et la main de même, si le gonflement et les ecchymoses s'étendent assez bas. La pronation et la supination sont vite douloureuses, il ne faut cependant pas réveiller cette douleur, sinon les contractures combattues par le massage se reproduiraient ; aussi ces deux mouvements sont tentés chaque jour, mais bien progressivement, et ils sont interdits au blessé tant qu'il n'exécute pas passivement le mouvement presque entier sans aucune douleur. Il est utile de conserver le plus longtemps possible la position de supination donnée par l'appareil, et le blessé veille à ce que la paume regarde en haut et que la main repose sur l'écharpe par la face dorsale, en inclinaison rectale ou cubitale, suivant la déviation à combattre. Longtemps les convalescents sont surveillés, afin de les empêcher d'exécuter des mouvements violents.

L'examen des traits de fracture, à différentes périodes, par la méthode de Röntgen permet de reconnaître et la valeur du diagnostic et l'utilité de la réduction et le succès de cette réduction, puis le maintien des deux fragments en situation régulière. Plus tard les rayons X confirment la guérison. Mais si nous n'en parlons qu'en terminant ce court résumé de notre intervention, c'est que cet examen n'a rien d'obligatoire, car la fonction a été parfois conservée malgré des déformations considérables, et pour reconnaître cette assertion paradoxale, il suffit de signaler ce cas si particulier où il n'existait aucun trouble de fonction quatre semaines après l'accident ; or la radioscopie montrait une union complète des deux fragments supérieurs, le fragment inférieur du cubitus adhérait à ce cal et il y avait une pseudarthrose très lâche au niveau de la fracture du radius, qui permettait au fragment inférieur radial de se mouvoir librement.

FRACTURES ISOLÉES DU CORPS DU RADIUS OU DU CUBITUS

Dans ces fractures isolées, causées le plus généralement par choc direct, nous n'avons plus à craindre de déformation ou de déplacement. L'os sain sert d'attelle aux deux fragments de la diaphyse brisée et permet de ne pas immobiliser l'avant-bras pour que ces fragments gardent leurs rapports. Il peut être nécessaire de reconnaître la position exacte des fragments et leur tendance à se déplacer, car ils subissent parfois des influences musculaires. Ainsi le biceps agit sur le fragment supérieur du radius brisé en sa diaphyse, il l'attire en haut et le met en supination alors que le reste de l'os est en pronation. La fracture du cubitus à la suite de choc direct (para-fracture), par suite de l'enfoncement, fait un angle du côté du radius ; cette situation est conservée par l'action du brachial antérieur. Il est donc utile de savoir que la meilleure position de ces blessés dans l'écharpe est la suivante : l'avant-bras en flexion sur le bras et en supination, la main déviée en dedans sur le bord cubital.

L'examen aux rayons cathodiques a son utilité, au cas où la fonction ne se rétablirait pas facilement après massage et mobilisation, d'après les principes indiqués pour les fractures des deux os ; la radioscopie pourrait nous faire connaître l'union du radius et du cubitus au niveau d'une fracture du radius, par exemple ; la fracture du cubitus est plus facile à examiner, par suite de la situation sous-cutanée de cet os.

ENTORSES

a) Mécanisme. — Les ligaments du poignet et les gaines tendineuses, ou mieux tous les tissus de nature fibreuse sont parfois déchirés par le traumatisme, et la violence du choc entraîne alors la luxation de la main ; cette luxation est néanmoins très rare ; dorsale ou palmaire, son diagnostic est aisé et sa réduction opérée facilement, il ne reste plus à la suite qu'une entorse grave, à laquelle nous appliquerons le traitement. Nous n'insisterons pas davantage, et de même nous ne ferons que citer la luxation de la radio-cubitale inférieure, dont une forme, la subluxation, se rencontre chez quelques blanchisseurs qui développent une certaine violence en tordant leur linge.

L'entorse radio-carpienne correspond aux déchirures des ligaments du carpe ; mais les ligaments des articulations carpiennes sont fréquemment atteints, en même temps que les ligaments latéraux radio et cubito-carpiens. L'impotence est moins accentuée, le gonflement moins étendu, que dans la fracture de l'extrémité inférieure du radius; la pression accuse nettement la douleur sur l'interligne articulaire ou au-dessous, il y a rarement de la déformation, et surtout l'apophyse styloïde du radius est à la même hauteur aux deux avant-bras, c'est-à-dire plus basse que l'apophysestyloïde du cubitus ; dans la fracture de l'extrémité inférieure du radius, cette apophyse est remontée et se trouve, soit sur la même ligne, soit plus haut que l'apophyse styloïde du cubitus.

b) Technique. — Dans le cas d'entorse du poignet, le massage s'adresse d'abord aux ligaments et aux tendons : chaque ligament est suivi par des pressions très légères, surtout les deux premiers jours; on exécute les mêmes manœuvres sur les tendons dorsaux du poignet. S'il est nécessaire, le gonflement des doigts et de la main est combattu par des pressions qui aideront la résorption de ces liquides épanchés. Les muscles de l'avant-bras sont aussi massés avec beaucoup de douceur le premier jour ; leur contracture douloureuse cède à la seconde séance, et le massage des muscles peut alors devenir plus énergique.

La mobilisation est limitée par la douleur ; celle-ci s'atténue dès la première séance, et, si le traumatisme n'a déchiré qu'un ou deux faisceaux ligamenteux, la guérison est à peu près complète en huit jours. Certaines entorses graves ont un pronostic plus sérieux qu'une fracture du radius ; il est des subluxations de tendons ou des dechirures ligamenteuses étendues qui demandent un mois, six semaines de traitement ; le poignet reste longtemps sensible, et les mouvements qui nécessitent quelque force sont très douloureux. Ces blessés doivent être suivis aussi longtemps que le réclament leurs lésions, et il faut surtout ne jamais surmener de semblables poignets. Beaucoup de ces entorses, qui, malgré leur bénignité, ont été massées avec violence et mobilisées en dépit de la douleur, consignées par leurs guérisseurs comme guéries parce que ces blessés avaient disparu au cinquième jour, viennent réclamer nos soins ; l'excès de douleur leur avait fait fuir ces massages barbares, et nous les retrouvons avec des gonflements exagérés, des contractures de tout l'avant-bras reculant de quelques semaines la fin du traitement, qu'ils nous confient volontiers

§ 5. — **Affections non traumatiques.**

RHUMATISME

Les séreuses articulaires du poignet sont souvent le siège des lésions rhumatismales, les gaines tendineuses voisines s'enflamment simultanément. Quelquefois même elles seules sont atteintes et la synoviale articulaire est respectée. Le traumatisme, le froid humide (blanchisseurs) fournissent la cause occasionnelle de cette localisation. L'aï crépitant, ou synovite aiguë, doit être respectée dans les quelques jours de période d'acuité, puis, dès que la douleur à la pression et la tuméfaction cèdent, on commence à mobiliser le poignet. Le massage des muscles de l'avant-bras combat leur contracture et prépare les mouvements, qu'on commence le plus tôt possible, si la douleur ne réapparaît pas.

Le massage violent de la région enflammée augmenterait le mal et occasionnerait la généralisation à tous les muscles de l'avant-bras des contractures de quelques faisceaux extenseurs. Aussi insistons-nous sur la réserve du massage des gaines atteintes, et localisons-nous les pressions très légères aux corps musculaires. Le mieux est de mobiliser légèrement sans masser, car l'immobilisation donne de mauvais résultats, en retardant la guérison complète ; le malade se sert de sa main de façon maladroite, et sa rééducation se fait plus lentement ; l'atrophie musculaire secondaire explique aussi ce retard.

PÉRIOSTITE

Il est une affection que nous devons respecter, et que nous croyons, par conséquent, utile de signaler. A la suite d'une chute, de quelque traumatisme, ou sans cause bien déterminée, un adolescent se plaint de l'extrémité inférieure du radius. La douleur est localisée exactement au-dessus de l'interligne sur toute l'épiphyse radiale ; il y a du gonflement, de la chaleur et parfois de la rougeur ; les rapports de l'apophyse styloïde du radius indiquent qu'il n'y a pas de fracture.

Quelquefois ce jeune homme a été massé et même avec violence, et la douleur, qui a singulièrement augmenté en intensité et en étendue, n'a pas modéré les mouvements féroces d'un empirique qui croyait soigner quelque entorse incomprise. Il s'agit de la réaction du périoste voisin du cartilage d'accroissement; très vasculaire, il s'hyperémie et même s'enflamme; rarement il y a suppuration. Celle-ci pourrait devenir grave et compromettre le membre tout entier.

Il suffit de laisser quelques jours l'avant-bras au repos, avec des compresses humides sur la région enflammée. Puis, dès que la période inflammatoire est terminée, on masse légèrement les muscles de l'avant-bras, en respectant la région voisine du cartilage; on mobilise avec la même précaution doigts, main et poignet ainsi que l'avant-bras, et le membre supérieur recouvre sûrement tous ses mouvements et toute sa force.

RAIDEURS ET ANKYLOSES DU POIGNET

A la suite de divers traumatismes du poignet ou de l'extrémité inférieure de l'avant-bras, fractures, contusions, entorses, des phlegmons des gaines, des poussées rhumatismales articulaires ou péri-articulaires, du fait de l'immobilisation et des lésions de l'articulation ou de son voisinage, les mouvements de la jointure sont limités plus ou moins, et la raideur peut s'étendre à toutes les jointures de la main. En effet la synoviale articulaire n'est pas seule épaissie, dégénérée, les séreuses tendineuses sont tuméfiées, et on peut, suivant l'âge de ces lésions, rencontrer de simples épaississements de l'appareil séreux avec un peu de liquide épanché, ou bien des masses cellulo-fibreuses qui emprisonnent les tendons, les fixent dans leur gangue plus ou moins résistante.

En dehors des déformations causées par des lésions osseuses, il y deux tuméfactions, désignées même sous le nom de tumeurs. La *tumeur dorsale*, la plus fréquente, la plus accentuée et la plus visible, forme sur le dos du carpe une saillie d'aspect général arrondi, peu élevé, régulière à la palpation, sensible par places ; la peau qui la recouvre est quelquefois colorée et amincie. Les tendons de la région dorsale sont plus ou moins immobilisés dans cette masse fibreuse. Il en est de même à la face antérieure du poignet, mais au-dessus de l'interligne articulaire ; les tendons y conservent plus longtemps leur glissement.

Deux variétés sont facilement séparables, suivant que les mouvements sont irréguliers, limités, gênés, ou que l'adhérence est complète et que l'articulation est complètement ankylosée.

a) **Raideurs.** — Dans les simples raideurs, on peut réparer et rapidement guérir les malades, qui sont pour la plupart des convalescents de rhumatisme, de synovite aiguë, de plaies du poignet, des fracturés ou entorsés de la radio-carpienne ou des articulations du carpe, immobilisés dans des appareils, ou même simplement mal mobilisés. Si les lésions sont récentes, on peut espérer beaucoup du massage modéré des régions fibreuses péri-articulaires, des pressions plus accentuées sur les muscles de l'avant-bras, insistant surtout sur les corps charnus des muscles, dont les tendons sont gênés dans leur glissement au poignet. La mobilisation passive, dans son double but de mobilisation proprement dite et de massage profond, a une grande importance. Cette mobilisation rompt les adhérences avec une plus grande sécurité et plus rapidement que tous les pétrissages des masses cellulo-fibreuses ; elle ne doit jamais être brutale, les sensations douloureuses la limitent. Les mouvements actifs terminent la séance, et ils sont recommandés au malade, qui les répète souvent, mais peu longtemps. La mobilisation active devient rapidement de la gymnastique suédoise, et l'enraidi, au bout de quinze jours, serre la main avec une certaine force.

b) **Ankyloses.** — Il n'en est pas de même de l'ankylosé. Le massage est utile, mais cette partie de la séance est pour le moment secondaire : il faut d'abord trouver quelques mouvements au carpe. C'est donc la mobilisation passive, doigts d'abord, main et poignet ensuite, qui commence la lutte contre les adhérences, et quand quelques mouvements de flexion et d'extension ont été retrouvés, l'action du massage sur le muscle et la gymnastique redonnent quelque force au poignet paralysé. Le massage toutefois n'est pas à exclure de chaque séance; il est toujours utile d'entraîner les fibres charnues par un travail futur plus important que celui qu'elles sont chargées d'exécuter. Les extenseurs et les fléchisseurs sont dans peu de cas complètement adhérents aux gaines fibreuses, les doigts ont toujours quelque mouvement, à moins de lésions atrophiques et paralytiques très étendues, et on retrouve une musculature suffisante si on gagne quelques mouvements dans la radio-carpienne. En même temps que le poignet, les radio-cubitales sont souvent ankylosées : les mêmes procédés font retrouver pronation et supination.

Ce n'est pas en vingt jours que l'ankylose du poignet s'améliore. Il faut faire des séries de séances de mobilisation : celle-ci peut être très lente et peu sensible ; on peut employer une méthode plus violente avec de la mobilisation quelque peu forcée : la docilité du malade, sa nervosité, la tolérance des tissus autorisent cette progression ; à chaque séance, seuls les corps musculaires sont massés, mais on mobilise avec énergie les diverses articulations des doigts, dont les mouvements sont limités par les adhérences des tendons fléchisseurs et extenseurs. On exerce de même la pronation et la supination. La gymnastique entretient les mouvements gagnés et communique la force nécessaire à ces mouvements nouveaux. Un défaut consiste souvent à surmener ces muscles bien faibles : l'entraînement ne doit pas arriver à la lassitude et surtout à la douleur.

L'ankylosé ne retrouve jamais la totalité de ses mouvements : il est rare d'obtenir plus d'une vingtaine de degrés en extension et flexion, et on ne gagne rien en adduction et abduction : c'est d'ailleurs préférable, car les mobilisations mal dirigées qui ont été éduquées avec de l'adduction communiquent au poignet une certaine laxité latérale qu'aucun muscle ne peut diriger. Il faut donc faire les flexions et extensions exactement suivant l'axe transversal de l'articulation du poignet. En ne prenant pas la main au niveau du carpe, mais au-dessous, on peut étendre ces mouvements en communiquant encore quelque souplesse dans les petites jointures carpiennes ; on y gagne quelques degrés supplémentaires. Si cette flexion nouvellement gagnée semble peu importante, cependant elle permet à la main de perdre cette maladresse qui se retrouve chez tous les ankylosés du poignet.

c) **Résection.** — La résection du poignet peut rendre à la main ces mouvements de flexion et d'extension qu'elle a irrémédiablement perdus : l'opération ne donne que de médiocres résultats ; peut-être la massothérapie sera-t-elle appelée à rendre cette opération plus courante ; mais comme le plus souvent la main a perdu plutôt que gagné à cette intervention, elle ne tente pas les chirurgiens ; nous avons eu l'occasion de conserver une articulation très suffisante chez un malade, où on retira presque tout le carpe pour des lésions tuberculeuses ; il guérit sans fistule et put se servir d'une main qui demeura faible plusieurs années, mais qui conserva une assez bonne étendue de mouvements d'extension et surtout de flexion ; un peu de déviation en dehors donnait quelques mouvements de latéralité interne, qui empêchait ce réséqué de saisir et porter des objets un peu pesants. Nous avons la certitude que si l'intervention n'avait pas attendu que la musculature du malade fût dans un état de dégénérescence assez avancée, le résultat eût été tout autre. Aux chirurgiens à nous confier l'entretien des muscles de leurs futurs réséqués ou à intervenir rapidement si notre traitement de massage et de mobilisation est insuffisant à rendre quelque mobilité au poignet.

ATROPHIES ET PARALYSIES DES MUSCLES DE L'AVANT-BRAS

Nous aurions pu considérer ces conséquences de divers états pathologiques, de diverses affections comme intimement liées à la raideur et à l'ankylose ; car ils accompagnent toujours ces désordres articulaires ou péri-articulaires, quand ils n'en sont pas le plus souvent la cause ou la complication. Cependant l'atrophie peut exister sans troubles articulaires, la paralysie de même, et la conservation de l'appareil musculaire est parfois seule notre but, les articulations fonctionnant normalement : la mobilisation passive suffit à entretenir la fonction de la jointure, mais la conservation de la vitalité et de la force musculaire demande plus de soins, et nous avons vu que le massage et que les exercices étaient nécessaires pour l'entretien de l'appareil musculaire de jointures enraidies ou ankylosées.

La marche de l'atrophie débute de deux façons : l'atrophie est lente et la paralysie s'accentue avec le progrès des lésions, ou bien la paralysie débute par suite de l'absence de l'influence nerveuse, brusquement (section du nerf, compression du nerf), et l'atrophie se fait secondairement. Dans le premier cas nous devons retarder la marche de l'atrophie et par suite la paralysie; dans le second cas nous ne pouvons pas agir sur la cause, mais nous conservons au corps musculaire sa vitalité pour le moment où la cause de la paralysie cessera.

Nous donnerons la conduite à tenir pour les atrophies du membre supérieur (atrophie musculaire progressive), et nous montrerons que notre intervention massothérapique est en raison directe de la résistance de la fibre charnue ; nos pressions sont d'autant plus légères que le muscle est dégénéré : tel fléchisseur qui ne présente que quelques fibres charnues doit être considéré comme celui d'un enfant et massé et mobilisé en conséquence; les exercices deviennent du surmenage quand ils dépassent quelques minutes de travail.

CONSERVATION DE LA CONTRACTILITÉ MUSCULAIRE. — Lorsque la paralysie est secondaire à une absence brutale d'influx nerveux (section du nerf), les anastomoses pouvant rétablir la communication entre les deux segments du nerf, la suture pouvant rendre au nerf sa conductilité, notre but consiste à entretenir la fonction de ce muscle, pour qu'il ne dégénère pas secondairement et se contracte de nouveau quand le nerf lui recommuniquera l'excitation des centres nerveux. Si la parésie augmente lentement et parallèlement à l'accroissement de quelque tumeur qui comprime un filet nerveux, notre intervention conserve encore à ce corps charnu ses propriétés physiologiques et retarde la dégénérescence secondaire, jusqu'au moment où l'ablation de cette tumeur (ablation ou régression) détruira la cause de la parésie ou de la paralysie. Dans tous les cas les pressions sont en rapport avec la vitalité de la fibre charnue; elles sont plus énergiques évidemment au début, quand le membre est à peu près de même volume que celui du côté opposé. Mais plus tard, après quelques mois d'attente, s'il est toutefois prudent d'attendre longtemps, le muscle amaigri contient plus de fibres dégénérées que de fibres striées normales, et un semblable organe serait vite surmené par des pressions de moyenne intensité : les exercices se font avec les mêmes indications.

A l'avant-bras, certains muscles isolés peuvent être ainsi atrophiés ou paralysés (plaies du nerf médian, compression du nerf radial à la gouttière de torsion). La première recherche consiste à connaître exactement quels muscles sont atteints. Cet examen est aisé; il suffit de rechercher la contraction de chaque muscle des trois régions antibrachiales. La palpation des muscles parésiés, atrophiés, leur force de contraction, indiquent leur état de dégénérescence, et les pressions et exercices sont mesurés d'après la résistance du corps charnu.

On ne saurait conserver indéfiniment à un muscle privé de son influence nerveuse ses propriétés contractiles; d'ailleurs ce nerf préside aussi à sa nutrition, et, en dépit de nos soins qui ne font que retarder la dégénérescence, la fibre musculaire devient grasse. Aussi est-ce surtout quand on est à peu près certain qu'il y a une régression prochaine, ou opération possible avec chance de succès, que l'on tente de prolonger la vitalité de la fibre charnue : un des meilleurs exemples de cette indication est la paralysie radiale a frigore, où le massage, comme nous le verrons, conserve la fibre musculaire pendant la période paralytique.

CHAPITRE IV

RÉGION DE LA MAIN

§ 1. — Anatomie massothérapique.

La main comprend pour nous l'organe de préhension en entier, avec les doigts, qui sont souvent décrits comme région à part, mais qui sont, en réalité, une partie de la main. Considérée dans la position de repos, les diverses articulations en extension et les doigts rapprochés, la main a la forme d'un disque allongé présentant deux faces : une antérieure ou *palmaire*, l'autre postérieure ou *dorsale*; de chaque côté, les bords sont appelés : en dedans *cubital*, en dehors *radial*.

Contrairement aux autres segments du membre supérieur, la face dorsale est recouverte par de la peau fine, transparente, les veines sous-cutanées s'y dessinent même chez les personnes grasses. Les articulations métacarpo-phalangiennes font une saillie, qui se continue en haut par le bord postérieur des métacarpiens, visibles chez les personnes émaciées et chez les vieillards. Les os sont donc sous-cutanés et sont seuls à signaler les tendons *extenseurs*, glissant dans leur gaine cellulo-fibreuse et se continuant sur la face dorsale du doigt.

La face palmaire est formée par l'évasement du canal carpien ; les tendons *fléchisseurs*, groupés pour le passage au poignet, se séparent ; le *fléchisseur propre du pouce*, accompagné de sa propre gaine séreuse, gagne le pouce; les autres tendons, entourés par la séreuse interne du poignet, s'étalent dans la paume et vont gagner deux par deux (profond et superficiel) les doigts correspondants. La séreuse interne accompagne seule le *fléchisseur du petit doigt*. Ces tendons reposent sur une aponévrose profonde, suite de cette aponévrose profonde qui tapissait le canal carpien, et recouvre à la main le gril métacarpien et les muscles *interosseux*. A ces tendons viennent en dehors se fixer les petits muscles *lombricaux*.

De chaque côté de la face palmaire, en dehors du tendon fléchisseur du pouce et le recouvrant, est une éminence musculaire, dite *thénar*, et en dedans du fléchisseur du petit doigt est l'éminence *hypothénar*.

L'éminence thénar, constituée par quatre muscles que la dissection sépare difficilement, ne doit être considérée par nous que comme un seul corps charnu, dont les divers faisceaux auraient une disposition radiée, en forme d'éventail dont la poignée serait à l'articulation métacarpo-phalangienne ; les faisceaux les plus externes sont ascendants, ils se dirigent vers la saillie formée par le scaphoïde; les suivants, vers le milieu du ligament antérieur du carpe, puis ils deviennent presque horizontaux, puis horizontaux et même descendants en s'insérant (court adducteur) tout le long de la face antérieure du troisième métacarpien. Le masseur n'a pas besoin de savoir que les premiers faisceaux constituent le court abducteur, les suivants le court fléchisseur, puis l'opposant, enfin le dernier, le court adducteur du pouce. Il est plus simple de connaître la direction générale de ces quatre muscles difficilement séparables.

Il en est de même pour l'éminence hypothénar où trois muscles forment un corps charnu oblique de haut en bas et de dehors en dedans, qui suit assez bien la direction du fléchisseur du petit doigt.

Au-dessus de ces muscles et tendons l'*aponévrose palmaire superficielle*, terminaison du palmaire grêle, s'étale, adhérant à la face profonde de la peau épaisse, lisse, sillonnée de plis qui ne correspondent en aucun point aux directions des divers organes de la main.

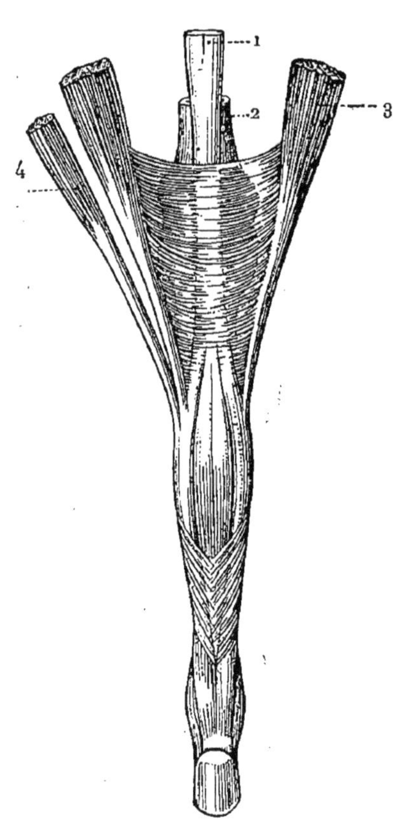

FIG. 62. — Face dorsale d'un doigt. (Tendon extenseur et annexes).

Cette figure indique la direction de nos pressions à la région métacarpo-phalangienne, verticale sur le tendon extenseur, oblique sur les tendons et faisceaux charnus des interosseux et lombricaux.

1, tendon de l'extenseur ; — 2, métacarpien ; — 3, interosseux dorsal ; — 4, lombrical (d'après TESTUT).

Enfin, profondément entre les métacarpiens, sont des muscles dits interosseux ; les uns sont *palmaires*, destinés aux tendons fléchisseurs ; les autres sont *dorsaux*, destinés à renforcer les tendons extenseurs. Il est difficile de séparer ces corps charnus et de préciser notre action à la main ; nous verrons qu'il n'en est pas de même pour les extrémités tendineuses aux doigts.

DOIGTS. — Les doigts présentent en avant et en arrière les mêmes caractères que la main proprement dite. En arrière la peau recouvre le tendon de l'extenseur, qui s'insère sur le squelette du doigt d'une façon précise à connaître pour diriger nos pressions d'une façon rationnelle.

C'est à la base de la dernière phalange, au-dessous de l'articulation phalangino-phalangettienne, que s'insère la terminaison de l'extenseur ; il se divise bientôt en trois tendons : l'un très mobile, qui continue la direction du premier, et les deux autres, adhérant au squelette et obliquant pour passer latéralement sur l'articulation phalango-phalanginienne ; les trois divisions se réunissent de nouveau, et le tendon commun se continue sur le dos de la main et parfois s'anastomose avec les tendons voisins.

Avant de passer sur l'articulation métacarpo-phalangienne, le tendon extenseur reçoit un renfort du muscle interosseux dorsal. Il y a deux expansions tendineuses, une de chaque côté, pour le tendon du médius ; pour les autres doigts, l'expansion de l'interosseux dorsal est externe, si on considère que l'axe de la main passe par le médius et que ces muscles sont écarteurs. Il semble que seuls l'index et l'annulaire aient cette expansion interosseuse externe du tendon extenseur, mais au pouce l'interosseux dorsal devient le court abducteur et au petit doigt le court adducteur. Chaque doigt a donc un écarteur, le médius seul en a deux.

Cependant il existe à chaque doigt deux tendons du système interosseux ; si nous observons avec attention, nous comprenons que ceux qui se fixent en dedans de chaque doigt rapprochent le doigt de l'axe ; ce sont donc les interosseux palmaires qui vont se fixer par une expansion aponévrotique au côté interne du tendon extenseur, à la même hauteur que l'expansion de l'interosseux dorsal. Le médius ne reçoit donc aucune insertion interosseuse palmaire. Le fléchisseur propre du pouce a aussi son interosseux palmaire ; il est d'ailleurs très puissant, c'est le court adducteur du pouce : nous n'insisterons pas sur les preuves fournies par l'étude de l'anatomie philosophique et de l'anatomie comparée. *Non erat hic locus*. Nous verrons cependant l'utilité qu'il y a à connaître ces détails anatomiques, dans la restitution des mouvements des doigts, après plaies et phlegmons, par exemple.

A la face palmaire du doigt sont les tendons fléchisseurs. Le fléchisseur *superficiel* se divise en deux tendons qui forment gouttière et vont se fixer sur les bords de la phalangine de chaque côté, envoyant des freins tendineux jusqu'à la base de la première phalange. Le fléchisseur *profond* passe sous le pont formé par la division du tendon superficiel, puis glisse dans la gouttière que ce tendon lui a ménagée, et va se fixer à la base de la dernière phalange.

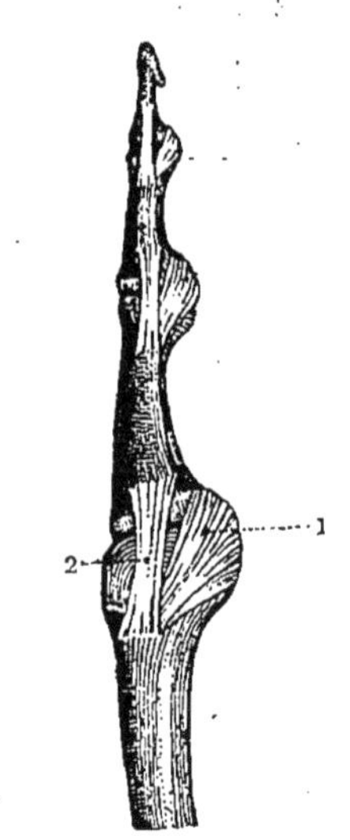

Fig. 63. — Articulation des phalanges entre elles et articulation métacarpo-phalangienne.

Ces trois jointures présentent, toutes trois, deux ligaments latéraux et un faisceau antérieur qui augmente la cavité articulaire, comme cela existe aux enarthroses de l'épaule et de la hanche (bourrelet glénoïdien). Cette disposition commande la direction des pressions du doigt dans le massage de ces jointures, c'est-à-dire qu'elles sont verticales latéralement et très obliques antérieurement de chaque côté des tendons fléchisseurs (Testut).

1, ligament antérieur (bourrelet) ; — 2, ligament latéral.

La peau qui recouvre la face palmaire du doigt, présente à sa profondeur une zone cellulo-graisseuse contenant les organes du tact, où viennent se terminer les nerfs sensitifs collatéraux palmaires et dorsaux. Rappelons rapidement le territoire des nerfs des doigts. La face dorsale se partage également entre le radial et le cubital, le médius ayant un collatéral dorsal radial et un collatéral dorsal cubital. La dernière phalange dépend des nerfs palmaires, qui repassent sur la face dorsale. La face palmaire a ses nerfs collatéraux formés par le médian au pouce, à l'index, au médius et au bord correspondant de l'annulaire ; le petit doigt et la moitié du quatrième dépendent du territoire du cubital ; répétons que ces deux nerfs, médian et cubital, innervent toute la face palmaire du doigt et repassent sur la face dorsale, au niveau de la phalangette.

Le squelette de la main, formé par les cinq métacarpiens qui s'articulent solidement par emboîtement réciproque avec le carpe et sont fixés les uns aux autres par des ligaments puissants, est articulé avec la première phalange de chaque doigt par une articulation condylienne très souple, dont la cavité située du côté de la phalange est augmentée par le ligament antérieur ou glénoïdien. Cette cavité reçoit la tête du métacarpien, sorte de condyle aplati latéralement. Les ligaments sont latéraux, s'insérant en haut sur un tubercule, en bas s'étalant en éventail, en avant au ligament glénoïdien, sur les côtés et sur la face dorsale à la base de la phalange.

Les articulations des phalanges sont trochléennes, mais les dispositions des ligaments sont identiques à celles de la métacarpo-phalangienne ; nous avons le même ligament antérieur, les mêmes ligaments latéraux. Au pouce le ligament glénoïdien métacarpo-phalangien contient deux petits os sésamoïdes ; on en voit un parfois au même ligament de l'index.

A ces divers ligaments glénoïdiens antérieurs adhère la gouttière fibreuse qui contient le muscle fléchisseur.

§ 2. — **Physiologie**.

Il ne suffit pas de rendre à un blessé ou à un rhumatisant les mouvements de la main, on doit aussi lui assurer la dextérité, l'adresse qu'il avait avant son accident, sa maladie. Dès le début du traitement, il faut songer à cette période de la maladie où, les lésions réparées, le convalescent reprend l'usage de sa main ; il n'y a pas de nouvelle éducation à refaire si le blessé a été entraîné en vue de conserver la fonction particulière de sa main et de ses doigts. Chez le manouvrier il n'est pas aussi nécessaire de préciser l'action des interosseux ; l'exercice des biceps, des fléchisseurs des doigts suffit pour qu'il puisse reprendre son travail peu de jours après la consolidation de sa fracture. L'artiste ne saurait que faire de biceps puissants ; son adresse dépend de l'exercice surveillé des muscles de sa main, de l'exquise dextérité des mouvements des doigts.

Il est donc nécessaire de connaître avec exactitude la valeur de chaque muscle dans les mouvements de la main, d'en connaître la vitalité, pour juger de l'exercice à faire, de sa durée, de la force à exiger, donc de la résistance à opposer, et surtout il nous faut savoir avec précision les mouvements de chaque articulation de la main et des doigts, leur étendue, leurs limites, les combinaisons de ces divers mouvements pour l'exécution de la fonction de préhension, ou tout autre fonction, variable suivant les métiers divers, les professions, les usages, que la civilisation nous a fait exiger de l'organe de préhension. Nous ne pouvons ici décrire tous ces divers usages, nous en déterminerons cependant un, l'écriture, qui s'exécute grâce à ce mouvement qui donne à notre main la plus grande partie de son adresse, l'opposition du pouce aux autres doigts de la main.

La main doit être étudiée dans chacune de ses jointures, le doigt suivant ses articulations métacarpo-phalangiennes et phalangiennes, puis les mouvements de la main seront décrits dans leur ensemble, et enfin l'étude des mouvements des doigts entre eux complétera cet exposé physiologique.

Chaque doigt s'articule par sa première phalange avec le métacarpien correspondant ; c'est une condylarthrose, qui permet quatre mouvements, flexion, extension, adduction, abduction (nous faisons passer l'axe par le médius), et même une certaine circumduction. Le ligament antérieur limite l'extension ; le doigt est alors placé dans la continuité du métacarpien. Chez les personnes adroites des doigts, entraînées pour la souplesse de la main, les phalanges se placent en extension forcée sur le métacarpien et peuvent même lui devenir perpendiculaires, mais ces mouvements forcés sont plutôt passifs : il n'y a aucun muscle pour exécuter ces mouvements, qui s'obtiennent par le secours de l'autre main, mieux vaut ne pas insister sur l'extension forcée des phalanges dans la mobilisation de la main ; ce que nous disons des phalanges, nous pourrions le répéter des phalangines et des phalangettes. La flexion est beaucoup plus étendue, elle est modérée par les jointures postérieures des ligaments latéraux; il en est de même des mouvements de flexion des autres phalanges.

Les mouvements d'adduction et d'abduction sont limités par les faisceaux latéraux; ils consistent en de simples mouvements de glissement plus marqués dans l'extension, bornés par la rencontre du doigt voisin. En conséquence de ces quatre mouvements, il existe aussi un peu de circumduction.

Les phalanges s'articulent entre elles par de petites surfaces analogues à celles du genou, et, comme cette dernière, elles ont deux mouvements, la flexion et l'extension. On dit communément qu'une phalange est limitée dans sa flexion par la rencontre des faces antérieures des phalanges sous-jacentes; mais en faisant exécuter, comme nous le devons, chaque mouvement séparément, on constate que la flexion des phalanges ne dépasse pas l'angle droit; c'est le bec de la deuxième phalange qui rencontre celui de la première et arrête le mouvement; la troisième phalange fléchit moins que la seconde.

L'extension des phalanges ne dépasse pas normalement la ligne droite; cependant la troisième se relève parfois, suivant un angle obtus très ouvert par un peu d'entraînement; aucune utilité ne nous engage à suivre cette manœuvre. Il n'y a pas aux phalanges de mouvement de latéralité.

Le pouce varie quelque peu : l'articulation métacarpo-phalangienne présente bien à peu près la même conformation qu'aux doigts, mais on y trouve plus d'extension; les mouvements de latéralité sont plus limités. Il semble que cette absence d'oscillation latérale parle en faveur de ceux qui admettent que la métacarpo-phalangienne du pouce est la phalango-phalanginienne et que c'est à la trapézo-métacarpienne qu'il faut aller chercher la véritable métacarpo-phalangienne. C'est là en effet que le pouce acquiert ses mouvements d'adduction et d'abduction, c'est là que se passe le mouvement d'opposition. Mais d'autres considérations tirées de la musculature (interosseux et court adducteur) nous obligent bien à considérer au pouce le métacarpien comme tel et non pas comme sa première phalange.

Ces divers mouvements sont exécutés par l'extenseur commun et les extenseurs propres, par les deux fléchisseurs profond et superficiel. Les muscles des éminences thénar et hypothénar aident les fléchisseurs du pouce et du petit doigt.

L'action de chaque interosseux, leur rôle dans l'adduction et l'abduction peut être généralisé : il suffit, pour en connaître la valeur, pour qu'ils deviennent l'objet de notre attention dans le massage de la main, il suffit de savoir qu'ils exécutent tous les mouvements d'écartement et de rapprochement des doigts et comment ces muscles ont une action adjuvante sur la flexion et l'extension, fixant la première phalange en extension par exemple, pendant que le fléchisseur agit sur les deux autres. Ils coopèrent à l'adresse et à la force des doigts, en aidant tantôt les fléchisseurs, tantôt les extenseurs.

Les muscles qui correspondent aux interosseux dans les éminences palmaires doivent être exercés dans le même but. Nous avons vu que le court adducteur était un interosseux palmaire, que le court abducteur était un interosseux dorsal. Faisons observer que les extenseurs agissent surtout avec les interosseux dorsaux et les fléchisseurs avec les interosseux palmaires : les interosseux dorsaux écartent pendant l'extension, les palmaires rapprochent les doigts pendant la flexion. Si on peut étendre avec les doigts rapprochés, on ne peut fléchir avec le moindre écartement des doigts.

Les doigts sont donc doués de flexion et d'extension, mais, grâce au jeu des interosseux, chaque doigt peut exécuter de l'extension métacarpo-phalangienne et de la flexion phalango-phalanginienne, et réciproquement. Si nous songeons que la phalangino-phalangettienne peut être alors en extension ou en flexion, nous pouvons obtenir passivement et activement dans le doigt plusieurs mouvements ou plutôt combinaison de mouvements, auxquels nous pouvons joindre encore les mouvements de flexion et d'extension du poignet.

Considérés ensemble, les doigts ou plutôt les quatre derniers doigts continuent le plan de la main. Quoique les doigts ne présentent pas la même longueur, il peut y avoir flexion synergique de toutes les métacarpo-phalangiennes, de toutes les phalanges correspondantes, et la main constitue alors une griffe solide qui prend et saisit les objets. Cette griffe peut se serrer au point de briser un objet qu'elle contiendra; elle possède donc la force : notre rôle est de la conserver (muscles fléchisseurs). Cette griffe peut se réduire aux deux dernières phalanges, quand elle doit contenir un objet de petite dimension; elle peut augmenter par la flexion du poignet et l'extension incomplète de toute la main quand l'objet à saisir est volumineux.

Le pouce, en se plaçant sur la même ligne que les autres doigts, augmente la largeur de la paume, mais le plus souvent il sert, par son opposition aux autres doigts, à faciliter la préhension : il s'oppose à un seul doigt ou à tous ; dans ce mouvement la face palmaire de la phalangine du pouce vient se mettre en rapport avec les autres doigts. Dans la sensation de contact, le pouce vient aider le toucher des autres doigts en s'opposant à leur phalangette.

Un des mouvements d'opposition les plus communs consiste à tenir un crayon ou un porteplume entre le pouce, l'index et le médius. Ainsi fixé, le porteplume, suivant le besoin, monte et descend grâce aux mouvements alternatifs de flexion et d'extension des phalanges des trois doigts : les muscles de l'éminence thénar et les fléchisseurs sont ceux qui jouent leur rôle avec le plus d'activité. Dans la crampe des écrivains, les muscles de l'éminence thénar, amaigris, dégénérés, laissent tomber la plume. C'est à eux que notre intervention s'adresse, si la maladie n'a pas encore causé de troubles trop profonds.

§ 3. — Technique de massage.

La main, composée de nombreux segments, jouit d'une souplesse toute spéciale, due à la grande mobilité de ses articulations. C'est donc à chaque jointure de la main que notre mobilisation passive intervient, pour conserver ou récupérer ces qualités d'assouplissement. A la main sont situés des appareils musculaires propres ; ce sont ceux qui lui communiquent son adresse, tandis que sa force de préhension, nécessitant une puissante musculature, a son siège dans l'avant-bras.

Il en résulte que, pour conserver à la main ses propriétés physiologiques, la massothérapie doit agir : 1° sur ses articulations et sa musculature et enfin 2° sur les muscles puissants de l'avant-bras.

Massage proprement dit. — Chaque doigt est pris en particulier, maintenu en extension pendant que les autres sont fléchis ; les pressions sont exercées au-dessus et au-dessous, puis de chaque côté des trois articles. Chaque jointure est massée séparément, ou bien les pressions dorsales et palmaires sont continuées d'une extrémité du doigt à l'autre, agissant ainsi sur les tendons fléchisseurs à la face palmaire et extenseurs à la face dorsale. Sur les côtés la pulpe du doigt qui masse (pouce, index ou médius) dessine un triangle, dont le sommet correspond au petit tubercule latéral de la phalange supérieure, et la base à la partie latérale moyenne de la phalange inférieure ; cette pression agit sur le ligament latéral. A la première phalange, le massage n'agit plus sur le ligament latéral, qui disparaît dans la capsule de l'articulation métacarpo-phalangienne, mais sur les tendons des interosseux et des lombricaux ; pour bien présenter ces parties fibreuses, le doigt à masser est déjeté à droite et à gauche vers le doigt voisin. Le massage est exécuté semblablement au pouce.

A la région palmaire de la main proprement dite les pressions suivent la direction des fibres charnues du court adducteur et des autres muscles de l'éminence thénar (triangle à sommet métacarpo-phalangien au pouce et à base métacarpienne au médius); à l'éminence hypothénar cette direction est parallèle

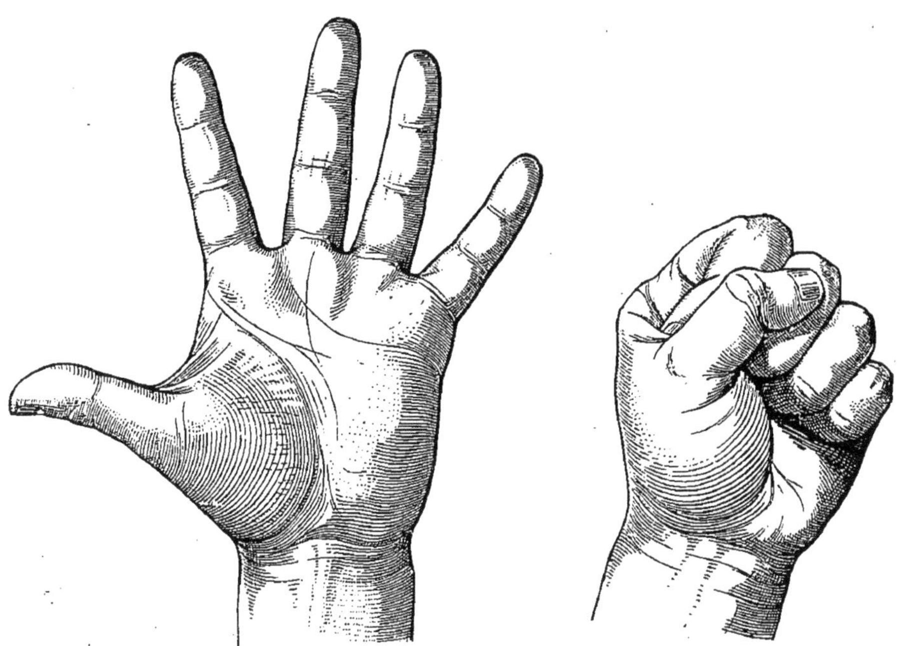

Fig. 64. — Extension de tous les doigts et de la main (écartement des doigts).

Ce mouvement est obtenu par la contraction simultanée des extenseurs et des interosseux dorsaux : ceux-ci sont abducteurs ou écarteurs des doigts. Cette double action peut être disjointe ; il est possible d'étendre les doigts écartés ou rapprochés. L'écartement des premiers doigts (pouce, index, médius) s'obtient volontairement ; il n'en est pas de même des deux derniers doigts : l'éducation cependant peut suppléer à cette insuffisance.

Fig. 65. — Flexion de tous les doigts et de la main (rapprochement des doigts).

Ce mouvement est obtenu par la contraction simultanée des fléchisseurs et des interosseux palmaires et lombricaux, qui sont adducteurs, c'est-à-dire rapprocheurs. Cette action ne peut être disjointe, il est impossible de fermer la main et d'écarter les doigts.

au tendon du long fléchisseur. Entre les deux éminences, les doigts qui massent suivent les espaces interosseux, agissant ainsi sur les interosseux palmaires. A la face dorsale, entre les espaces, la pulpe de l'index masse les corps charnus des muscles interosseux dorsaux.

Ces pressions sont complétées par quelques manœuvres en anneau, moins précises, sur les masses musculaires de l'avant-bras (externe, antéro-interne et postérieure), après avoir appliqué le pouce sur les gaines antérieures de la région carpienne et la face palmaire des doigts réunis sur les divers tendons de la

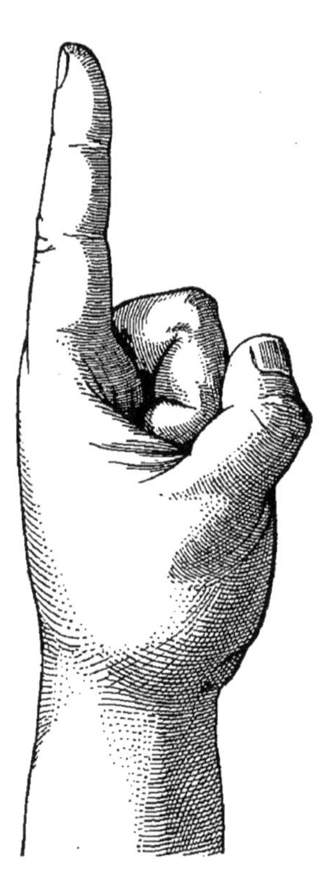

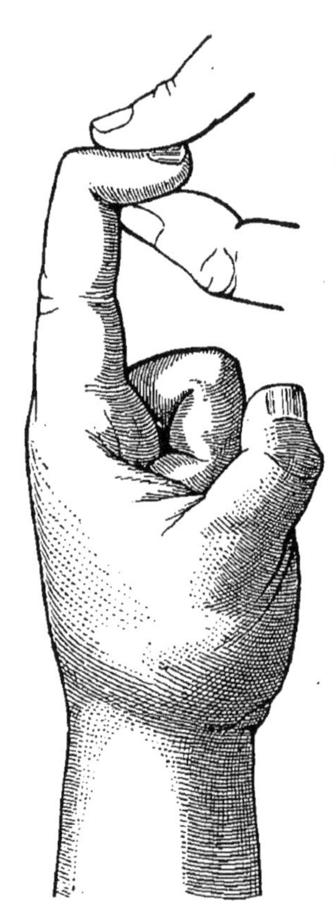

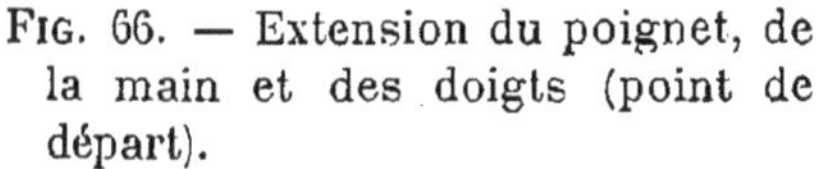

Fig. 66. — Extension du poignet, de la main et des doigts (point de départ).

Fig. 67. — Flexion de la phalangino-phalangettienne et extension des autres articulations.

région dorsale du poignet. Si le massage de l'avant-bras exige quelques précautions, chaque corps musculaire et chaque tendon sont massés séparément; de même on exécute quelques pressions sur les ligaments latéraux du poignet.

Mobilisation passive. — Chaque doigt est mobilisé à tour de rôle, en cherchant à fixer la phalange supérieure, puis à faire fléchir et étendre exactement dans l'axe la phalange sous-jacente ; la pression de l'ongle est désagréable, il faut éviter de saisir la phalangette à ce niveau (V. fig. 67).

Phalango-phalanginienne et phalangino-phalangettienne n'ont que des mouvements de flexion et d'extension. A la métacarpo-phalangienne, il existe en plus des mouvements de latéralité

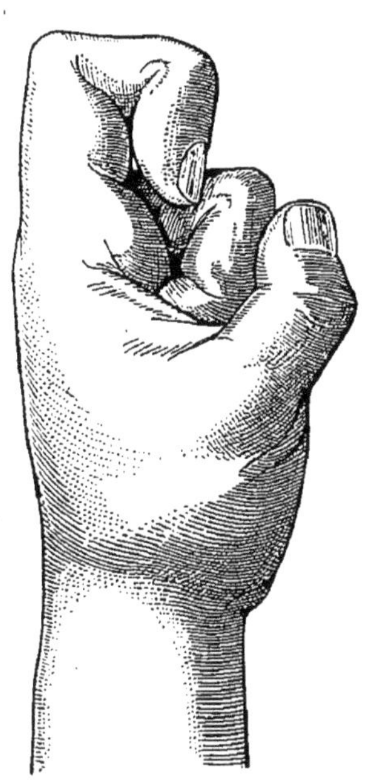

Fig. 68. — Flexion des deux dernières phalanges, extension des autres articulations.

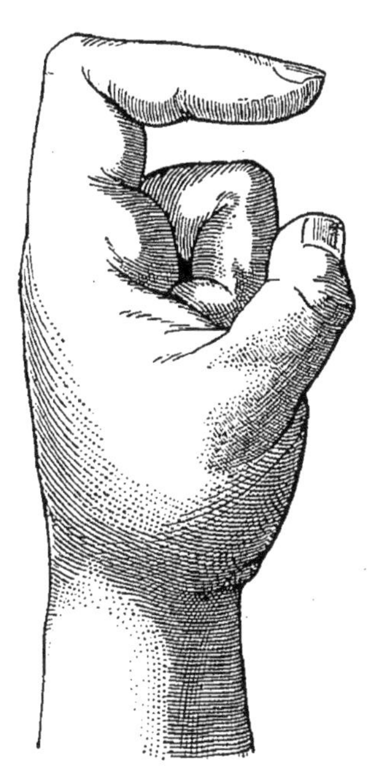

Fig. 69. — Flexion de la phalango-phalanginienne, extension des autres jointures.

et de circumduction, qu'on exécute facilement à condition que les autres doigts soient en flexion. Au pouce les mouvements sont semblables, il n'y a que flexion et extension à la phalango-phalanginienne, et la métacarpo-phalangienne se meut aussi latéralement ; cependant les mouvements d'adduction et d'abduction sont plus limités qu'aux autres doigts ; ces mouvements sont, en revanche, très accentués à la trapézo-métacarpienne, où le glissement, très lâche, permet des mouvements en tous sens, circonstance favorable à l'opposition. Cette articulation est donc ainsi mobilisée avec la scapho-trapézienne.

Les mouvements des doigts sont exécutés ensuite simultanément : flexion et extension de toutes les phalangino-phalangettiennes, puis des phalango-plalanginiennes, etc.

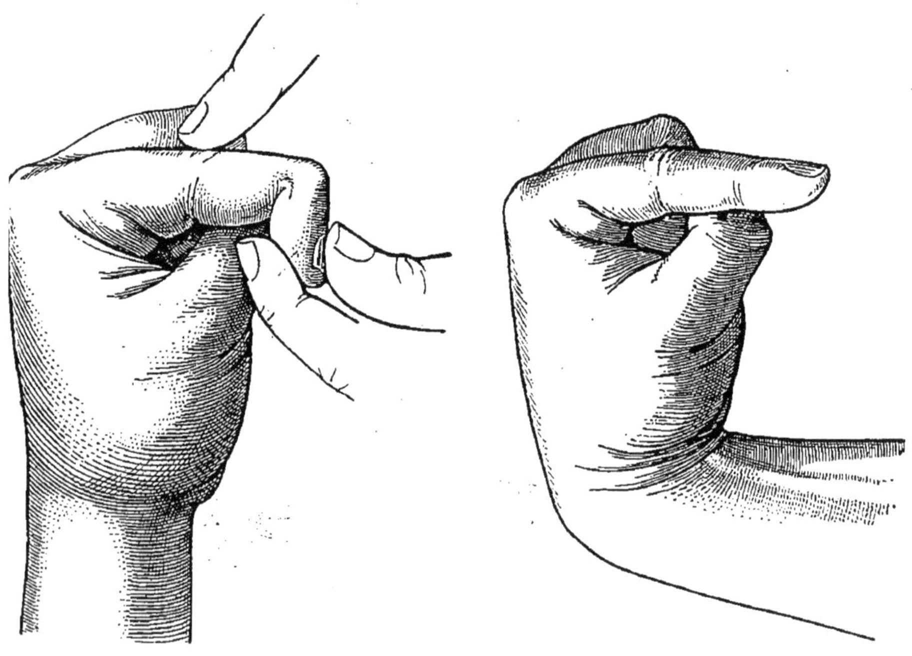

FIG. 70. — Flexion de la métacarpo-phalangienne et de la phalangino-phalangettienne, extension des autres articulations.

FIG. 71. — Flexion de la métacarpo-phalangienne et du poignet, extension de tout le doigt.

Les mouvements des doigts présentent des combinaisons nombreuses, suivant que telle phalange est fléchie ou telle autre étendue et que, dans tout le membre supérieur, chaque segment se présente en flexion et en extension. Ainsi la dernière jointure peut être étendue et toutes les autres articulations fléchies, on peut voir toute autre articulation étendue pendant que les autres sont fléchies. Deux jointures peuvent être étendues et les autres fléchies; trois jointures, quatre jointures sont fléchies, les autres restent étendues. Puis une jointure sera fléchie, les autres seront étendues, etc.

Nous avons essayé de démontrer par quelques figures les dispositions diverses de mobilisation du doigt et de la main. Ce n'est pas impunément que ces mouvements sont exécutés; en dispo-

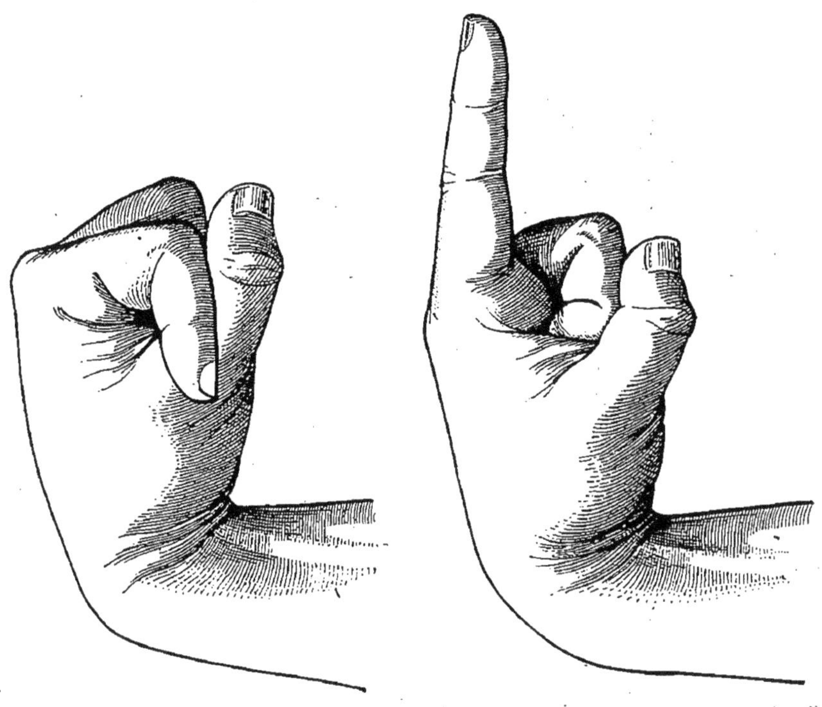

FIG. 72. — Extension de la dernière phalange, flexion des autres jointures.

FIG. 73. — Extension de toutes les articulations des doigts et de la main, flexion du poignet.

sant le tendon fléchisseur et l'extenseur suivant des rapports variés, on assure la souplesse de ce tendon dans le glissement des gaines.

Aux divers mouvements de la main sont adjoints ceux du poignet et de l'avant-bras (pronation et supination).

Mobilisation active. — Le malade exécute les mouvements qui ont été pratiqués sous ses yeux. Quelques-uns sont presque impossibles spontanément, surtout s'il y a eu quelque traumatisme violent. Ainsi tout le monde ne peut étendre la main et le doigt en ne fléchissant que la dernière phalange, ou même fléchir poignet, main, métacarpo-phalangienne et phalangino-phalangettienne en ne conservant étendue que l'avant-dernière jointure.

L'écartement des doigts et leur rapprochement se font isolément ou par paire; ces mouvements de latéralité ou d'écartement ne peuvent s'exécuter que dans l'extension, cependant on peut encore les pratiquer dans l'extension métacarpo-phalangienne et la flexion des autres jointures des doigts, mais en général les écarteurs sont aussi extenseurs et les rapprocheurs sont fléchisseurs, de sorte qu'il y a union entre les interosseux dorsaux et les extenseurs, d'une part, et, d'autre part, entre les interosseux palmaires et les fléchisseurs.

Parmi les mouvements usuels utiles, le massé doit s'entraîner à appuyer la pulpe de ses doigts sur un plan, puis à lever un doigt et frapper de la pulpe sur un plan, les autres doigts restant fixés au plan; ces exercices correspondent à ceux que le doigt exécute au piano. L'opposition du pouce est de même un exercice à répéter fréquemment. En dehors de ces mouvements, qui développent surtout l'adresse, la force de la main est conservée par les exercices de pression : l'objet tenu est d'abord assez volumineux, puis plus fin (balle, étoffe, etc.). Il faut surtout éviter le surmenage de ces muscles qui se contracturent, deviennent maladroits et refusent d'obéir.

§ 4. — Affections traumatiques.

ENTORSES

Fréquemment les articulations des phalanges subissent quelques déchirures ligamenteuses, qui intéressent tout ou plus souvent partie d'un des ligaments latéraux. Certaines jointures sont plus particulièrement atteintes, à cause de leur prédisposition fonctionnelle (pouce, index, petit doigt) : ce sont les fibres du ligament latéral externe de l'index et l'appareil ostéo-fibreux de la métacarpo-phalangienne qui sont surtout le siège de l'entorse aux doigts. Mais, en dehors des ligaments, tous les appareils fibreux et ostéo-fibreux sont susceptibles de rupture ; c'est ainsi que l'on voit assez souvent un des tendons de l'interosseux dorsal ou palmaire déchiré, et, suivant l'importance du traumatisme, on peut, dans une même région, constater l'entorse du ligament latéral et la rupture de tous les appareils tendineux qui vont se fixer sur le ligament extenseur ; enfin une lamelle osseuse accompagne quelquefois la désinsertion d'un faisceau ligamenteux.

Le diagnostic est important à préciser, non seulement pour le pronostic, mais surtout pour le traitement ; car la déformation d'un doigt dont une ou deux phalanges s'écartent de l'axe, peut être passagère ou durable, et si la rupture du ligament a causé quelque déplacement, le massage est impuissant à réparer ce défaut plastique.

La tuméfaction, la douleur, l'impotence sont les principaux symptômes, mais d'autres renseignent encore mieux : le lieu exact de la douleur, l'impossibilité de certains mouvements, simples ou combinés, renseignent sur le siège des déchirures, et après massage, ces divers symptômes sont encore plus précis. Chez les enfants il peut y avoir quelque difficulté à reconnaître un décollement épiphysaire, une fracture ou une entorse ; la marche de la maladie renseignera ultérieurement, et de suite la radioscopie enlève le doute ; il faut toujours compter sur elle à cause de sa simplicité. Une épreuve radiographique d'un segment du membre exige quelques instants de fatigue pour le blessé, tandis qu'il n'y a qu'à voir l'ombre du doigt projeté sur l'écran par la lumière cathodique pour être certain de la nature et du lieu de la lésion : la radioscopie suffit, l'épreuve radiographique est inutile.

S'il y a de la déformation (c'est généralement de l'abduction anormale d'une ou de deux phalanges), il faut appliquer une attelle ou un appareil en gutta-percha ou même un appareil plâtré amovo-inamovible, qui réduit cette déformation, comme s'il existait une fracture : ces entorses s'accompagnent en effet souvent de subluxation et même de luxation ; les déplacements sont quelquefois mixtes, latéraux et antéro-postérieurs, et plutôt en extension qu'en flexion. Si la réduction ne se maintient pas dès le second jour, on a alors recours à l'appareil d'immobilisation, mais chaque jour on masse les muscles correspondants et on mobilise comme s'il n'y avait aucune déformation.

Le traitement de mobilisation demande, à la main, beaucoup de prudence dans les manœuvres de massage aux doigts, surtout et particulièrement quand il y a fracture. Dans l'entorse, souvent les ligaments ont entraîné des fragments osseux, le périoste est déchiré ou détaché de l'os ; les réparations osseuses, même quand l'âge de l'évolution squelettique est passé, se font aux doigts avec trop de générosité, et l'hyperostose non seulement dépare le doigt, alors qu'il est déjà de travers, mais encore nuit à la flexion ou à l'extension. Aussi il est de règle de masser à peine les phalanges surtout près des lésions, de se contenter de masser main et avant-bras, enfin de mobiliser avec précaution juste le nécessaire pour conserver de la souplesse dans le doigt, d'autant plus que la mobilisation du poignet suffit à mobiliser extenseurs et fléchisseurs des doigts. Cette mobilisation très réservée évite aussi l'entraînement des mouvements de latéralité, que ne manqueraient pas de produire l'extension et la flexion forcée, puisque ces mouvements sont limités par les fibres extrêmes des ligaments latéraux. La mobilisation active très gênée n'est jamais trop exagérée, on peut la conseiller sans crainte. En résumé, chaque séance est constituée au début par du massage de la main et de l'avant-bras, quelques rares pressions très légères au doigt malade et aux doigts voisins, puis par des mouvements très limités de ce doigt et des voisins, des mouvements plus marqués du poignet et de l'avant-bras ; la mobilisation active termine la séance. On remet l'appareil s'il est nécessaire; on protège le doigt d'ouate, si l'immobilisation est inutile, et on prie le blessé d'éviter tout mouvement du doigt malade, autorisant ceux de la main et des autres doigts ; pendant une huitaine de jours, on continue de la sorte ; si le doigt n'est pas déformé, on mobilise davantage, permettant des exercices entre les séances et continuant ainsi progressivement jusqu'à la guérison. Sinon on maintient l'appareil jusqu'à ce que la réduction persiste, et généralement, vers le 20e jour, la réparation des tissus est suffisante pour que l'on puisse mobiliser le doigt plus complètement et autoriser les mouvements entre les séances.

Les tissus fibreux se réparent mal; on le voit encore ici, car, malgré la prudence qui nous conseille de ne pas mobiliser trop tôt, nous constatons souvent que le doigt se déforme secondairement et se porte encore plus en abduction. Si la question de fonction l'emporte sur la question d'esthétique, il est préférable de négliger cette déformation le plus souvent peu marquée, très visible cependant, et de mobiliser pour récupérer toute la souplesse de la jointure et toute la force des muscles. S'il s'agit d'une femme qui préfère perdre quelque habileté de son doigt, quelque adresse de sa main, mais conserver la régularité de la forme, l'immobilisation est encore prolongée, et on n'oublie pas de mobiliser quelques minutes chaque jour. La question de force et de souplesse doit être encore réservée : une artiste, que son index déformé gênait pour exécuter les traits difficiles de son instrument, essaya de jouer sans utiliser ce doigt. Éprouvant trop de difficulté, elle s'informa de la possibilité d'une réduction de cette phalangette déviée; une opération fut conseillée, mais refusée avec raison à notre avis. L'immobilisation fut tentée après réduction, qui ne fut possible qu'après quelques jours de mobilisation forcée de cette phalange. L'index fut fixé en très légère flexion, position qui pût permettre l'utilisation du doigt même ankylosé; d'ailleurs les petites attelles en gutta autorisaient des exercices faciles sur le piano. Pendant huit jours, le doigt resta immobilisé, puis on mobilisa chaque jour cinq minutes les autres jointures du doigt, et on le fixa de nouveau. Au bout de quarante jours, l'articulation était à peu près ankylosée, mais en bonne position. Pensant que toute mobilisation pourrait reproduire la déformation, on se contenta de mobiliser les autres phalanges du doigt, et on pria l'artiste de reprendre ses exercices de piano, ou plutôt de les continuer, mais avec plus d'assurance. Six mois après, la pianiste avait retrouvé son talent, la jointure malade avait acquis une très légère mobilité, mais cette souplesse relative et la bonne disposition de la phalangette avaient été préférables à la trop grande souplesse d'une phalange déviée.

Nous avons cité cette observation, pour démontrer encore une fois que les circonstances varient nos interventions, et que c'est précisément l'avantage de la massothérapie de pouvoir apporter à point le procédé rationnel pour le cas présent.

LUXATION DES PHALANGES

Nous ne pourrions que répéter ce que nous venons d'expliquer pour les entorses, car une luxation réduite est pour nous une entorse à soigner; nous insistons cependant au sujet des déformations qui deviennent alors la règle, et nous conseillons encore de masser avant de tenter toute réduction. Celle-ci devient alors facile, si elle ne se fait pas spontanément.

La luxation métacarpo-phalangienne du pouce est de beaucoup la plus fréquente ; quand la contracture des muscles de l'éminence thénar est vaincue, les petits os sésamoïdes ne gênent plus, car ils se remettent d'eux-mêmes dans leur position normale, et la réduction se fait, sans qu'il soit nécessaire d'employer la pince de Farabeuf et son procédé très judicieux et nécessaire quand la réduction est tentée en dépit des contractures musculaires.

FRACTURES DES MÉTACARPIENS

a) Mécanisme. — Il semblerait que les premier et cinquième métacarpiens, plus exposés que les autres doigts, fussent plus souvent atteints ; au contraire, le troisième et le quatrième sont généralement victimes du traumatisme. C'est un choc direct, coup, écrasement, etc., ou bien la tête du médius faisant saillie à la convexité dorsale quand le poing est fermé ; toute pression violente exercée en ce niveau (coup de poing) tend à redresser la courbure diaphysaire du métacarpien, qui se brise en son point faible, c'est-à-dire au col, près de la tête.

b) Symptomes. — En général, on ne trouve pas de déformation, mais du gonflement, de la douleur exagérée à la pression. La recherche de la crépitation est nuisible, puisqu'elle peut déplacer les fragments et occasionner une violente douleur bien inutile ; la pression peut tromper sur le siège de la douleur, ce symptôme se recherche en appuyant la phalange contre le fragment inférieur ; la pression est transmise de bas en haut au niveau de la fracture. Quand il y a déformation, le fragment inférieur, entraîné par le fléchisseur, chevauche en avant sur le fragment supérieur ; on le sent à la face palmaire, surtout en étendant les doigts ; la flexion forcée réduit cette déformation. Ces différents symptômes sont utiles à connaître pour prescrire la situation à donner à la main entre les séances, pour éviter les mouvements nuisibles, pour exercer ceux qui entretiennent lasouplesse des jointures, tout en permettant la consolidation en bonne position.

c) Indications du massage. — La mobilisation est encore le traitement de choix pour ces fractures ; déjà, bien avant que la méthode ne fût expérimentée d'une manière un peu suivie, on évitait déjà les appareils plâtrés : les métacarpiens voisins servaient de tuteurs, et même, s'il y avait déformation, la consolidation était obtenue dans des conditions suffisantes. Toutefois, on recommandait au blessé de ne pas remuer la main et les doigts ; on ne mettait pas de plâtre, mais on ne soignait pas les diverses parties de l'appareil moteur.

d) Technique. — Dès le premier jour, le massage est exécuté d'après les principes indiqués pour les lésions traumatiques des os. Au début les pressions douces agissent comme sédatives sur tous les tissus déchirés, plus tard elles deviennent un peu plus énergiques dans un but d'excitation trophique. Ces pressions suivent la diaphyse osseuse de chaque côté dans les espaces interosseux et non pas sur l'os lui-même, elles s'adressent ensuite aux ligaments latéraux de l'articulation métacarpo-phalangienne : celle-ci est entourée d'exsudats assez abondants ; c'est là qu'apparaissent les ecchymoses consécutives à l'hémorragie du périoste déchiré au niveau de la fracture. Ces mêmes pressions agissent sur les tendons des muscles interosseux et lombricaux ; on peut les continuer sur les corps charnus, de chaque côté de la diaphyse osseuse. Au début, elles ont pour but d'agir sur les contractures, plus tard elles aident à tonifier la fibre musculaire. Elles sont exercées dans les premiers jours, en tirant un peu sur le doigt pour réduire pendant que l'on obtient la sédation musculaire. On peut étendre les pressions massothérapiques à l'avant-bras, puisque les tendons fléchisseurs et extenseurs sont indirectement atteints.

La mobilisation passive consiste à exercer des mouvements de flexion et d'extension des phalanges entre elles, puis de la première phalange sur le métacarpien, enfin de la main sur l'avant-bras, puis on fixe la tête du métacarpien et on imprime à la première phalange ou à tout le doigt des mouvements de latéralité et de circumduction.

Les mouvements imprimés au doigt agissent par les tendons fléchisseurs et extenseurs sur le foyer de fracture et le massent aussi sûrement et aussi doucement que le doigt lui-même. Les mouvements passifs doivent comprendre aussi des exercices de flexion et d'extension simultanés de tous les doigts, des mouvements d'opposition du pouce et des mouvements du poignet et de l'avant-bras. La douleur limite ces mouvements, mais elle cède au bout de quelques jours, et la mobilisation gagne rapidement les limites des mouvements avant que la consolidation ne soit complète.

Les exercices actifs consistent à répéter volontairement les mouvements indiqués par le masseur ; c'est après le massage et la mobilisation passive que le muscle se contracte spontanément avec le plus de facilité. Dès que la consolidation est obtenue, la mobilisation active ne se contente plus des mouvements simples, elle répète chaque mouvement en opposant une résistance de plus en plus forte.

La meilleure position de la main pour la réduction est la flexion : on place donc l'avant-bras et la main dans une écharpe, les doigts fléchis sur la main, et dans celle-ci on place une balle pour que les doigts reposent sur un corps quelconque ; ce mouvement de flexion devient ainsi passif et n'est plus maintenu par une contraction musculaire constante; de temps en temps le malade presse la balle, et ce mouvement est indolore. Plus tard, l'avant-bras seul repose sur l'écharpe, qu'il abandonne même dans la station assise pour se poser sur une table voisine ; l'écharpe ne doit être employée que pour les sorties, exactement comme dans les traumatismes de l'avant-bras. Un grand nombre de mouvements sont ainsi exécutés, que le blessé ne penserait pas à pratiquer s'il conservait constamment son écharpe.

La guérison est obtenue en trois semaines ; non seulement la consolidation est parfaite, mais les mouvements ont conservé leur souplesse et même leur force : s'il y a eu déformation par chevauchement et que la réduction n'ait pu se maintenir, la consolidation demande plus de temps, et surtout le retour de la force et de la souplesse exige un temps deux fois plus long; tous les mouvements ne sont pas récupérés; les tendons fléchisseurs sont gênés par le fragment inférieur, il en résulte de la faiblesse dans la flexion et de la raideur dans ce mouvement, qui est très limité au niveau de l'articulation métacarpo-phalangienne.

FRACTURES DES PHALANGES

Très exposés aux divers traumatismes, les doigts sont souvent atteints, et il y a déchirure des parties molles avec ou sans fracture, ou fractures sans lésion des parties molles. Il s'agit plutôt d'écrasement, mais il peut y avoir sur la phalangette un trait transversal au niveau de l'étranglement qui sépare la tête de l'extrémité aplatie, et sur les deux autres phalanges des traits sans caractères particuliers en des points variables.

Il y a le plus souvent légère inclinaison du fragment inférieur par suite de l'action du tendon fléchisseur ; cette inclinaison a son angle à la région dorsale ou sur le côté : la crépitation, la mobilité anormale, la douleur sont les symptômes les plus communs.

Nous avons déjà conseillé une très grande réserve dans le

massage des doigts : la déformation doit de plus être corrigée, non seulement dans un but plastique, mais aussi pour conserver au doigt sa force et son adresse. Aussi, à moins de fracture sans aucun déplacement, on a intérêt à placer de suite une petite gouttière en gutta-percha, après un premier massage léger du doigt, et de le maintenir ainsi immobilisé en extension ou en flexion, suivant que l'une ou l'autre position corrige mieux la déformation. Les attelles et le diachylon sont insuffisants. Il est préférable d'immobiliser d'une façon absolue et en bonne position, plutôt que de permettre quelques mouvements entre les fragments. Il faut dix jours d'immobilisation d'une phalange pour que la consolidation incomplète devienne suffisante à empêcher le retour de la déformation. Il est temps encore de mobiliser par les procédés décrits déjà bien souvent en insistant peu sur le massage proprement dit et en mobilisant avec soin et bien dans l'axe chaque jointure du doigt. Si les mouvements des doigts faisaient réapparaître la déformation, une petite attelle serait placée quelques jours pour redresser de nouveau la phalange incurvée.

PLAIES DE LA MAIN

Il est encore d'usage de soigner les plaies de la main, après pansement occlusif antiseptique, par la compression et l'immobilisation. Nous comprenons encore la compression : elle a un certain rôle dans l'antisepsie de la plaie, puisqu'elle empêche la production d'épanchement, bouillon de culture tout préparé pour le microbe infectant ; mais nous; pensons qu'on pourrait permettre le mouvement dans les tissus voisins de la plaie : c'est assurer, au contraire, la circulation de la région blessée et entretenir la vitalité de ces tissus.

Aussi, qu'il s'agisse d'une simple plaie de la main n'intéressant que les téguments, ou d'une blessure plus grave compliquée de sections tendineuse, nerveuse, artérielle, etc., nous conseillons de mobiliser les articulations voisines et d'agir autant que possible par cette mobilisation sur les organes situés à proximité de la plaie, tendons, muscles, etc. Nous en exceptons cependant les plaies suturées des tendons ou des nerfs ; la mobilisation immédiate nuit à la suture.

La présence du pansement empêche les pressions; nous ne demandons pas cependant qu'on le retire pour faire le massage; mais si le pansement laisse libre l'avant-bras, quelques manœuvres massothérapiques sur ses muscles ne peuvent qu'aider à l'entretien de la vitalité des corps charnus. Dès que la réunion est faite, et après plusieurs jours d'attente, s'il y a eu suture nerveuse ou tendineuse, on peut masser sans crainte et mobiliser de même, sans plus tarder, pour rendre à la main les mouvements qu'elle commençait à perdre.

Adhérences de la peau. — Certaines de ces plaies font adhérer la peau aux parties profondes, et il peut en résulter de la gêne dans les mouvements, de la douleur même. Le massage rend à la peau sa souplesse et sa mobilité. La face palmaire des doigts du masseur, prenant contact avec la peau à mobiliser, exécute des petits mouvements circulaires, qui assouplissent peu à peu le tissu cellulaire sous-cutané. Les téguments n'adhèrent pas toujours aux aponévroses ou aux muscles ; un nerf, un tendon coupés et suturés ont pu se réparer en prenant contact avec la peau, il en résulte de la gêne dans le mouvement du tendon et de la douleur, quand la peau est quelque peu tirée : le massage, par le même procédé que nous venons d'indiquer, peut, sinon isoler nerf et tendon, tout au moins atténuer les rapports entre les deux tissus.

§ 5. — Affections non traumatiques.

PHLEGMONS DE LA MAIN

Nous répéterons pour les phlegmons ce que nous avons dit pour les plaies. Sans exiger du malade, qui souffre à la fois de son état général et de ses lésions locales, de mobiliser la région en voie de suppuration ou de sphacèle, nous pensons qu'on doit éviter l'immobilisation absolue ; tel malade, qui a suppuré pendantt rois semaines de ses gaines carpiennes, présente de la raideur de tous les doigts, alors qu'il pourrait conserver les mouvements de toutes ses phalanges et compenser ainsi l'absence des mouvements du poignet.

Il est donc nécessaire de recommander au malade, avant même qu'on ait ouvert largement les foyers inflammatoires, de continuer à mouvoir toutes les jointures dont les mouvements sont peu douloureux, et même de supporter quelques-uns de ces mouvements pénibles qu'il redoute d'exécuter. Nous ne parlons pas de massage, mais de mobilisation : dans le bain, pendant les pansements, quand on a fait évacuer le pus et les débris du tissu cellulaire, on mobilise chaque doigt, chaque articulation et surtout celles dont les tendons ou les muscles sont voisins des régions phlegmonneuses.

Si les incisions ne sont pas trop élevées, on peut même masser de bonne heure les muscles de l'avant-bras dans leur portion charnue.

Quand la période inflammatoire est terminée, quand la chute des eschares a fait la part du mal, on doit de bonne heure éduquer certains mouvements, qui sont affaiblis par suite de l'élimination d'une partie de muscle ou de l'exfoliation d'un tendon important. Nous ne parlons pas des désordres à réparer, mais de ceux à éviter, et si on intervient de bonne heure dans l'éducation des mouvements, on conserve à ces malades bien des mouvements qui eussent été perdus par la simple expectation.

Si les lésions ne sont pas trop anciennes, on retrouve quelques-uns des mouvements perdus par le phlegmonneux ; mais il faut éviter de lui donner des mouvements dans des articulations qui ont perdu leurs muscles moteurs : ce serait combattre une infirmité par une autre plus gênante. Aussi, avant de le mobiliser, doit-on inspecter le système musculaire de ce convalescent et lui refuser d'assouplir les articulations des phalanges qui ont perdu leurs tendons fléchisseurs.

Les manœuvres varient si les lésions sont assez anciennes. La technique de ce massage ressemble à celle de tous les enraidis ou ankylosés ; chez eux, la mobilisation passive est la partie la plus importante de la séance au début du traitement. Il faut d'abord reconnaître les articles à mouvoir, puis on excite les muscles qui correspondent à leurs mouvements, et on les exerce, d'après la vitalité de leurs fibres charnues, pour les entraîner et non pas les surmener. Ce sont des interventions longues et souvent peu encourageantes, mais les mouvements gagnés peuvent être bien utiles à de pauvres manouvriers, pour lesquels c'est une question d'existence.

RÉTRACTION DE L'APONÉVROSE PALMAIRE

Cette maladie progressive, dite maladie de Dupuytren, est constituée par la production de brides fibreuses formées par l'épaississement du tissu fibreux de l'aponévrose palmaire superficielle. Les doigts fléchissent peu à peu et gardent cette position : la première phalange est la plus fléchie, la troisième reste en extension. C'est le petit doigt qui est le premier atteint, puis l'annulaire, puis le médius. Il existe des plis à la peau, le tendon du palmaire grêle fait saillie au poignet et à l'avant-bras; on voit sur ces plis des irrégularités, qui sont comme autant de petits fibromes.

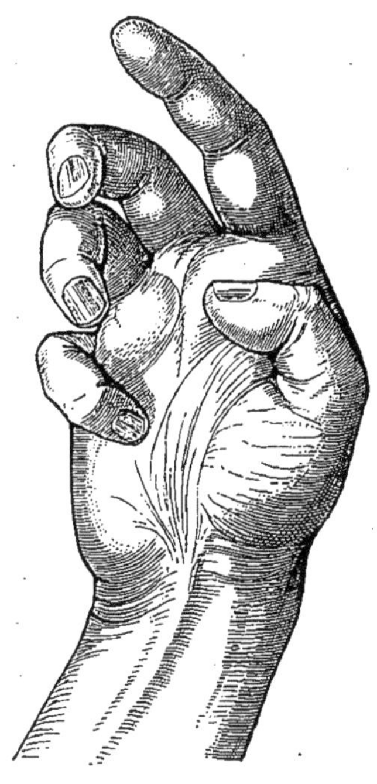

Fig. 74. — Rétraction de l'aponévrose palmaire.

Malgré l'apparition de tractus fibreux avec noyaux, la paume de la main conserve longtemps sa forme normale avec ses deux éminences latérales. Le tendon du petit palmaire fait saillie à l'avant-bras et aux poignets. La flexion des phalanges et des doigts s'accentue de plus en plus quand on examine la main de dehors en dedans. L'index est peu fléchi; le petit doigt est comme fixé à la paume.

La rétraction est exclusivement fibreuse, le muscle n'intervient pas; le massage n'aurait donc aucune action sur lui. En revanche, la mobilisation passive peut retarder la production des adhérences et des déformations : elle agit surtout aux doigts, en redressant chaque jour la première et la seconde phalange et en les mobilisant en tous sens : le malade répète souvent ces exercices dans la journée et maintient la main dans une position d'extension.

S'il y avait quelque intervention chirurgicale, section des brides ou résection de tout ou partie de l'aponévrose, la mobilisation pourrait être de même continuée; elle aurait plus de chance de modérer l'évolution fatalement progressive. Nous verrons que cette affection se rapproche, par certains côtés, des griffes cubitale et médiane.

DOIGT A RESSORT

Qu'il s'agisse de lésions articulaires ou de lésions tendineuses, le doigt à ressort est constitué par une affection qui consiste à modérer certains mouvements de flexion ou d'extension, puis à les permettre tout d'un coup, terminant ce mouvement comme si un ressort donnait l'impulsion. Les irrégularités du tendon fléchisseur ou d'une de ses gaines peuvent modérer ainsi le mouvement de flexion, puis, lorsque le tendon n'est plus gêné dans sa gaine, il continue son évolution subitement. Pour d'autres auteurs, les ligaments latéraux des articulations phalangiennes qui limitent certains mouvements se tendent, et dès que la flexion a atteint 45° la tension est à son maximun : si on fléchit davantage, il y a une cessation brusque de la tension qui fait ressort.

Les deux théories sont admises et sont vraies. Ces affections bénéficient du traitement de mobilisation et d'éducation musculaire. Les malades reconnaissent qu'après quelques manœuvres le « *ressort est usé* » et que les mouvements sont plus faciles. Le massage des muscles dont le tendon est gêné, doit être exécuté au début de chaque séance de mobilisation. Au cas où une intervention détruirait la lésion tendineuse, le même traitement de mobilisation aurait encore davantage son indication, pour conserver les qualités de contraction du muscle et de glissement du tendon.

CRAMPES PROFESSIONNELLES

a) MÉCANISME. — On a, pendant bien longtemps, commis une confusion fâcheuse entre les crampes, ou contractures professionnelles, et l'atrophie musculaire : le mot de crampe des écrivains est encore donné à tort à la forme du type Aran-Duchenne de la grande myélite. L'organe de préhension, qui est mû par un appareil, délicat et de force très limitée, est souvent surmené par les besoins d'une profession qui en réclame un usage immodéré. Les écrivains, ou plutôt les copistes, les dactylographes, les pianistes, les compositeurs d'imprimerie, y sont sujets, mais nous devons y adjoindre un certain état nerveux qui prédispose à cette infirmité. Les muscles surmenés refusent d'abord de se contracter et de mouvoir doigts, main ou poignet, puis par effort de volonté la contraction musculaire se renouvelle ; enfin, au bout de quelques instants, elle persiste malgré la volonté et devient douloureuse. Les muscles atteints sont d'abord durs au toucher, sensibles, l'articulation correspondante se meut avec difficulté. Plus tard, le muscle est si douloureux que le moindre contact augmente cette douleur, et le malade immobilise la jointure pour éviter tout mouvement.

b) CRAMPE DES ÉCRIVAINS. — Chez les écrivains atteints de crampes ou de contractures, les muscles interosseux et ceux de l'éminence thénar, les fléchisseurs et extenseurs de l'avant-bras sont principalement atteints au début ; le porte-plume est simplement maintenu au moyen de ces muscles qui ne peuvent plus exécuter les mouvements nécessaires pour écrire ; ce sont les muscles de l'épaule qui les remplacent. L'écriture en effet est régulièrement et normalement tracée grâce aux mouvements exclusifs des phalanges des doigts, qui font descendre et remonter la plume sur la ligne ; mais bientôt ces muscles fatigués se reposent, et le mouvement se passe au niveau du poignet, plus tard tout le bras entre en mouvement ; c'est pour ce motif que tous les muscles du membre supérieur sont parfois tous contracturés dans la crampe des écrivains.

c) CONTRACTURE DES PIANISTES. — Cette contracture professionnelle est très fréquente chez les jeunes filles nerveuses qui se préparent pour des auditions. Les études sont quelquefois poussées à un tel point que la trop studieuse débutante demeure douze heures par jour devant son piano à frapper les touches du clavier avec une vigueur peu commune.

Les contractures apparaissent rapidement avec un pareil surmenage et, comme il faut absolument exécuter le concerto le jour de l'audition, les muscles, au lendemain du concert, sont dans un tel état de défense que le traitement a quelque difficulté à les mettre en résolution.

Il est rare cependant que cette infirmité en arrive au point de devenir incurable, car il faudrait pour cela qu'il y ait rétraction musculaire par dégénérescence fibreuse ; la douleur qui persiste, avec la nécessité de retrouver des mouvements, oblige les malades à se soigner.

Il a été inventé une multitude d'appareils pour aider les muscles de la main, mais aucun d'eux ne remplit le but désiré, guérir les contractures : chaque appareil confie à d'autres muscles le soin d'exécuter la fonction.

Comme nous l'avons expliqué, le malade instinctivement déplace ainsi la fonction et finit par écrire avec son épaule. La pianiste agit de même quand elle est lasse ; le poignet reste fixe, c'est l'épaule qui exécute le mouvement, et à la contracture des muscles de l'avant-bras s'adjoint celle de muscles du bras et de l'épaule.

d) Technique. — Il faut tout d'abord que le contracturé cesse tout travail et qu'il suive un traitement de massage et de mobilisation qui ramène le membre à l'état normal. Les muscles les plus atteints sont toujours les fléchisseurs, mais les muscles extenseurs sont eux-mêmes en état de défense.

Le massage consiste à exécuter sur les divers muscles de la paume de la main, puis sur les muscles de l'avant-bras (loge interne, loge externe et loge postérieure), des pressions très légères, au besoin même simple contact, pendant lequel on redresse peu à peu et une à une chaque jointure des doigts de la main ; l'on cherche de même à corriger la pronation ; c'est la position la plus habituelle de l'avant-bras dans les divers mouvements professionnels de la main (écriture, piano, etc.).

Dans les contractures de violonistes, on trouve cependant des crampes des supinateurs, jointes à celles des muscles fléchisseurs.

La mobilisation passive ne doit jamais rencontrer la moindre opposition des muscles contracturés ; aussi les premières séances sont-elles assez brèves, d'autant qu'il ne faut pas commencer de quelque temps à faire contracter les muscles, c'est-à-dire à faire de la mobilisation active. Ce n'est que le jour où on constate que les corps charnus ont repris leur consistance normale et ne sont plus sensibles qu'on peut conseiller au contracturé de répéter lui-même les mouvements.

La durée du traitement varie : si les crampes ont été entretenues plus ou moins longtemps par le malade, il est bien difficile d'obtenir la résolution complète, et, après quelques mois, les artistes qui se sont ainsi surmenés n'ont pas encore retrouvé l'usage de leur main ; ils souffrent encore, sont maladroits et regagnent rapidement de nouvelles contractures, s'ils veulent se remettre trop vite à leur instrument. Aussi est-ce là l'écueil ! le malade nous aide peu, il est attiré par l'intérêt de son art et n'attend jamais sa complète guérison. D'autre part, si les crampes sont récentes, la guérison est de règle après quelques séances.

RÉTRACTIONS. — GRIFFES

Les dégénérescences graisseuses et fibreuses de la main, consécutives à des paralysies isolées de certains nerfs ou de tous les nerfs, donnent à la main la forme d'une sorte de griffe, qui varie d'aspect suivant que le nerf cubital ou le nerf médian a été la cause des troubles de nutrition.

Griffe cubitale. — La griffe cubitale suppose des rétractions des interosseux, du court adducteur du pouce, de l'éminence hypothénar et des cubitaux ainsi que des faisceaux internes des fléchisseurs profonds des doigts. Les doigts commencent à se mettre en flexion sur le métacarpe, les phalanges restent allongées par le fait des interosseux rétractés : les troubles sont plus accentués en dedans, à cause des faisceaux internes du fléchisseur profond, et la main se déjette sur le bord cubital. Il existe des mouvements de flexion du pouce et des deux premiers doigts; mais l'aponévrose palmaire, participant bientôt à la rétraction, attire les autres doigts vers la paume. Les espaces interosseux sont très amaigris, et l'éminence thénar n'existe plus que sur le bord extérieur de la main.

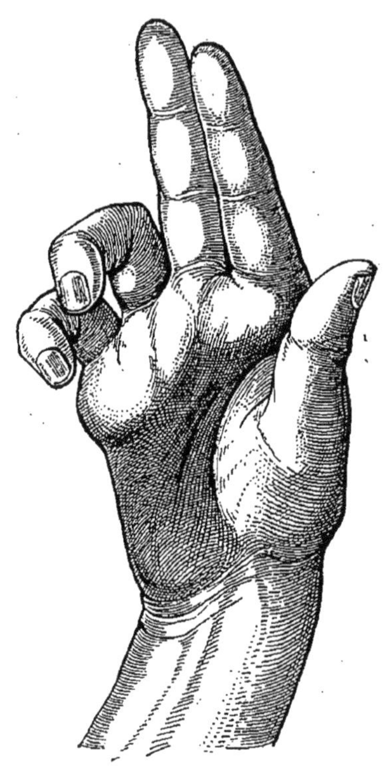

FIG. 75. — Griffe cubitale.

Rétraction des deux derniers doigts, l'atrophie des interosseux et du court adducteur du pouce cause la dépression palmaire et la saillie exagérée des têtes métacarpiennes. La main est portée sur le bord cubital (rétraction des cubitaux). En comparant cette figure avec la figure 74, on pourra facilement éviter de confondre griffe cubitale et rétraction de l'aponévrose palmaire.

Griffe médiane. — La griffe médiane présente au contraire de la flexion de toutes les phalanges. L'opposition seule est conservée au pouce, qui est fixé en flexion ; l'aspect de la griffe diffère beaucoup avec la précédente : celle-ci n'est pas une griffe, à vrai dire ; c'est une atrophie de la main avec flexion des doigts, mais les articulations des phalanges sur le métacarpe sont en extension. La griffe médiane mérite mieux son nom. Il existe encore de nombreux mouvements dans les métacarpo-phalangiennes : la préhension est encore possible.

La rétraction de l'aponévrose palmaire ne saurait être confondue avec la griffe médiane, en différant essentiellement; mais elle ressemble à la griffe cubitale, d'autant plus qu'elle complique souvent cet état paralytique.

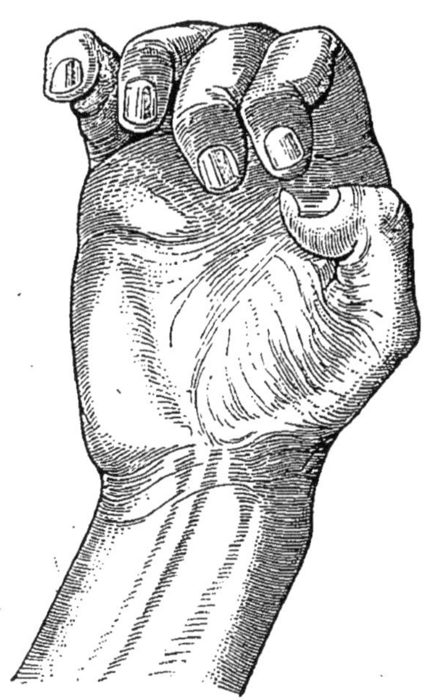

FIG. 76. — Griffe médiane.

La rétraction des muscles innervés par le nerf médian donne à la main un aspect particulier, moins fréquemment et exclusivement typique que la griffe cubitale, car le nerf médian est rarement pris isolément; il existe plutôt une griffe cubito-médiane. Les principaux caractères de cette griffe sont l'atrophie thénarienne et la flexion simultanée de tous les doigts, pouce compris.

Griffe cubito-médiane. — La dégénérescence consécutive aux monoplégies brachiales donne à la main une forme de griffe très accentuée, tenant des deux variétés, cubitale et médiane. Les phalanges sont toutes fléchies, les métacarpo-phalangiennes toutes en extension, les deux derniers doigts seuls fléchis à ce niveau par la rétraction de l'aponévrose; les doigts semblent pénétrer dans les tissus de la paume; le poignet est en flexion, et tous les muscles sont ainsi rétractés jusqu'à l'épaule, le plus puissant ayant entraîné son opposant; en général, les fléchisseurs prédominent sur les extenseurs, et les pronateurs sur les supinateurs.

On peut observer dans ces rétractions tous les degrés dans l'organisation fibreuse et ses conséquences; plus on s'éloigne du moment de l'accident, lésion cérébrale ou traumatisme, plus les chances deviennent douteuses pour quelque résultat dans la mobilisation, si toutefois celle-ci est reconnue utile.

L'atrophie simple, combattue avec succès, peut encourager toute intervention; il n'en est pas ainsi pour la rétraction.

Traitement. — Si les lésions sont assez récentes et que l'appareil musculaire présente encore assez de vitalité pour qu'on puisse espérer retrouver quelques mouvements, nous devons obtenir par la mobilisation passive quelque souplesse dans les articulations en voie d'ankylose, et nous aurons les muscles nécessaires à leurs nouveaux mouvements. La mobilisation doit dépasser quelque peu la douleur, elle est exécutée avec le plus de régularité possible pour que les mouvements récupérés soient bien dirigés dans le sens normal; un fléchisseur ne saurait devenir un adducteur. Les muscles se régénèrent parallèlement.

Si les lésions sont anciennes et que l'appareil musculaire est à peu près détruit, notre mobilisation peut avoir pour but de redresser des ankyloses gênantes par leur position : mais si nous ne pouvons obtenir de mouvements actifs, il est inutile de rechercher la moindre souplesse des articulations enraidies.

Enfin, même si les lésions étaient récentes et que la rétraction ait une progression fatale, notre intervention peut retarder la production de la griffe, mais ne saurait l'empêcher d'évoluer. Le diagnostic est donc utile à préciser, pour ne pas promettre ce que nous ne pourrions tenir. En résumé, notre action de mobilisation et de massage ne trouve son indication que dans les cas où nous pouvons assurer quelques mouvements actifs pour des articulations que nous avons plus ou moins assouplies.

CHAPITRE V

AFFECTIONS INTÉRESSANT TOUT LE MEMBRE SUPÉRIEUR

Toutes les régions du membre supérieur peuvent êtres atteintes simultanément. Certaines affections s'y localisent exclusivement soit à droite, soit à gauche, plus rarement des deux côtés ; enfin, les deux membres d'un même côté sont frappés, comme dans l'hémiplégie. Certaines de ces affections n'intéressent qu'une partie du membre, mais suivant des territoires qui s'étendent sur plusieurs régions, la paralysie radiale par exemple. Il y a donc lieu de réunir un certain groupe d'états pathologiques qui nécessitent notre intervention sur le membre supérieur en entier.

§ 1. — Anatomie massothérapique.

Nous n'avons pas l'intention de reprendre l'anatomie et la physiologie de ces régions. Mais, en réunissant les diverses parties déjà décrites, il nous semble utile de faire quelques remarques au sujet de la réunion de ces quelques segments.

Comparons les diverses articulations : la moyenne, le coude, est seule très limitée dans ses mouvements. La nécessité d'obtenir ıne tige rigide dans certains mouvements de la main nécessite a présence d'une trochlée. Cette disposition est encore mieux ustifiée au membre inférieur, où la tige rigide devient la coonne de sustentation, qui supporte le corps dans la station lebout ou dans la marche, c'est-à-dire doit avoir surtout la propriété de solidité.

Les autres jointures sont très souples ; à l'épaule, c'est une enarthrose, au poignet un condyle, mais singulièrement mobile par l'addition des nombreuses articulations du carpe, qui donnent à la main et aux doigts, déjà si déliés par les condyles métacarpo-phalangiens, une mobilité extrême.

En général, les articulations sont ainsi disposées que les mouvements de même ordre se correspondent et même certains muscles exercent le même mouvement sur deux articulations ; le biceps fléchit l'épaule (propulsion) et le coude, le fléchisseur commun fléchit poignet, mains et doigts. Nous pouvons constater que la région antérieure est surtout occupée par le système des muscles fléchisseurs ; en arrière sont les systèmes extenseurs. Il est encore utile de rappeler la distribution nerveuse générale : les fléchisseurs divers sont sous la dépendance du nerf médian (le musculo-cutané est une branche du nerf médian), les extenseurs reçoivent leur influence nerveuse du radial ; le deltoïde peut être considéré comme un extenseur de l'humérus sur l'épaule, il est innervé par le circonflexe, branche erratique du radial. Le nerf cubital est un adjuvant du médian, comme on peut l'observer aux muscles interosseux et lombricaux, véritables dépendances des fléchisseurs, aux faisceaux fléchisseurs qu'il innerve avec le médian, aux cubitaux antérieur et postérieur. Le radial est donc le nerf de l'extension et de la supination ; le nerf médian celui de la flexion et de la pronation.

§ 2. — **Physiologie.**

Les articulations du membre supérieur, prises isolément, ne nous présentent qu'un intérêt fort restreint, en dehors de l'appareil mécanique qui préside à chacun de leurs mouvements. Il n'en est plus de même si nous cherchons le but de ces diverses positions de chaque segment du membre et des changements de leurs rapports entre eux. Le membre supérieur est à la vérité constitué par un organe, un appareil, la main, situé à l'extrémité d'un levier coudé, le bras et l'avant-bras, relié au corps par l'épaule. En dehors de la main, chaque jointure, épaule, coude, poignet, meut cet appareil, afin de le placer dans les conditions voulues pour qu'il puisse lui-même exercer sa fonction. Comme la main est par excellence l'organe de préhension, tout le membre supérieur se meut dans le sens de cette fonction, pour favoriser cette fonction.

La main prend les objets pour les porter d'un lieu à un autre, mais comme nous devons toujours chercher la raison inhérente à la vie de l'individu, nous pouvons en conclure, en justifiant cette conclusion par la physiologie comparée, que la main est destinée à prendre les objets pour les porter à notre bouche. Nous ne chercherons pas à donner toutes les causes qui peuvent nous classer dans l'échelle animale et faire de nous des rongeurs qui portent des aliments à leurs incisives, des carnassiers qui doivent fixer la chair avec leurs griffes, des frugivores qui doivent cueillir des fruits sur les arbres, des herbivores qui doivent arracher l'herbe ; la main prend, et sa forme nous démontre que tel est son seul but ; sa faiblesse musculaire et la fragilité de ses ongles éliminent toute idée d'appareil de défense ou d'attaque. Le développement de l'intelligence humaine aida l'individu à profiter de la disposition des jointures de la main pour en faire in organe utile à d'autres fonctions, et la civilisation en multiplia e nombre.

Aujourd'hui la main de l'homme prend, mais elle exécute surtout les travaux si variés inspirés par les arts, les sciences, es lettres, même les simples travaux manuels, et elle devient le la sorte comme un complément du cerveau. D'après la loi les réflexes, chaque muscle de la main meut un doigt, une phaange; mais si le réflexe médullaire paraît simple, il ne peut pas en être de même, quand le cerveau applique sa direction et quand une lésion quelconque vient s'attaquer à une des parties de ce neurone si compliqué; la rééducation en est très délicate.

La main doit donc nous être connue non seulement dans son nécanisme général, mais dans les moindres détails de toute onction particulière. Il nous faut savoir comment manœuvrent es divers segments des doigts, aussi bien chez un maçon que chez un graveur, et non seulement nous ne devons ignorer aucun des détails des mouvements de la main, mais il nous faut connaître et comprendre le jeu du levier coudé qui la rattache au corps sur lequel il se meut. Quelquefois ce levier devient pour nous la partie de l'appareil qui présente le plus d'intérêt, par exemple quand la main n'exerce que sa simple fonction l'organe de préhension, quand le bras et l'avant-bras sont utiisés pour porter exclusivement les objets, pour les lancer, les protéger, etc.

Qu'il s'agisse de la main ou de son appareil moteur, le membre upérieur forme bien un tout complet, et nous devons ne pas gnorer le mécanisme de cet appareil, son but. Comme nous ne aurions apprendre chaque variante de l'éducation manuelle dans 'échelle sociale et intellectuelle, il nous faut, par l'interrogatoire le notre malade, par notre observation du moment, connaître haque variété que le hasard nous présente et agir dans le but le la rééducation de l'appareil de préhension perfectionné. Le iolonisté nous montre que sa main gauche fait des travaux bien spéciaux d'abduction des doigts pendant l'extension de certaines phalanges, et la flexion d'autres, pendant que tout le membre supérieur est en flexion; l'écrivain, au contraire, travaille les doigts fléchis légèrement en adduction, le pouce étant en opposition ; et le bras et l'avant-bras, qui devraient être souples et au repos, sont le plus souvent contractés pour fixer la main sur le papier. Nous pourrions multiplier les exemples, et toujours nous constaterions que le membre supérieur forme un ensemble de jointures qui meuvent et dirigent la main, c'est-à-dire l'appareil si compliqué de la préhension, et c'est ainsi qu'il faut le considérer dans sa rééducation musculaire.

§ 3. — **Technique de massage.**

Nous ne voyons pas la nécessité de revenir sur les manœuvres de massage et la mobilisation des diverses articulations ; notre intervention s'adressera aux territoires nerveux, musculaires, sur les jointures que les symptômes nous indiquent, d'après les principes décrits à chaque région. D'ailleurs nous donnerons de nouvelles indications techniques pour les diverses affections qui réclament nos soins.

MALADIES NERVEUSES

Nous avons eu l'occasion, au Congrès médical de 1900 (1), de donner notre avis sur l'intervention du massage dans les diverses affections nerveuses, et nous avons démontré que nous pouvions toujours agir dans les divers états pathologiques de l'appareil moteur (contracture ou paralysie) comme dans les variations de

(1) DAGRON, Du traitement de mobilisation en pathologie nerveuse... *XIIIe Congrès international de médecine* (1900).

la sensibilité (hyperesthésie et anesthésie). « Le symptôme, avant le diagnostic, nous commande. Suivant les symptômes nous mobiliserons, avec pressions douces pour calmer la contracture et ses effets douloureux, avec excitation plus forte pour exercer muscles et articulations. » Cependant, nous ne pensons pas que le diagnostic de la cause, des symptômes et par suite de la maladie qui les occasionne doive être négligé ; notre intervention y gagne en précision. Il est préférable de connaître l'avenir d'une atrophie ou d'une contracture, et si l'aide masse de la même façon la maladie de Duchenne et l'atrophie consécutive à plusieurs jours d'immobilisation, le clinicien, en précisant la raison de l'atrophie musculaire, connaît mieux la valeur de son intervention, sa durée, la possibilité de complications qui feront varier ses manœuvres (contractures), etc., et sait varier à temps et à point ses pressions et ses mouvements.

Aussi, en dehors de quelques indications générales sur les diverses interventions dans les paralysies, atrophies et contractions de chaque jointure, il semble utile de donner la conduite à tenir dans les diverses grandes affections progressives des centres nerveux. Au membre supérieur seront rattachées celles qui semblent s'adresser plus particulièrement à cette partie du corps, et en plus des monoplégies brachiales ajouterons-nous quelques mots sur le rôle du massage dans la chorée, l'atrophie musculaire progressive, la paralysie agitante.

MONOPLÉGIE BRACHIALE (HÉMIPLÉGIE)

Le membre supérieur peut être paralysé dans toute sa longueur ; quelques groupes musculaires, quelques muscles peuvent être seuls intéressés. L'étendue de la paralysie dépend de la lésion plus ou moins accentuée des centres nerveux (cerveau ou moelle épinière) ou de l'importance du nerf sectionné, comprimé ou malade qui se rend aux muscles intéressés. Il peut y avoir ainsi paralysie du radial, du cubital, du médian, isolément ou simultanément, ou même d'une partie du territoire de ces nerfs. Enfin la lésion peut être insuffisante pour que la paralysie soit complète et il n'y a que parésie. Suivant qu'il y a lésion des nerfs ou de certains centres, il y a paralysie motrice et sensitive, ou simplement motrice, ou exclusivement mais rarement sensitif (anesthésie). Il s'agit là d'un premier diagnostic à connaître : l'étendue exacte des lésions. Il s'obtient par l'examen attentif de la musculature du membre et de sa sensibilité. Nous n'insistons pas sur les procédés à employer, exécution des mouvements, opposition à ces mouvements, piqûre des territoires sensitifs nerveux, etc.

Diagnostic de la cause. — S'il est important de connaître l'étendue exacte des paralysies, il est aussi utile de connaître la cause de ces paralysies. Les terminaisons nerveuses (intra-musculaires et cutanées), les troncs nerveux (nerfs, plexus, racines rachidiennes), la moelle (substance blanche, substance grise), le bulbe, les pédoncules et la couronne de Reil, l'écorce cérébrale, et même les méninges des centres ou les organes voisins des nerfs sont autant de localisations pour les causes de notre paralysie. Bien des faits dans l'histoire de la maladie peuvent nous aider à faire ce diagnostic, mais il est préférable de s'habituer à le préciser par l'étude de la sensibilité et de la motilité.

Lésions sur le trajet d'un nerf. — Une plaie du plexus brachial peut être aussi aisément diagnostiquée par l'étude des symptômes que par la vue de la plaie encore béante, et on peut ainsi localiser une compression ou une destruction d'un centre nerveux : ce n'est pas ici le lieu de donner toutes ces indications qui nous entraîneraient trop loin de notre sujet. Le pronostic n'est pas seul à bénéficier de cette précision ; notre intervention sera plus certaine, car elle varie dans la monoplégie brachiale par embolie cérébrale et dans les troubles sensitivo-moteurs, conséquences d'une tumeur de l'aisselle. Celle-ci peut tout d'abord n'occasionner par sa présence que de la faiblesse musculaire, qui augmente peu à peu avec l'accroissement de la tumeur ; mais, en admettant que la paralysie arrive à être complète, il suffit de l'ablation de cette tumeur pour que la force revienne à peu près complète dans le membre paralysé. En entretenant la vitalité de la musculature du membre, le muscle retrouve plus rapidement ses anciennes qualités. Il est vrai que peut-être l'opération sera difficile, laborieuse et que quelques filets seront atteints, d'où nécessité de mobiliser et d'exercer plus longtemps ce membre supérieur pour obtenir la réparation complète.

Hémorragie cérébrale. — Mais il n'en est pas de même quand une hémorragie cérébrale ou une embolie viennent paralyser brutalement un territoire nerveux de l'encéphale.

Symptomes. — La soudaineté de cette absence de fonction cérébrale paralyse le cerveau en entier, il y a *apoplexie*. Le malade tombe sans connaissance et sans mouvement, il est dans la résolution complète, les yeux déviés du côté paralysé et la tête tournée vers le côté opposé (déviation conjuguée de la tête et des yeux). La joue, du côté paralysé, est flasque et soulevée par l'air expiré (fume la pipe). La respiration est bruyante, la température baisse, puis monte vers 40°.

Cet état d'apoplexie dure plus ou moins longtemps ; il n'est pas obligatoire de le rencontrer dans toute hémorragie cérébrale ; quand il persiste et s'accompagne de contractures précoces, son pronostic est alors fatal.

Mais le plus souvent à l'apoplexie succède une nouvelle période pendant laquelle les lésions se localisent avec plus de précision. Il y a *hémiplégie*, ou paralysie d'un côté du corps, qu en peu de temps s'accentue surtout sur un membre ou segmen de membre. Elle est totale ou partielle, suivant qu'elle frappe le deux membres et un côté de la face ou respecte l'une ou l'autre de ces parties. Cette hémiplégie peut arriver sans apoplexie e s'installer, après quelques fourmillements, en quelques heure ou quelques minutes.

Lorsque l'hémiplégie se localise surtout à un membre, il y a *monoplégie*. C'est la monoplégie brachiale qui est le plus fréquente, et dans l'hémiplégie complète c'est au membre supérieur que sont les plus grandes lésions.

Cet état paralytique peut ne durer que quelques jours, quelques semaines, puis les mouvements reparaissent et il y a guérison prochaine. Celle-ci est complète, ou il persiste de la faiblesse musculaire. La guérison peut ne se faire qu'au prix de l'infirmité persistante, soit par simple paralysie flasque, soit par contracture et rétraction.

b. Traitement. — Dans la période d'apoplexie et dans la semaine qui suit la réapparition du sentiment, nous n'avons pas à intervenir. Chercher à masser et exercer le membre malade ne servirait qu'à réveiller tout phénomène congestif au niveau des centres moteurs et, par conséquent, agir dans le but d'une nouvelle hémorragie. Mais quand les phénomènes de réparation commencent, il ne peut être qu'utile de venir en aide au muscle, afin de lui conserver toute sa vitalité pour l'instant du retour de l'influence nerveuse, et plus tard notre éducation musculaire fait progresser la nouvelle fonction.

Après avoir recherché l'étendue des lésions par l'examen des divers muscles du bras, on masse les groupes musculaires paralysés au moyen de pressions d'autant plus légères que la paralysie est plus complète et que l'attaque est encore plus récente. Elle ne s'adresse qu'aux muscles ; il est inutile au début e masser les ligaments des diverses articulations du membre. . ce massage fait suite une mobilisation passive de toutes ces ›intures, et, en admettant que la paralysie ait été incomplète, ne faudrait pas faire exécuter de suite ces mouvements ctifs.

Si la lésion est de peu d'importance, il suffit souvent de deux ou ·ois séances de massage et de mobilisation passive pour qu'il se roduise quelques mouvements ; si l'hémorragie a été importante, e n'est que plus tard, quinze jours, plusieurs semaines, que l'on econnaît quelques mouvements dans un segment du membre. l faut user de beaucoup de prudence et considérer comme un rgane d'extrême faiblesse le muscle qui retrouve sa fonction. 'atigué, surmené, le muscle se contracture, et deux ou trois jours 'un nouveau massage doux sont quelquefois à peine suffisants our retrouver la souplesse nécessaire aux jointures. Massages t exercices deviennent de jour en jour plus accentués, et peu à eu le paralysé gagne en force jusqu'au jour où la fonction est omplète en étendue ; le convalescent peut être livré à lui-même, continuera à s'exercer et acquerra ainsi la force qui manquait ses muscles.

Contractures. — Cette guérison n'est malheureusement pas ι règle, et si nous pouvons abandonner ce malade à lui-même près l'avoir guidé par les procédés qui nous sont déjà connus, ous aurons plus de sollicitude pour les hémiplégiques qui con- ervent leur infirmité et surtout pour ceux qui la compliquent 'une contracture lente et progressive suivie de rétraction avec riffe. Notre intervention modère certainement l'étendue de la aralysie, en la limitant juste aux lésions correspondantes du cer- eau ; elle modère de même l'effet de la contracture, en atténuant elle-ci et en la rendant moins douloureuse.

Les muscles fléchisseurs l'emportent sur les extenseurs. Il est it volontiers que les fléchisseurs se contracturent et que les extenseurs ne se contracturent pas; ce n'est pas absolument exact : les deux systèmes se contracturent, et c'est précisément cette lutte continuelle des deux fonctions qui occasionne les douleurs dont se plaignent les paralysés. Le massage atténue cet état et modère pendant quelque temps l'action musculaire. Les doigts, le poignet, l'avant-bras sont dans une flexion forcée, le bras est serré contre le corps.

La contracture des hémiplégiques progressive n'est pas vaincue par le chloroforme comme la contracture hystérique; cependant le massage l'atténue sûrement, et les malades réclament leur séance avec impatience. Le traitement de mobilisation n'empêche pas la progression, mais elle diminue la rapidité de cette évolution; le malade reconnaît qu'il peut prendre plus facilement les objets, la griffe étant moins accentuée. Il est difficile d'établir des comparaisons; cependant l'expérience permet de conclure que l'infirmité est rarement complète quand la massothérapie est intervenue pendant quelque temps.

Le massage consiste en caresses lentes, exercées sur les divers muscles de la flexion et de l'extension. Le simple contact léger de la main suffit; une des deux mains exerce ces pressions et ce contact, pendant que l'autre tente, sans faire effort, le redressement des phalanges, du poignet et du coude. On ne doit chercher à redresser qu'une seule jointure à la fois; de la sorte, on obtient beaucoup plus. Le malade éprouve beaucoup de bien-être lorsqu'on peut ainsi redresser complètement chaque jointure successivement; il est aussi d'un effet moral utile de lui montrer que sa phalange a pu s'étendre complètement; certains malades intelligents disent que la mémoire de ce fait suffit à les soulager pendant la journée d'une crise douloureuse. Si les mouvements passifs joints au massage calment les malades, il n'en est pas de même des exercices actifs. Ceux-ci ne doivent être entrepris que plus tard, lorsqu'il y aura moins d'excitabilité du côté du muscle. Ils seront très modérés, et le malade n'a pas intérêt à les prolonger, à les répéter ou à les trop accentuer.

Ankyloses. — Nous assistons, malgré notre traitement, à la progression du mal, et nous pourrions de ce fait nous décourager ; si le malade nous aide de sa patience, nous ne l'abandonnerons jamais avec des infirmités aussi prononcées que celles que nous présentent certains hémiplégiques ; ils n'ont suivi aucun traitement, ou même ils sont victimes de quelque mécanothérapie ou autre agent physique mal distribué qui a exagéré leur mal ! La rétraction est alors absolue. Ce n'est plus pour atténuer ses douleurs, pour modérer les progrès de l'évolution que le paralytique s'adresse à nous, c'est pour essayer de lui rendre l'usage d'un membre bien compromis.

Cependant après massages, mobilisation passive et gymnastique, il est possible de gagner quelques mouvements : on peut et on doit le tenter. Le traitement revient ici à mobiliser épaule, coude, poignet, doigts ankylosés. Nous renvoyons à ces diverses régions.

Hémichorée. — L'hémichorée ou l'athétose ne sont pas des contre-indications du massage, au contraire ; ces complications semblent s'atténuer comme la contracture au traitement de mobilisation; nous reconnaissons encore ici que le massage amène la régularisation de la fonction musculaire, alors que les divers symptômes combattus sont des conséquences du trouble causé dans l'appareil musculaire correspondant à la lésion du centre nerveux.

Un hémiplégique est soigné aussi longtemps que le nécessite la marche de l'affection. Quelques séances peuvent rendre au paralytique l'usage de tous ses membres ; quelquefois plusieurs mois de traitement ne suffisent pas pour modérer la progression d'hémicontracture, et l'infirmité attend l'hémiplégique sous forme de griffe cubito-médiane, main plus gênante qu'utile située à l'extrémité d'un bras impotent. Néanmoins, pour quelques-uns qui ne purent profiter de notre intervention, beaucoup ont, sans doute, évité l'infirmité en gagnant quelques muscles.

PARALYSIE DU NERF RADIAL

Nous venons d'étudier la paralysie de tout le membre : un des nerfs, avons-nous dit, peut seul être atteint par suite de lésion sur son trajet ou à son origine. Un de ces nerfs du bras, le radial, est plus souvent intéressé : nous décrirons sa paralysie. Il existe pour cette affection deux types bien distincts : le premier se présente sous forme d'une affection aiguë, précise dans ses symptômes et son évolution, à pronostic toujours bénin, car elle guérit assez vite et sans complication ; la seconde a une marche chronique, varie, d'après la cause, comme pronostic et se termine le plus souvent par des contractures et des rétractions, qui occasionnent des infirmités irrémédiables.

a) **Dite à frigore.** — On a dit aussi *par compression rhumatismale ;* quoi qu'il en soit, la cause est toujours la même, le nerf radial est atteint soit par quelque trauma compressif, soit par quelque trouble inflammatoire, à la gouttière de torsion de l'humérus, en passant de la région interne du bras à la gouttière antéro-externe. Le nerf radial passe derrière l'humérus, contre le périoste, au-dessus des fibres du vaste interne, après avoir abandonné ses filets au vaste interne, à la longue portion du triceps, au vaste externe et à l'anconé. Situé ensuite dans la gouttière formée par le long supinateur et les deux radiaux, il leur donne un filet moteur, puis arrive à la tête radiale qu'il contourne en pénétrant dans le court supinateur ; il innerve celui-ci, puis se termine en un bouquet de filets nerveux qui vont à tous les muscles postérieurs de l'avant-bras (extenseur commun des doigts, extenseur propre du pouce, extenseur propre de l'index, extenseur du petit doigt, long abducteur et court extenseur du pouce). Un filet avait été abandonné au niveau du coude pour la sensibilité de la région dorsale du pouce, de l'index et de la moitié du médius.

Cette distribution nous indique quels symptômes nous guident d'une part et d'autre part sur le territoire de notre massage ; sans vouloir entrer dans trop de détails symptômatiques, nous rappelons que la flexion de la main paraît atteinte ; il n'en est rien, et si la main serre mal, cette faiblesse des fléchisseurs est due au défaut de synergie qui existait avant la lésion entre fléchisseurs et extenseurs : il suffit de relever le poignet pour que la flexion s'accomplisse mieux et démontre que la paralysie est bien radiale.

Traitement.— On exécute le massage du nerf ou tout au moins de la région où il est situé, en suivant la gouttière externe du pli du coude, puis le bord externe du bras, enfin sa partie postérieure moyenne dans le sens oblique. Cette pression est légère, elle a pour but d'agir en vue de la réparation du nerf lésé et pour aider la circulation des veines voisines.

Mais la principale action est exercée sur les corps charnus des divers muscles cités, que le massage excite et entretient en l'absence de l'influence nerveuse ; ces fibres conservent leur vitalité, leur pouvoir contractile et sont prêtes à fonctionner quand le nerf a réparé ses lésions. Nous conseillons de ne pas oublier de masser le territoire sensitif du nerf ; ce massage ne saurait avoir qu'une heureuse influence sur la sensibilité récurrente par les anastomoses avec les nerfs médian et cubital.

Après ce massage répété quotidiennement, on exerce le coude et les articulations radio-cubitales. Chaque jour, après cette mobilisation passive, on essaie de constater le premier mouvement actif, si la paralysie a été complète, et on fait exécuter des mouvements correspondants aux muscles atteints et en rapport comme force avec l'influence nerveuse : on doit craindre le surmenage des faisceaux musculaires, qui sont à peine doués de mouvements volontaires. On les exerce mieux et plus longtemps, quand ils ont acquis quelque force.

Quand les mouvements reparaissent, il est nécessaire d'exciter un peu les muscles opposants (fléchisseurs, etc.), qui se ressentent de l'absence des mouvements et commencent à s'atrophier.

Cette affection varie comme durée, elle guérit généralement en trois semaines ou un mois : d'abord quotidiennes, les séances n'ont plus lieu que tous les deux jours et sont espacées pour que le paralysé soit massé en tout une vingtaine de fois. Il est à remarquer que, si l'on adjoint à ce traitement quelques courants faradiques, les mouvements sont plutôt retardés, les malades accusent des fourmillements, des douleurs, et on peut assister à l'amaigrissement du muscle. La mensuration démontre l'influence heureuse du massage isolé sur la musculature atteinte, elle augmente de volume.

Il faut ajouter que le massage ici n'est nullement curateur, toute paralysie radiale non soignée guérit, car la mobilisation progressive du malade y est bien pour un facteur puissant. Mais il est certain qu'en massant et en mobilisant régulièrement, la réparation est beaucoup plus rapide.

Une des variétés de cette forme est la paralysie dite saturnine, qui est améliorée de la même façon et guérit d'autant plus vite que l'hygiène de l'intoxiqué est mieux surveillée.

b) **A marche lente ou progressive.** — Bien différente est la marche de la paralysie radiale successive à une section du nerf ou à une atrophie du territoire consécutive à une lésion plus profonde des centres.

La massothérapie n'a plus ici qu'un but : retarder le plus longtemps possible les dégénérescences au cas où il y aurait quelque réparation tardive. En agissant ainsi, elle lutte aussi contre les déformations secondaires dues à la rétraction, et évite précisément l'atrophie avec rétraction fibreuse ; si elle arrive trop tard, elle modère les effets de la rétraction.

Nous avons déjà indiqué notre mode d'intervention dans les griffes de la main ; il nous suffit d'ajouter que notre massage et notre mobilisation doivent le plus longtemps possible agir sur les muscles du territoire du nerf radial par des pressions moyennes, légères même, si les contractures qui précèdent la rétraction apparaissent. La mobilisation a aussi l'heureux effet de permettre aux muscles des territoires nerveux voisins de suppléer les absents, autant qu'il est en leur pouvoir.

ATROPHIE MUSCULAIRE PROGRESSIVE

Symptômes. — Cette myélite est bien à sa place avec les affections du membre supérieur, car c'est par l'atrophie des muscles de la main que commence cette dégénérescence progressive. L'atrophie débute par les muscles de l'éminence thénar de la main droite, c'est-à-dire par ceux qui font l'opposition du pouce au médius et à l'index ; la main devient maladroite à tenir plume ou outil. Le muscle antagoniste de ce groupe musculaire est le long extenseur du pouce, qui attire, en arrière, le premier métacarpien et donne à la main l'aspect de main de singe. Vient ensuite l'atrophie des lombricaux et interosseux qui paralyse les mouvements de latéralité des doigts ; les muscles fléchisseurs et extenseurs des doigts, qui sont leurs antagonistes, fléchissent les deux dernières phalanges et étendent la première, d'où production d'une *griffe*. La main décharnée ressemble bientôt à une main de squelette.

Peu à peu l'atrophie gagne les muscles des régions antérieures et externes de l'avant-bras, les muscles antérieurs du bras, le deltoïde, le trapèze inférieur, tous les muscles de l'épaule, et l'atrophie de la partie supérieure du tronc contraste avec le reste du corps qui n'a pas encore subi la loi de progression. Pendant deux ou trois ans les lésions des muscles des membres sont isolées, mais bientôt avec l'atrophie des muscles de la déglutition, de la mastication, et enfin du diaphragme, surviennent les complications viscérales, qui entraînent le malade. L'évolution peut durer dix ans et plus.

Discussion de l'intervention. — Sans donner tous les détails anatomiques des lésions qui occasionnent l'atrophie musculaire, il est utile de rappeler que ce sont les cornes antérieures de la moelle qui sont malades et que la destruction progressive des cellules motrices de ces cornes se traduit au loin par l'atrophie des fibres musculaires, où vont se terminer les cylindraxes des cellules atteintes. Il s'agit donc d'une lésion de nature trophique, et, en admettant que nous conservions la vitalité de la fibre musculaire, celle-ci ne pourra jamais retrouver sa fonction, puisque, non seulement l'influence motrice lui fera défaut, mais aussi l'influence trophique qui sert à sa vitalité et à son accroissement.

Cependant il est certain que notre action est utile à retarder la dégénérescence et, d'autre part, modère l'effet des muscles antagonistes, qui constitue dans chaque région une infirmité souvent pénible et gênante. Si notre action empêche le retrait du pouce en arrière, modère l'extension de la première phalange et la flexion des deux dernières, la griffe obtenue peut rendre encore service aux malades. Notre rôle est loin d'être inutile et notre intervention bien dirigée retarde les progrès de l'affection médullaire et en atténue les effets.

Technique. — Le massage est différent s'il agit sur les muscles atrophiés et sur leurs antagonistes. Les pressions très légères atténuent l'action des extenseurs, et on accentue la pression au niveau du muscle atrophié ; cependant si l'atrophie a à peu près terminé son œuvre, le massage est moins énergique, puisqu'il s'adresse à des fibres dégénérées et faibles. La mobilisation est entretenue avec soin à chaque jointure, et on obtient le plus longtemps possible toute l'étendue des mouvements : la mobilisation active doit éviter le surmenage des muscles en voie d'atrophie et modérer l'action des antagonistes. Ainsi on fait fléchir passivement le pouce et on fait exécuter le même mouvement en aidant le malade, les muscles de l'éminence thénar étant trop faibles pour résister à l'action de l'extenseur propre du pouce. Les exercices actifs sont répétés souvent, mais peu longtemps ; dans la journée le malade doit veiller à maintenir les articulations dans les positions précisées par le médecin, c'est-à-dire suivant celles qui réagissent contre la formation de la griffe.

Les mêmes principes de massage et de mobilisation sont observés à chaque région du membre supérieur ; excitant les muscles atrophiés, modérant leurs antagonistes, mobilisant passivement et activement chaque jointure en vue des infirmités à éviter ou tout au moins à adapter à des fonctions encore possibles, le médecin aboutit à un résultat sensiblement meilleur chez ce myélitique. Cependant, malgré ces soins, la sclérose des cornes antérieures continue sa marche progressive et fatale; après le membre supérieur, les autres parties du corps entrent en dégénérescence, pendant que les lésions anciennes s'accentuent, et bientôt apparaissent des complications viscérales qui entraînent souvent le myélitique avant que les centres trophiques des muscles importants (pharynx, diaphragme) ne soient atteints par la sclérose.

Nous pouvons donner le procédé à employer pour chaque séance ; mais l'évolution de la maladie est si variable que l'on ne saurait fixer de temps au traitement. Les variétés sont tellement nombreuses déjà dans la distribution de ces lésions, dans la progression, que l'on a décrit plusieurs types, qui débutent par des régions différentes et qui réclament des soins plus prompts, les lésions étant plus proches du thorax.

Nous avons décrit le type *Aran-Duchesne*, qui débute par le membre supérieur. Le type *Landouzy-Dejerine* débute par les muscles de la face et du cou ; les peauciers, les sterno, le trapèze, les sus et sous-épineux, etc., plus tard les muscles du membre supérieur sont atteints. Les types *Erb* et *Zimmerlin* débutent par la région scapulaire ; le type *Charcot-Marie*, par les pieds et les jambes.

PARALYSIE ATROPHIQUE DE L'ENFANCE

Symptômes. — Dans cette affection les membres inférieurs sont peut-être plus souvent pris que les bras, mais son analogie avec la maladie d'Aran-Duchesne nous oblige à la placer après elle. Les cornes antérieures de la moelle sont encore atteintes, mais la lésion est aiguë, et non plus chronique. Dans une première période inflammatoire, de quelques jours ou quelques heures de durée, on ne constate que des symptômes fébriles avec ou sans convulsions. L'enfant peut dès cette période guérir sans aucune trace de la maladie ; mais le plus souvent, dès le lendemain ou peu de jours après l'invasion, se déclare une paralysie qui frappe du premier coup tous les muscles qui doivent être atteints : la paralysie se localise à une jambe, à un côté, aux deux membres inférieurs : les reflexes sont atténués, la sensibilité est conservée.

Puis commence une période de rémission lente, la paralysie abandonne quelques muscles et se localise suivant le segment de membre, soit à l'extenseur des orteils, soit aux péroniers latéraux et au jambier antérieur, soit au deltoïde. Ces muscles paralysés s'atrophient et sont réduits à leurs gaines ; les os voisins sont arrêtés dans leur développement, tout le membre reste infantile et même se déforme, par suite d'attitudes vicieuses causées par les diminutions de longueur, d'où claudication, d'où pieds bots paralytiques et griffes au membre supérieur.

TRAITEMENT. — Nous pouvons être appelés à soigner ces malades dans les trois périodes (aiguë, paralysie, atrophie). Il est inutile d'intervenir dans la période fébrile, et d'ailleurs les lésions ne sont pas encore localisées, nous ne saurions préciser nos manœuvres. Nous serons le plus souvent appelés dans la période atrophique, c'est-à-dire trop tard ; mais si notre action doit être manifeste surtout dans la période paralytique, nous pouvons encore être bien utiles, même quand la dégénérescence a commencé son œuvre de destruction.

Pendant la période paralytique, à la moelle les cornes antérieures détruites par place se réparent sur les bords des foyers atteints ; et à cette lésion médullaire correspondent la paralysie mieux localisée à certains muscles ou groupes musculaires et la réparation de certains autres. Massons les muscles paralysés, et nous entretiendrons la vitalité de corps musculaires qui peuvent retrouver leur fonction, et nous agirons par nos exercices sur la réparation des centres moteurs et trophiques.

La séance consistera donc à masser les muscles paralysés, à mobiliser les jointures correspondantes et à exercer les muscles activement, quand ils possèdent encore quelque mouvement. On peut ainsi retrouver des muscles, des groupes musculaires, et quand on agit avec beaucoup d'attention sur les limites des territoires paralysés, on constate de temps en temps la réapparition de mouvements perdus jusque-là. Nous rappelons qu'il s'agit ici de muscles bien faibles et qu'il faut les exercer en raison de leurs forces.

Pendant la période atrophique, notre action semble toute différente. Les lésions sont constituées ; notre rôle se limite à n'agir que sur les organes respectés par la maladie et à modérer les infirmités du membre dégénéré. Il nous a été donné de soigner des jeunes enfants chez lesquels nous avons obtenu, après plusieurs années de période atrophique, des mouvements dans une main jusqu'alors entièrement paralysée. Il est toujours temps d'essayer de retrouver des contractions dans un muscle qui semble atrophié depuis bien des mois. Aussi nous conseillons, dans la période atrophique, de tenter même tardivement, et surtout si la période aiguë est relativement récente, des pressions de massage sur les corps charnus ou plutôt les vestiges des corps charnus des muscles atrophiés, puis de mobiliser les articulations voisines souvent ankylosées. Chaque jour, après la mobilisation passive, on demande au malade de tenter quelques mouvements : ceux-ci mettent parfois un mois, deux mois à se produire, souvent ne se produisent pas. S'il existe le moindre mouvement, on doit tout espérer de ce retour, et par l'éducation on regagne une partie de la fonction perdue. Après plusieurs mois de traitement, nous avons obtenu quelques mouvements des fléchisseurs chez une petite fille dont le bras était absolument impotent depuis des années : en exerçant ce muscle nous avons pu arriver à faire tenir des objets ; cette enfant avait donc retrouvé un peu de la fonction de préhension.

Si nous ne réussissons pas à rendre quelques mouvements, nous pouvons être utiles en atténuant l'infirmité gênante produite par les rétractions secondaires. Nous renvoyons alors au traitement des diverses raideurs articulaires, ou redressements des ankyloses vicieuses, c'est-à-dire à la mobilisation passive quelque peu forcée, au besoin aux opérations ou au redressement sous le chloroforme.

MÉNINGITE CÉRÉBRO-SPINALE

Nous aurions pu joindre cette affection à la paralysie infantile, à laquelle elle ressemble tant par son évolution. Cependant le pronostic est si différent, et par suite les indications du traitement sont ici tellement précises, que nous devons décrire à part cette maladie de l'enfance et son traitement.

Symptomes. — Comme dans la paralysie spinale infantile, dans une première période aiguë fébrile, accompagnée ou non de convulsions, nous n'avons pas à intervenir. Cette période dure plusieurs jours, puis des paralysies se localisent, mal délimitées d'abord et même accompagnées dans le voisinage de contractures douloureuses. Plus tard, il y a des zones, nettement déterminées, paralysées ou parésiées. Quelquefois la guérison est spontanée, quelquefois il se produit des dégénérescences graisseuses ou fibreuses avec déformations.

La lésion anatomique, comme nous l'indiquent ces symptômes, agit sur les centres nerveux par voisinage ; les exsudats méningés compriment la moelle, l'excitent ou la paralysent, et même la sclérose a pu s'étendre jusqu'aux cellules motrices ou sensitives voisines. Mais, en général, la résorption de ces exsudats est la règle, et les lésions médullaires ont rarement été si profondes qu'elles ne soient réparables.

Le diagnostic est important à connaître, puisque notre intervention peut modérer à temps les contractures douloureuses de la période inflammatoire et entretenir la fonction musculaire jusqu'à guérison des lésions méningées.

Technique. — Ce massage doit être exécuté avec la plus grande douceur ; la séance doit laisser le malade dans la plus complète résolution musculaire, et il ne faut conseiller mouvements des bras et marche que si la contracture musculaire semble avoir disparu, si les muscles ont retrouvé leur tonus normal. Si, par suite d'extension aux cellules motrices, des symptômes de paralysie ou même de dégénérescence apparaissaient, on interviendrait comme pour la paralysie infantile.

Quelquefois le petit malade a été soumis à un traitement de

mobilisation forcée ou à un traitement d'électrisation trop violent. La mobilisation a réveillé des contractures chez ces muscles encore récemment excités par la compression méningée, et de même l'électricité mal distribuée a donné à l'enfant des sensations pénibles, et nous trouvons des muscles douloureux ; les membres inférieurs sont en adduction forcée, en rotation en dedans, les membres supérieurs en flexion exagérée, les bras collés au corps. Il suffit de quelques séances de pressions très légères avec mobilisation passive en rapport, pour que l'enfant redevienne confiant et permette la mobilisation de tous les muscles naguère contracturés.

Ce n'est que plus tard, lorsque l'appareil musculaire a retrouvé sa tonicité normale, qu'on peut songer à lui rendre sa force en l'exerçant alors avec plus de vigueur.

PARALYSIE AGITANTE

Sans chercher à décrire la marche de cette névrose, nous rappellerons qu'il existe un tremblement particulier du pouce contre les autres doigts de la main, que ce tremblement est continu, ne diminue que pendant les mouvements volontaires et cesse pendant le sommeil. Une certaine rigidité musculaire donne au malade une attitude particulière ; la démarche est toute spéciale, le corps est porté en avant, les pas sont petits : le malade paraît courir après son centre de gravité, dit Trousseau. Cette rigidité occasionne des crampes douloureuses.

Voilà donc deux symptômes importants pour nous : tremblements et contractures ; nous pouvons intervenir avec quelque chance sinon d'amélioration, tout au moins d'atténuation des symptômes. Le massage doux des muscles, des extenseurs et des fléchisseurs des doigts, modère le tremblement, surtout quand le massage est accompagné de mobilisation passive. Les mouvements actifs, répétés avec attention par les malades dans la journée, modèrent le tremblement et en diminuent l'impression désagréable. Le massage agit aussi avec avantage sur les muscles contracturés, qu'il s'agisse des muscles du cou fatigués par la propulsion de la tête en avant ou des diverses contractures disséminées par tout le corps.

Les exercices d'assouplissement des membres inférieurs, le pas marqué en cadence, la marche régulière avec décomposition du pas, diminuent la tendance à porter le corps en avant pendant la marche ; le massage est de plus d'un heureux effet sur l'état général. Comme la maladie, fatalement progressive, ne saurait être suivie jusqu'à ses complications terminales, les séances de massage doivent être faites par séries de vingt : d'abord quotidiennes, elles ne sont plus répétées que tous les deux jours dans la seconde quinzaine.

CHORÉE

Nous aurions pu placer cette affection nerveuse avec les maladies de la face, car c'est surtout à la face qu'on observe les contractions de la danse de Saint-Guy : cependant, désirant parler de notre intervention dans cette névrose, nous la plaçons ici à la suite des maladies nerveuses qui intéressent surtout le membre supérieur atteint d'ailleurs par le mal.

Laissant de côté les signes précurseurs, comme le changement de caractère, les douleurs vagues généralisées, la maladresse, nous constatons chez l'enfant choréique des secousses involontaires de la face, des bras, de la main : ce sont des mouvements inégaux, des contorsions du corps et de la tête ; tous les muscles de la face participent à cette incoordination musculaire, qui est une véritable folie du muscle, car elle agit pendant le repos, et pendant le mouvement elle s'exagère. Dans les cas graves, elle empêche le sommeil.

Après deux ou trois mois de cette excitation musculaire, la chorée s'atténue et guérit quelquefois, laissant des traces de son passage par la présence de tics ou mouvements involontaires.

Connaissant le but de l'intervention massothérapique, on comprend que les pressions régulières avec éducation du muscle ne peuvent que régulariser la fonction musculaire et combattre avec sûreté cette instabilité de la fibre striée. L'expérience montre en effet que la pression et même le simple contact diminuent l'intensité des mouvements choréiques et avancent la fin de la maladie ; jusqu'à la fin du traitement nous agissons avec la même douceur que pour des contractures musculaires. La mobilisation habitue l'enfant à régulariser les mouvements, alors que l'attention exaspérait davantage les contractions choréiques ; il semble qu'on obtient davantage en obligeant l'enfant à porter le plus d'attention à la confection d'un mouvement et en insistant jusqu'à ce que ce mouvement soit irréprochable.

CHAPITRE VI

RÉGION DE LA HANCHE

§ 1. — Anatomie massothérapique.

Comme la scapulo-humérale, l'articulation de la hanche est inaccessible à l'intervention massothérapique à cause de sa situation profonde. En avant cependant la capsule est relativement superficielle, puisqu'aucune masse charnue ne la double comme en tout autre côté, et une main pourrait, en déprimant téguments et graisses, ressentir la mobilité de la tête fémorale communiquée par l'autre main qui a saisi l'extrémité inférieure et lui fait exécuter des mouvements de rotation. Mais d'importants organes nous obligent à éviter cette région antérieure : le triangle de Scarpa, ou région du pli de l'aine, est traversé, suivant le sens de sa hauteur, par l'artère et la veine fémorales ; celle-ci reçoit, à ce niveau, la veine saphène interne, dont la crosse est presque sous-cutanée. Près d'eux en dehors, à l'anneau crural, après un très court trajet, le nerf crural se divise en ses nombreux filets sensitifs et moteurs, et, pour nous avertir plus sûrement, cette région présente à l'examen une sensibilité particulière, par suite de la présence de nombreux ganglions où viennent aboutir les vaisseaux lymphatiques du membre inférieur (ganglions verticaux et inférieurs) et ceux de la fesse, du périnée et de la paroi abdominale (ganglions à chaîne horizontale et supérieure). Cette hyperesthésie augmente, quand quelque lésion de nature inflammatoire, aiguë ou chronique, siège sur un territoire lymphatique du membre: la lymphangite n'évolue pas nécessairement non plus que l'adénite, mais le travail de réparation tuméfie le ganglion correspondant ; il devient sensible et même douloureux. A l'épaule il existait une région analogue que devaient respecter nos manœuvres, l'aisselle. La tête humérale semble très éloignée de la peau axillaire, et pour cette raison la comparaison des deux articulations paraît insoutenable ; mais, pour démontrer que ce rapprochement est fondé, il suffit de mettre le membre supérieur en forte abduction ou même en élévation : la tête osseuse est alors facilement sentie et chez les sujets maigres elle fait même saillie dans l'aisselle.

La région de la hanche pour le masseur est donc surtout externe et postérieure. Le *grand trochanter* du fémur forme une saillie accessible sous la peau et peut servir de point de repère utile ; *le pli fessier* de même donne quelques indications.

Ce dernier pli limite approximativement les deux régions fessière et crurale postérieure. La première renferme exclusivement des masses charnues et leurs vaisseaux. Les muscles sont peu nombreux, mais très importants par leur volume. Le grand fessier, recouvrant les autres muscles, profite à peu près seul de nos manœuvres, le moyen fessier apparaît bien un peu au-dessus ; mais le petit fessier est situé trop profondément pour que nous puissions le masser directement. Les fibres du *grand fessier* sont obliques ; venant de la crête sacro-coccygienne, leur insertion supérieure, elles se dirigent en bas, en arrière et en dehors du grand trochanter (bifurcation externe de la ligne âpre); elles forment un muscle rectangulaire volumineux, qui glisse par des bourses séreuses très importantes sur les organes profonds. Ces organes sont des muscles qu'il nous serait souvent bien utile de

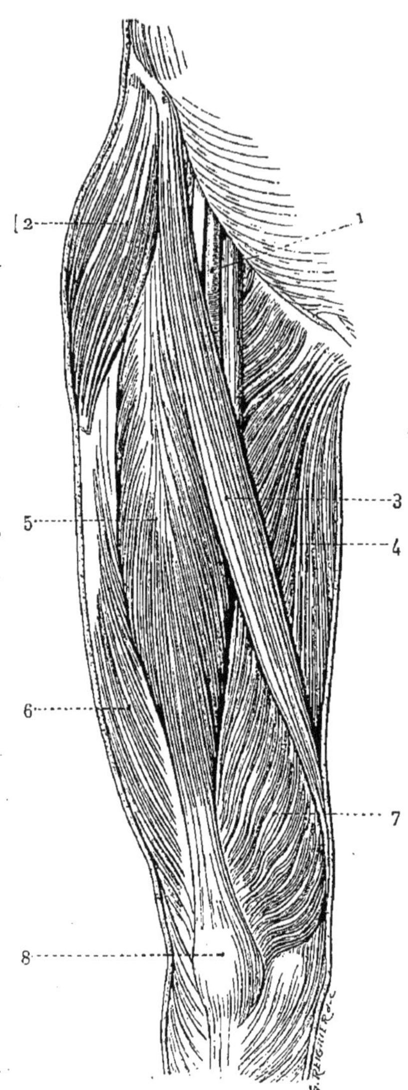

FIG. 77. — Muscles superficiels de la région antérieure de la cuisse.

La tête fémorale correspond à peu près aux vaisseaux fémoraux du pli de l'aine; comme à l'épaule, la main ne saurait arriver directement sur la capsule articulaire; mais si, à l'épaule, des muscles protègent la jointure en avant, à la hanche il n'y a pas de muscles, c'est la région inguino-crurale qui correspond à l'aisselle. Les pressions de massage s'adresseront aux muscles de la région postérieure ou fessière; toutefois la mobilisation de l'article nécessite le massage des muscles de la cuisse, qui tous meuvent la hanche.

1, vaisseaux fémoraux; — 2, tenseur du fascia lata; — 3, couturier; — 4, moyen adducteur; — 5, droit antérieur; — 6, vaste externe; — 7, vaste interne; — 8, rotule.

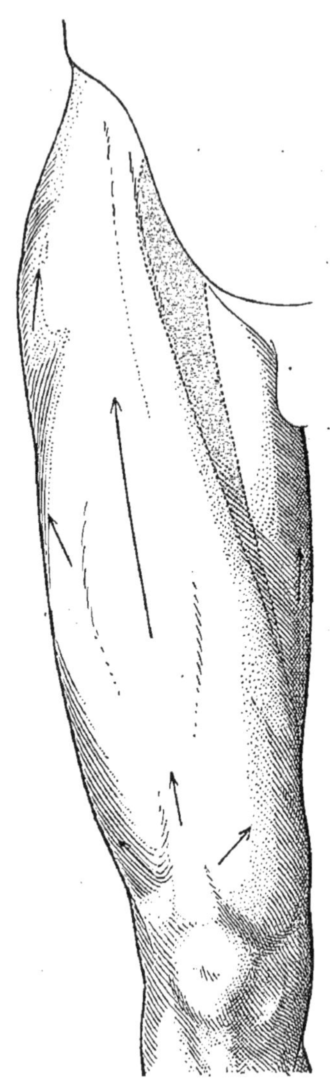

FIG. 78. — Direction à donner aux pressions dans le massage de la face antérieure de la cuisse.

Ce massage consiste presque exclusivement en pressions sur les trois divisions du triceps. Le droit antérieur se dirige un peu obliquement de la rotule vers la partie la plus externe du pli de l'aine (épine iliaque antérieure et inférieure). Les vastes, plus obliques, de chaque côté partent du tendon rotulien et vont, l'externe jusqu'à la saillie du trochanter, l'interne jusqu'à la dépression qui correspond à la zone dangereuse des vaisseaux fémoraux. Les adducteurs sont massés tout à fait en dedans dans le sens de la flèche interne. La pression exécutée sur le vaste externe se continue en se redressant verticalement sur le tenseur du fascia lata. La région ombrée correspond à la zone dangereuse des vaisseaux pouvoir atteindre (muscles pelvi-trochantériens) et la partie la plus supérieure du nerf sciatique à sa sortie du bassin.

Le *moyen fessier*, situé plus en avant et en dehors, a une direction plus verticale : il s'étend de la partie antérieure de la crête iliaque à la face externe du grand trochanter. En avant de ce muscle, c'est-à-dire tout à fait en dehors, le *tenseur du fascia lata* ou *aponévrose crurale* s'insère aussi à la crête iliaque, près de l'épine antérieure et supérieure : vertical, il nous semble être, quoique le recouvrant, la continuation des fibres du vaste externe, dont il maintient d'ailleurs le corps charnu dans les mouvements du quadriceps.

Sous le bord inférieur du grand fessier apparaissent les divers muscles de la région postérieure de la cuisse, qui descendent de l'ischion pour se rendre en dedans ou en dehors du *losange poplité :* ce sont du dehors en dedans le *biceps crural* qui se renforce à la cuisse d'un chef fémoral, le *demi-tendineux* accolé longtemps au biceps, mais qu'il abandonne pour suivre le *demi-membraneux* vers le condyle interne du fémur. Entre le biceps d'une part et les demi-membraneux et demi-tendineux d'autre part, le *nerf sciatique* descend verticalement, déjà divisé en sciatiques poplités interne et externe, appuyés contre la masse profonde des *adducteurs*.

Ce nerf n'est guère accessible dans son trajet crural : sorti du bassin par la grande échancrure sciatique avec le muscle pyramidal qui est au-dessous de lui, il repose contre l'épine sciatique. En avant l'obturateur interne, le carré crural, puis les insertions des adducteurs lui fournissent un lit musculaire ; nous avons vu que le grand fessier et les masses musculaires crurales postérieures le protégeaient en arrière. En cas de névralgie, en le comprimant, on n'obtiendra donc de la douleur dans cette région qu'à l'épine sciatique. A la hanche le nerf sciatique est à égale distance du trochanter et de l'ischion.

Sans donner tous les détails anatomiques de l'articulation de

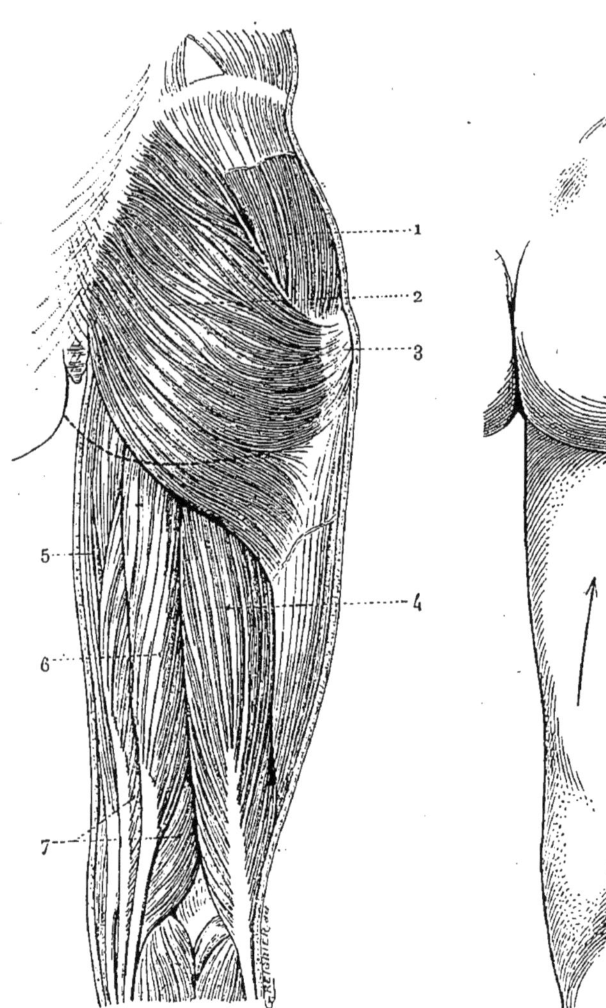

FIG. 79. — Muscles superficiels de la région fessière.

La masse charnue des fessiers empêche la main d'agir sur la capsule articulaire et surtout d'influencer heureusement les petits muscles pelvi-trochantériens, véritables rotateurs de la hanche. Toutefois les pressions exercées sur les muscles fessiers agissent heureusement sur ces petits muscles et ne doivent pas être négligées. Le pli fessier n'a aucun rapport avec la direction des fibres musculaires et le bord inférieur du grand fessier, il indique à peu près ce bord en le coupant obliquement à sa partie moyenne.

1, moyen fessier; — 2, grand fessier; — 3, grand trochanter; — 4, biceps; — 5, droit interne; — 6, demi-tendineux; — 7, demi-membraneux.

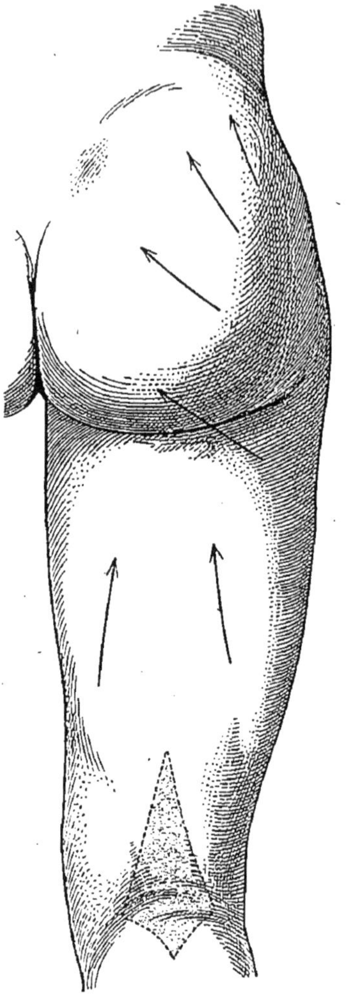

FIG. 80. — Direction à donner aux pressions dans le massage de la région fessière.

Ce massage se résume en pressions sur le grand et le petit fessier; partant du grand trochanter en s'irradiant vers la ligne courbe sacro-iliaque, les pressions sont de bas en haut, à peu près horizontales en coupant le pli fessier et en gagnant le coccyx, puis se relèvent en se dirigeant vers la partie postérieure de la crête iliaque, et deviennent peu à peu verticales en remontant vers les régions plus antérieures de cette crête. La région ombrée correspond à la zone dangereuse du creux poplité (veine poplitée et surtout confluent de la saphène externe et de la poplitée).

la hanche, que nous ne pouvons atteindre, puisque les petits muscles qui les protègent sont eux-mêmes hors de notre champ d'opération, rappelons qu'elle est constituée, du côté du fémur, par un segment de sphère qui s'articule avec une cavité cotyloïde correspondante, qu'un bourrelet augmente d'étendue et qu'une capsule fortement renforcée en avant (ligament en Y) limite les différents mouvements dans tous les sens ; la tête fémorale est située à l'extrémité d'une portion osseuse greffée presque perpendiculairement à la diaphyse osseuse ; c'est le col du fémur, qui transmet le poids du corps au membre inférieur. Cette disposition retire de la solidité, mais permet plus d'étendue dans les mouvements. Ceux-ci sont assurés par des muscles nombreux. Partis du bassin, ils viennent se fixer sur des apophyses osseuses qui terminent la diaphyse fémorale en haut et, pour cette raison, font bien partie de l'extrémité supérieure, qui comporte ainsi tête, col et trochanter. Le petit trochanter ne reçoit qu'une insertion, celle d'un muscle puissant, le psoas iliaque, fléchisseur de la cuisse sur le bassin. Le grand trochanter, en plus des trois fessiers, muscles extenseurs et abducteurs puissants, reçoit l'insertion des pelvi-trochantériens, petits mais nombreux, qui président aux divers mouvements de rotation de la tête fémorale dans le cotyle.

§ 2. — **Physiologie.**

Le massage ne peut pas préparer la mobilisation de l'articulation coxo-fémorale, puisque l'anatomie nous démontre que l'on ne saurait atteindre que quelques faisceaux musculaires de la région péri-articulaire. Nous n'avons pas à en conclure au rejet de toute manœuvre de mouvements à la hanche : la mobilisation est parfois exécutée sans massage préparatoire ; chez l'enfant fracturé, par exemple, l'activité du périoste nous oblige à odérer le massage dans les séances de massothérapie, afin éviter les exostoses, et quelques pressions sur les muscles ıffisent avant la mobilisation passive. Il est toujours préférable e masser avant de mobiliser, mais à condition que le massage ait aucune contre-indication.

Quand le massage n'a pas précédé la mobilisation, celle-ci oit être exécutée avec d'autant plus de méthode que l'appaeil locomoteur n'est pas préparé aux divers mouvements qu'on xige de sa souplesse et de sa force. Il n'y a qu'un moyen pour obiliser utilement une jointure, c'est de bien connaître ses ouvements.

Les diverses expériences des frères Wéber pour conclure à effet de la pression atmosphérique sur les rapports des surfaces, nsi que les diverses théories au sujet de la valeur du ligament ond intra-articulaire, n'ont pas d'intérêt immédiat pour notre ude : nous n'insistons pas. Mais constatons que, par suite de union à angle obtus du col avec le corps, l'extrémité inérieure ı fémur tourne dans le cotyle autour d'un grand nombre d'axe e rotation; pour la simplicité de la description, il est préférable e ne considérer que trois axes.

a) Axe transversal. — L'axe passe par le centre de la tête morale transversalement. La cuisse se balance d'avant en rière et d'arrière en avant : il y a flexion et extension de la iisse sur le bassin. Ce mouvement a une étendue de 140°. n avant l'abdomen limite la flexion, en arrière l'extension est nitée par le ligament en Y (dit de Bertin ou de Bigelow). Cette ırtie de la capsule fixe l'extrémité supérieure du fémur assez lidement pour empêcher à ce moment tous autres mouvements. e psoas iliaque, inaccessible, la longue portion du tricep crural, nt les muscles du mouvement de flexion. Le grand fessier, le ceps, le demi-tendineux, le demi-membraneux, sont les extenurs de la cuisse sur le bassin.

b) *Axe antéro-postérieur.* — Le balancement se fait de dedans en dehors et de dehors en dedans ; il y a abduction et adduction. L'abduction peut aller par l'exercice jusqu'à l'horizontale (grand écart), mais dans les cas normaux la cuisse s'écarte à près de 60° ; l'adduction, empêchée par le membre opposé au repos, peut être exécutée, quand il y a déjà flexion (croisement des jambes) ; l'adduction ayant une étendue de 30° environ, on peut en conclure que l'amplitude du mouvement suivant l'axe antéro-postérieur est de 90°. L'abduction se fait avec plus de facilité dans la flexion. Les mouvements d'adduction sont exécutés par les adducteurs d'une part (grand, moyen, petit adducteurs, pectiné, droit interne) ; le moyen et le petit fessiers sont abducteurs.

c) *Axe vertical.* — On disait volontiers que cet axe ne passait pas par le centre de la tête, mais était sensiblement le même que celui de la diaphyse fémorale, et on en déduisait que la rotation se faisait autour de l'axe fémoral. Ce n'est pas rigoureusement exact. La tête, en se mouvant dans la cavité cotyloïde, tourne autour d'axes qui passent par son centre. Quand l'axe est vertical, le col du fémur, externe par rapport à la tête, décrit un mouvement circulaire qui porte le grand trochanter en avant ou en arrière, et la diaphyse du fémur tourne autour de l'axe vertical de la tête, exécutant autour de cet axe un cylindre de révolution, dont le rayon est égal à la longueur du col du fémur.

Dans la rotation la cuisse exécute donc deux mouvements : un mouvement en avant et en arrière et un mouvement de rotation en dedans et en dehors. Comme le col du fémur est assez court, le mouvement de propulsion et de rétropulsion est à peine accusé, et la rotation est seule sensible dans la réalité. Il existe au niveau du pied une sorte d'index de ce mouvement, l'absence des mouvements de latéralité du genou dans l'extension et du cou-de-pied dans la flexion permettant de considérer le nombre e degrés parcourus par la pointe du pied de l'extrême rotation ıterne à l'extrême rotation externe comme rigoureusement égal celui que décrit le fémur autour de l'axe vertical. On voit que e mouvement n'excède pas 50°. Ces mouvements sont exécutés ar les petits muscles pelvi-trochantériens profonds que nous ne ouvons atteindre : les muscles fessiers entrent en jeu dans la otation, mais surtout quand elle est combinée à d'autres mouements ; on convient de considérer le grand fessier comme otateur en dehors, le moyen et le petit fessiers comme rotateurs n dedans.

Le nerf de la flexion est le nerf crural (triceps). Le plexus ›mbaire, dont il est une des branches terminales, fournit les ranches du psoas iliaque, autre muscle fléchisseur.

Le nerf crural, aidé de l'obturateur, seconde branche terminale u plexus lombaire, se rend aux muscles de l'adduction. Le ıême nerf obturateur fournit au principal rotateur externe obturateur externe. Les autres muscles qui meuvent la hanche ont innervés par le nerf sciatique. En résumé, les mouvements e la hanche sont sous la dépendance de deux sources nerveuses ettement délimitées : le plexus lombaire fournit aux muscles de ı flexion, de l'adduction et de la rotation externe ; le plexus lomo-sacré, à ceux de l'extension, de l'abduction et de la rotation n dedans.

§ 3. — **Technique de massage.**

La profondeur de l'articulation coxo-fémorale rend nos maœuvres peu utiles pour sa capsule ou les extrémités osseuses ui entrent dans sa composition et sa structure. Toutefois nous vons déjà vu, à l'épaule, que l'enarthrose scapulo-humérale, uoique protégée par une épaisseur respectable de fibres charnues, tait heureusement influencée par le massage et la mobilisation : ıais, à la hanche, notre intervention, interdite au triangle de

Scarpa, inutile ou tout au moins d'un tout autre effet à la partie voisine de la paroi abdominale, ne trouve à masser, pour agir indirectement sur l'article, que la région fessière, c'est-à-dire le grand fessier et une partie du moyen fessier, et les masses charnues crurales. Et encore l'action de ces derniers muscles n'est-elle pas exclusive à la cuisse, puisqu'ils s'insèrent en bas sur le tibia et le péroné.

Aussi la partie de la séance qui correspond au massage proprement dit est de peu d'importance, si on la compare à la mobilisation de l'articulation et surtout aux exercices actifs en décubitus ou debout.

a) **Préparation du malade.** — Le malade est placé sur son lit, à la rigueur sur une chaise longue, mais la mobilisation de la hanche y est plus difficile : pour un enfant les manœuvres du corps, du bassin et de la hanche sont exécutées plus facilement sur une table. Le décubitus latéral est préférable pour la présentation de la région à masser, pour la tension des muscles, pour les mouvements passifs. Le grand trochanter est le point le plus élevé : autant que possible, le masseur est placé de façon à avoir à sa droite le genou du malade, pour se servir de sa main droite au massage comme à la mobilisation. De la sorte, tantôt le malade le regarde, tantôt il lui tourne le dos, et le masseur fait la mobilisation de la hanche sans avoir la rude tâche de soulever le membre inférieur en entier du bras gauche. La cuisse est placée en demi-flexion sur le bassin, pour que les muscles fessiers soient tendus suffisamment. La poudre est étalée sur la région fessière et la région crurale.

b) **Massage proprement dit.** — Si c'est le côté gauche qui est intéressé, le masseur faisant face au malade sur le bord du lit est bien placé pour exécuter les pressions du trochanter aux crêtes sacrée et iliaque. S'il s'agit du côté droit, le masseur ꝫste à la même place, mais, tournant d'un quart de cercle à gauche aisant par le flanc gauche), peut encore facilement masser les uscles du trochanter aux crêtes sacrée et iliaque ; les muscles e la cuisse sont de même en bonne situation pour être massés vec la main droite de la périphérie vers le centre.

Les pressions des muscles fessiers peuvent être exécutées iivant un vaste triangle, qui aurait son sommet au grand troianter et sa base de la région sacro-coccygienne à l'épine iaque antérieure et supérieure. La direction du massage serait 'abord à peu près horizontale, puis se redresserait peu à peu serait verticale en avant. Nous pouvons toutefois être plus iatomiques et masser d'abord le grand et ensuite le moyen ssier, en suivant plus exactement la direction respective de iacun de ces muscles (voir fig. 79 et fig. 80).

Le grand fessier, considéré comme un rectangle, est plutôt un irallélogramme, dont les côtés d'insertion osseuse (fémur et icrum) sont verticaux, les deux autres obliques. Nos pressions irtent toutes du fémur et vont toutes au sacrum suivant la rection des côtés obliques ; la pression inférieure part du mur, à 10 centimètres au-dessous du grand trochanter, et va outir au coccyx ; la pression la plus supérieure part du grand ochanter et rejoint la partie la plus postérieure de la crête aque. Le côté inférieur de ce quadrilatère ne correspond pas i pli fessier, qui ne saurait être pris comme point de repère.

Le moyen fessier constitue bien un triangle à sommet troantérien et à base iliaque. Les pressions sont donc, d'abord, liques de bas en haut et d'avant en arrière, puis verticales, et fin un peu obliques en avant, venant toutes s'arrêter à la crête aque.

Les dernières fibres que nous avons massées ne font pas rtie du moyen fessier, mais constituent un muscle spécial, le iseur du fascia lata, ou aponévrose de la cuisse ; ses faisceaux férieurs viennent se fixer sur cette aponévrose qui recouvre le vaste externe, de sorte qu'en massant le vaste externe et en remontant jusqu'à l'épine iliaque, on exerce aussi son action sur ce muscle très important, qui se contracture parfois spécialement dans certaines contusions de la hanche.

Nous avons exécuté toutes les pressions de la région fessière avec la face palmaire de la main tout entière, précisant cependant un peu plus en avant et employant la pulpe des pouces ou des doigts réunis. L'épaisseur de ces muscles ne nous permet pas d'agir par nos manœuvres de pression sur les muscles pelvi-trochantériens sous-jacents. Aussi nous préférons recommander de masser les muscles de la cuisse.

Profitant de la position du malade, les muscles de la région postérieure sont ensuite suivis et massés un à un. C'est d'abord le biceps, que les doigts vont chercher à la tête du péroné et suivent jusqu'à l'ischion, puis le demi-tendineux, le demi-membraneux depuis la saillie interne du losange poplité jusqu'à la tubérosité ischiatique.

Le malade est alors placé en décubitus dorsal, en légère abduction et rotation externe, et on commence le massage de la région antérieure de la cuisse, c'est-à-dire le massage du triceps droit antérieur de la cuisse, vaste interne et vaste externe, celui-ci remontant jusqu'au grand fessier, celui-là s'arrêtant à la dépression crurale, qui correspond à la ligne de séparation entre la masse tricipitale et celle des adducteurs (lit de l'artère) : le couturier suit cette direction comme l'artère et la veine fémorale ; il est donc préférable de limiter les pressions du vaste interne dès la gouttière des adducteurs : les pressions du droit antérieur sont à peu près verticales de la rotule à l'épine iliaque antérieure et inférieure ; celles du vaste externe, obliques en dehors et en haut de l'aileron externe à la ligne d'insertion fémorale du grand fessier. Les deux muscles antérieurs de la patte d'oie, le couturier et le droit interne, sont massés ensuite isolément ; le premier en remontant obliquement, de la partie interne de la jambe à l'épine iliaque antérieure et supérieure, le droit interne à la partie interne de la masse charnue des adducteurs ; d'ailleurs la main différencie difficilement à la partie interne chacun de ces muscles, et tous les adducteurs sont massés simultanément par toute la surface palmaire de la main et des doigts réunis et fléchis : la main forme ainsi une gouttière, qui exerce des pressions uniformes de tous côtés de la masse des adducteurs, depuis le tubercule du grand adducteur, au-dessus du condyle interne du fémur, jusqu'à l'épine du pubis.

c) **Mobilisation passive.** — Les manœuvres de mobilisation de la hanche sont quelquefois pénibles à exécuter, à cause du poids du membre inférieur.

Quand on soigne un enfant, une jeune fille ou un adulte peu vigoureux, il n'est nul besoin d'assistance ; mais quand il s'agit d'hommes vigoureux, de femmes grasses, ou bien quand il y a ankyloses, ou même quand les lésions sont très douloureuses et que la mobilisation doit être faite avec beaucoup de précaution, le praticien peut se faire aider, soit en faisant soutenir le membre par un assistant, soit en exécutant à la fois avec l'aide du malade les mouvements passifs et actifs.

Ces mouvements sont les mêmes que ceux que nous avons décrits dans la division des fonctions de l'articulation. En les analysant, nous avons pu décrire la flexion, l'extension, l'abduction, l'adduction, les rotations interne et externe et enfin la circumduction ; puis tous ces mouvements, en se combinant, exécutent des mouvements plus complexes, comme nos muscles les associent pour les besoins de la locomotion. Aussi exécute-t-on d'abord chacun de ces mouvements et exerce-t-on ensuite l'articulation aux diverses combinaisons : d'ailleurs, la circumduction se charge de terminer suivant ce principe la mobilisation active comme la passive.

La flexion est limitée par le plan de la paroi abdominale

antérieure : l'extension ne va guère plus loin que la verticale, c'est-à-dire le parallélisme approximatif de l'axe du corps et du fémur ; la capsule fémorale s'oppose à l'hyperextension en arrière. L'adduction, qui place les deux membres inférieurs parallèles et verticaux dans la station debout, peut dépasser cette limite lorsqu'un des membres est en même temps fléchi : c'est le mouvement que nous exécutons spontanément quand nous plaçons un des genoux sur l'autre ; ce mouvement, d'ailleurs, est aussi vite limité par la capsule articulaire. L'abduction au contraire est exécutée avec plus de facilité et a une plus grande étendue : il n'est pas besoin de rechercher un écartement au-dessus d'un angle de 90° et à fortiori de faire exécuter le « grand écart ». La rotation interne et l'externe sont exercées avec facilité, car aucun effort n'est nécessaire : il suffit de prendre la pointe du pied à pleines mains et de lui faire exécuter les mouvements d'adduction et d'abduction. Dans la flexion du pied sur la jambe, l'astragale reste immobile dans la mortaise tibio-péronière, et les mouvements de latéralité du pied sont transmis à une articulation supérieure qui peut se mouvoir latéralement ; cette jointure ne saurait être le genou qui possède de solides ligaments latéraux ne permettant que flexion et extension : aussi est-ce la hanche qui exécute ce mouvement transmis d'aussi loin autour de son axe vertical, c'est-à-dire la rotation de la tête dans le cotyle.

On peut encore exercer les mouvements de rotation, d'adduction et d'abduction sans fatigue. La cuisse est mise en flexion, le genou en haut, le pied reposant sur le lit. Il suffit d'imprimer au genou des mouvements de dedans en dehors et réciproquement pour que la hanche exécute simultanément des mouvements d'adduction et de rotation interne, d'abduction et de rotation externe.

Chaque mouvement est répété avec combinaison d'un ou de deux autres mouvements ; la rotation est faite en flexion, ou en extension, ou même en flexion et en adduction à la fois. Enfin la mobilisation est terminée par des mouvements de circumduction.

Cette mobilisation a été faite dans le lit; elle peut être exécutée dans la station debout, et s'il s'agit d'un malade qui peut se lever après la séance, il est massé sur une chaise longue ou sur un lit, mais mobilisé assis ou mieux debout. En ce dernier cas, chaque mouvement est exécuté par balancement du membre inférieur, et les mouvements de circumduction qui terminent la mobilisation se font avec plus de facilité.

d) **Mobilisation active.** — Le malade répète spontanément tout ou partie des mouvements exécutés passivement : ceux-ci sont d'abord pratiqués d'après les six directions générales données à la cuisse, puis sur le conseil du médecin les mouvements sont combinés au commandement. Chaque exercice se fait sans résistance d'abord, puis avec opposition progressive. Enfin non seulement il y a combinaison des mouvements de la hanche, mais en plus des exercices simultanés de la hanche, du genou et du pied assouplissent la mobilité du membre inférieur et préparent la marche.

§ 4. — **Affections traumatiques.**

CONTUSION, ENTORSE ET LUXATION DE LA HANCHE

Dans ces diverses affections, la capsule articulaire et les par- ;es molles du voisinage sont ou déchirées ou contusionnées, extrémité supérieure du fémur peut être atteinte par la contu- ion : il n'y a pas de déformation, car nous ne parlons ici que de ıxation réduite. Il n'y a cependant pas que des symptômes fonctionnels à relever ; la douleur, l'impotence communes aux luxations non réduites et aux fractures s'accompagnent de déformation ou plutôt de positions anormales du membre inférieur.

a) **Contusion et entorse.** — La contusion de l'articulation coxo-fémorale est parfois considérée par le chirurgien comme fracture intra-capsulaire, à cause de la rotation externe qui l'accompagne. Celle-ci manque dans l'entorse, mais, après luxation réduite et déchirures de la capsule, il y a ascension et raccourcissement apparent ; on peut aussi faire erreur et soupçonner des fractures trochantériennes ou sous-trochantériennes. Nous n'osons plus parler du masso-diagnostic, qui, comme nous l'avons vu, permet de reconnaître les crépitations, les déformations de l'os, symptômes que les muscles voisins contracturés nous empêchaient de reconnaître ; car la radioscopie suffit pour préciser le diagnostic. Cependant ce procédé peut faire défaut ; et ajoutons même que, dans ces régions profondes, l'éclairage est souvent insuffisant et les rayons X ne peuvent être affirmatifs. Enfin, si nous pensons quelque peu au système nerveux sensitif du blessé, nous admettons que l'examen est moins pénible après massage de la région et légère mobilisation. Malheureusement, si ces principes sont rationnels dans toutes les régions des membres, nous devons reconnaître que cette même épaisseur de tissus, qui ne permet pas d'éclairer la jointure par les rayons cathodiques, empêche notre main d'agir sur les muscles périarticulaires, et notre intervention est le plus souvent insuffisante.

Cependant nos manœuvres de pression sur les muscles grand et moyen fessiers préparent quelque peu l'articulation à la mobilisation de la hanche, et les mouvements de flexion, d'extension, de rotation, d'abduction, d'adduction, de circumduction, ainsi que les mouvements mixtes soulagent rapidement le blessé et lui permettent de se mettre rapidement sur son membre luxé, entorsé ou contusionné.

Dans les manœuvres de massage de la hanche, il ne faut pas négliger les muscles de la cuisse. S'ils n'ont aucune action sur la déformation de la région, s'ils sont rarement contracturés par le traumatisme et attirent peu notre attention dans notre intervention sédative du début, nous ne saurions oublier que le droit antérieur aide la flexion de la cuisse sur le bassin et par conséquent est adjuvant du psoas iliaque inaccessible; le couturier, les adducteurs, les muscles postérieurs ont aussi quelque effet sur l'articulation coxo-fémorale.

En résumé, tout traumatisme de la hanche concernant les fractures du col et des trochanters gagne à être massé dès le premier jour, mobilisé passivement et activement dans le décubitus; l'éducation de la marche est commencée vers le sixième jour dans les entorses peu graves, plus tard dans les contusions et luxations, quand le blessé se tient debout sans douleur de la région.

b) **Luxation de la hanche.** — La réduction de la luxation de la hanche est considérée comme une opération délicate et difficile : la chloroformisation est nécessaire pour mettre les muscles pelvi-trochantériens contracturés en résolution. Nous ne pouvons proposer ici, comme nous l'avons fait pour l'épaule, de réduire cette luxation après massage de la région, à cause de la profondeur de la jointure qui se dérobe à notre investigation. Nos manœuvres peuvent aider la réduction, mais nous ne pensons pas qu'elles soient suffisantes; et, comme la chloroformisation doit toujours être employée, nous pensons que notre massage ne peut que retarder l'intervention du chirurgien. Notre rôle redevient utile pour la guérison de l'entorse qui accompagne toute luxation.

c) **Rééducation de la marche.** — Il est assez fréquent d'observer, à la suite de contusion de la hanche, alors même que la radiographie a pu assurer l'absence de tout enfoncement trochantérien ou de toute lésion intra-capsulaire, une certaine difficulté pour le blessé de se tenir sur le membre malade et de faire quelques pas. Nous avons remarqué souvent cette pusillanimité chez certains nerveux à retrouver une fonction suspendue à la suite de traumatisme. Nous donnerons plus tard une technique détaillée de la rééducation de la marche, à l'occasion des affections qui intéressent tout le membre inférieur, mais nous signalons plus particulièrement cette complication dans la marche du traitement chez les contusionnés de la hanche. Nous avons observé un homme, victime d'accident de bicyclette, qui ne pouvait se résoudre à confier le poids du corps à sa jambe malade, trois mois après l'accident, et qui préféra boiter encore quelques semaines. C'est pour éviter ces troubles secondaires que nous proposerons d'entraîner ces blessés, dès le début du traitement, à conserver la mémoire de la sensation de contact à la plante du pied et de pression au niveau de la hanche.

FRACTURES DE L'EXTRÉMITÉ SUPÉRIEURE DU FÉMUR

Ces fractures ont une grande importance à cause de leur fréquence et de la difficulté de leur traitement. Depuis que la traction continue a permis d'obtenir des succès remarquables et qu'un excellent appareil a permis d'en obtenir les meilleurs effets, la thérapeutique de ces fractures a peu progressé : la massothérapie vient ajouter à ces heureux résultats en préparant l'appareil musculaire de la cuisse pour melemnont de la conolidatios.

a). Symptomes. — Le tableau varie peu : c'est une personne âgée, une femme le plus souvent, qui fait une chute et ne peut se relever. Il y a *impotence*, mais ce signe n'est pas pathognomonique, car il peut manquer quand il y a pénétration des fragments, et on le rencontre dans la contusion. Le *raccourcisse-*

ment est aussi variable, il peut augmenter dans les premiers jours. La *rotation externe* se corrige facilement, mais se reproduit aussitôt. La mobilité est possible et douloureuse en tous sens et s'accompagne de crépitation. Les fractures avec pénétration ont un raccourcissement et une rotation moins marqués ; la crépitation fait défaut.

b) Indication de massage. — Nous pourrions ajouter quelques symptômes tirés de l'ascension et de la mensuration de la cuisse et de la distance du trochanter à la crête iliaque, des mouvements de rotation transmis, mais il suffit de parler d'impotence, de raccourcissement, de rotation externe pour reconnaître qu'il s'agit d'effets musculaires et que notre action a son utilité.

Aussi, tout en reconnaissant l'excellence de l'appareil Hennequin que nous plaçons après un premier massage sédatif de la région fessière et des muscles de la cuisse, nous conseillons d'agir de temps en temps sur cette musculature jusqu'au jour où, la consolidation faite, on retire définitivement la gouttière et les poids de la traction.

c) Soins a donner aux vieillards. — Les malades supportent très bien la mobilisation de la hanche, et chez les vieillards que la crainte de la congestion hypostatique oblige à soigner sur un fauteuil, on observe dès le cinquième jour une grande étendue de mouvements ; une paire de béquilles leur permet de se mouvoir dans l'appartement. De bonne heure ils essayent de poser le pied à terre et de s'appuyer sur le membre fracturé, mais la consolidation se fait lentement, et parfois de façon insuffisante pour que le blessé remarche : il ne peut abandonner ses béquilles ou sa canne.

d) Dans toutes les variétés de fracture de l'extrémité du fémur, le massage est utile. — Qu'il s'agisse de ces malades âgés et infirmes, des blessés mal consolidés, ou chez lesquels l'intervention chirurgicale a permis secondairement de refaire une nouvelle articulation (Lejars), il n'est jamais trop tard pour la massothérapie d'apporter ses procédés de nutrition des tissus ou d'éducation des muscles après leur régénération ; et bien qu'il ne s'agisse pas ici du véritable massage des fractures, comme au péroné et au radius, ses effets ont toujours leur grande utilité.

De même que nous n'avons pas décrit les deux variétés des fractures du col (extra et intra-capsulaires), notre traitement ne devant pas varier dans les deux cas, nous n'insisterons pas sur les fractures isolées du grand trochanter et intra-trochantériennes, variétés très rares des fractures de l'extrémité supérieure du fémur, qui présentent à peu près les mêmes symptômes et doivent être traités de même façon que les fractures du col.

FRACTURES DE LA DIAPHYSE FÉMORALE

Nous rattachons ces fractures à celles de l'extrémité supérieure, notre intervention variant peu de celle des fractures du col, réclamant encore l'assistance de l'appareil Hennequin comme précédemment.

a) Symptomes. — De cause directe ou indirecte, différant comme siège sur toute la hauteur de la diaphyse, les fractures varient chez l'adulte et l'enfant : chez celui-ci la déformation peut être légère et le périoste peu déchiré. Chez l'adulte, la déformation due au déplacement des fragments, au gonflement des parties molles et à l'épanchement sanguin, occasionne le raccourcissement variable de un à plusieurs centimètres. Ce n'est pas le chevauchement qui le produit, mais la disposition angulaire des fragments due à l'abduction du fragment supérieur. La mobilité anormale, la crépitation, la douleur, etc., aident au diagnostic, facile en général *b*) INSUFFISANCE DU MASSAGE EXCLUSIF. — *Appareil Hennequin.* — Le traitement par le massage exclusif serait insuffisant, car, si notre action peut résoudre les contractures musculaires qui causent les déformations et les raccourcissements, elle doit être aidée par quelque appareil qui maintienne les fragments en bonne situation.

Or, à la moindre occasion, la contracture se reproduit et les fragments reprennent leur position vicieuse. La gouttière en fil de fer, qui est suffisante pour la jambe fracturée, ne remplit pas ici les conditions requises, et il faut employer l'extension continue. Le rôle de l'appareil Hennequin est de fatiguer, d'épuiser l'action musculaire ; nous l'employerons, en y adaptant toutefois des poids moins forts, car nous ne devons l'utiliser que pour maintenir la résolution obtenue par la séance de massage.

c) TECHNIQUE DU TRAITEMENT. — 1° *Préparation de l'appareil Hennequin.* — Le plus tôt possible après l'accident, le malade est transporté sur le lit, où il demeurera jusqu'à consolidation, lit particulier à sommier résistant, qui permet l'adaptation d'une poulie à son extrémité. On retire la laine du matelas, vers la partie correspondant à la jambe du côté blessé, pour permettre au genou de fléchir légèrement ; le pied repose donc par le talon sur le sommier. Ce sont là conseils recommandés par Hennequin avant la pose de son appareil. On place alors un bandage ouaté compressif à la jambe suivant les principes prescrits. Une serviette pliée en cravate est appliquée sur la fin du bandage compressif qui est remonté au-dessus du genou ; elle forme un huit de chiffre, en croisant ses deux chefs au creux poplité, puis en reparaissant en avant ; on noue les extrémités au niveau de la crête tibiale, à l'union du tiers supérieur et du tiers moyen. A cette serviette est fixée, en dedans ou en dehors du nœud inférieur, une cordelette, qui ramène ainsi le membre à volonté en dedans ou en dehors ; cette cordelette passe sur la poulie fixée au pied du lit, ne frotte en aucun point à cause de la position fléchie de la jambe sur la cuisse. Un poids de 1/2, 1, 2, 3, etc., kilogrammes, suivant le besoin, tend cette cordelette.

2° *Massage avant de fermer l'appareil.* — Avant de terminer l'appareil, c'est-à-dire avant de glisser la gouttière sous la cuisse, il est pratiqué un massage de tous les muscles de la cuisse suivant des pressions très légères, pour préparer l'effet de la traction ; on peut assister à la réduction pendant le massage, en appliquant simplement un demi kilogrammes de traction ; des mouvements très limités au genou et à la hanche achèvent de rendre au membre sa confiance, et, pendant la fin de l'application de l'appareil, on peut remarquer que les muscles sont toujours à l'état de repos.

La gouttière est ensuite glissée sous la cuisse, appliquée, puis fermée suivant les principes décrits par l'auteur. La contre-extension de l'appareil est faite spontanément par le frottement du siège sur le plan du lit.

3° *Soins pendant la consolidation.* — Si le blessé se plaint de douleur, chaque jour la gouttière est ouverte, et des pressions de massage sont exécutées le long du triceps et des masses musculaires internes, en glissant les doigts latéralement, mais il est mauvais de retirer chaque jour la gouttière, et même, si le malade ne ressentait aucun symptôme douloureux, le massage suffirait tous les deux ou trois jours. Il est plus utile de mouvoir genou et hanche et de recommander au malade de répéter ces mouvements de temps en temps dans la journée.

4° *Lever du malade.* — La consolidation demande deux mois environ : le massage l'active d'une dizaine de jours chez les adultes. Vers cette époque, l'extension est diminuée peu à peu livre par livre, la gouttière est retirée et le membre abandonné sans pansement. Le blessé reste encore cinq jours dans le décubitus, puis se lève ; il n'ose se tenir debout. L'habitude était de lui donner des béquilles et de les lui retirer au bout de trois semaines pour le faire marcher avec une canne. Nous pensons qu'il vaut mieux de suite éviter les béquilles : le convalescent ne se tient pas assez longtemps sur sa jambe pour que son poids agisse sur le cal et courbe le fémur trop peu solide. Si la consolidation est douteuse, il est préférable de ne pas faire lever encore le blessé, mais de le masser et de le mobiliser dans le décubitus, pendant une dizaine de jours.

5° *Éducation de la marche.* — L'éducation de la marche est plus pénible chez ces blessés qui sont restés longtemps couchés, les progrès sont plus lents. La mensuration pratiquée avant le lever du malade n'accuse que très peu de raccourcissement ou un peu d'allongement ou le plus souvent même longueur des deux côtés ; aussi peut-on exiger de l'élève l'absence de toute claudication. En cas de raccourcissement secondaire, la marche serait modérée, et il faudrait une incurvation qui diminuât le membre de 6 centimètres au moins pour que la différence se fît sentir. Le muscle triceps, puis tous ceux de la cuisse et même de tout le membre inférieur sont massés par des pressions d'intensité moyenne, avant chaque séance de rééducation de marche, pour les préparer à cet exercice.

FRACTURES SOUS-TROCHANTÉRIENNES

Il est bien rare que le meilleur appareil corrige absolument la tendance à l'abduction du fragment supérieur dans la variété sous-trochantérienne : aussi la consolidation se fait-elle avec quelque raccourcissement variant de 1 à plusieurs centimètres, et ce raccourcissement tend à s'accroître dès les premiers essais de marche. L'angle formé par les deux fragments devient de plus en plus aigu. Aussi, dans cette variété, la traction doit-elle être plus forte de 1 kilogramme environ et le fragment supérieur ramené dans la direction de l'axe fémoral par des tampons de ouate. Quand la consolidation est absolue, on tente alors de mettre le convalescent sur ses jambes ; sinon l'appareil est conservé plus longtemps, et le blessé demeure encore après une quinzaine de jours dans le décubitus sans appareil, mais massé, mobilisé quotidiennement. La déformation peut encore augmenter, mais le convalescent, surveillé et dirigé, emploie alors béquilles et cannes pendant quelques jours encore, pour donner au cal le temps de gagner en solidité.

RUPTURE DU MUSCLE DROIT INTERNE

Chez les cavaliers, on observe plus particulièrement la rupture de quelques faisceaux du muscle droit interne de la cuisse ou de son corps charnu en totalité ; la solution de continuité est quelquefois complète au point que les deux fragments se séparent l'un de l'autre et sont éloignés de plusieurs centimètres : quelques faisceaux du grand adducteur peuvent aussi s'être déchirés.

a) MÉCANISME, PATHOGÉNIE. — Le plus souvent, il y a rupture incomplète, située au-déssus du condyle fémoral dans la partie la plus fragile du muscle, dans une région essentiellement charnue, immédiatement au-dessus de la légère réflexion du muscle, lorsqu'il a contourné le condyle. On comprend aisément que ce muscle qui concourt à l'adduction soit insuffisant pour exécuter seul ce mouvement ; dans 'abduction forcée, il est fortement tendu et dans des conditions mauvaises de contraction ; les adducteurs puissants et courts (moyen, pectiné) commencent le mouvement et les grands adducteurs et le droit interne l'achèvent. Le droit interne, de plus, aide l'adduction du membre inférieur en entier en agissant sur le tibia. Sur son cheval, le cavalier assure son équilibre en serrant des genoux sa monture : les droits internes seraient insuffisants à eux seuls pour produire ce mouvement, les autres adducteurs les aident : si, par suite d'une contraction musculaire mal combinée, par surprise ou par inattention, le muscle rencontre une résistance inattendue, surtout s'il existe quelque état pathologique de la fibre musculaire (faiblesse après maladie générale, après traumatisme ou affection du membre inférieur, varices, etc., atrophie et même affection médullaire), le droit interne se rompt.

b) INDICATION DU MASSAGE. — CONTRACTURE. — L'ecchymose, le gonflement, la douleur qui persiste depuis l'accident, la sensation de dépression qu'on éprouve en passant le doigt le long du muscle, la douleur réveillée à ce niveau, la position du blessé qui maintient les membres inférieurs en adduction, et particulièrement le symptôme principal, celui que nous devons chercher à combattre, la contracture des deux fragments du muscle, et surtout du fragment supérieur, de beaucoup le plus important, tels sont les divers signes qui aident au diagnostic. Le corps charnu est dur et sensible à la pression; le massage a précisément pour but de calmer cette contracture et, par suite, de rapprocher les deux fragments. Si la rupture a été incomplète, la dépression existe d'un seul côté, et le bord du muscle semble échancré, ou bien la lésion n'intéressant que quelques faisceaux, cette dépression ne saurait exister ; le diagnostic s'imposerait par les ecchymoses, la douleur localisée sur le corps charnu du muscle douloureux et contracturé.

c) TECHNIQUE. — Le massage se fait dès le premier jour, très léger pendant toute la durée du traitement, qui variera suivant l'étendue des lésions. Les muscles adducteurs, contracturés aussi pour fixer en adduction le membre blessé, sont massés de même. La mobilisation, exclusivement passive pendant quatre jours environ, s'adresse à la hanche et au genou :

le massage prépare très bien à la mobilisation qui est plus importante ; très limitée au début, elle laisse d'abord de côté l'abduction, qu'elle tente vers le troisième ou quatrième jour et vers le dixième jour, alors que la réunion des deux plaies musculaires n'est pas encore terminée ; on fait exécuter déjà au malade des mouvements d'abduction de 45°. Vers le cinquième jour, on commence donc à faire exécuter les mêmes mouvements activement par le malade, il doit progresser chaque jour lentement, tout réveil de la contracture pouvant persister plusieurs jours et retarder d'autant la guérison. Il essaye de la station assise, dès qu'il le peut sans en éprouver la moindre gêne, et même il tente quelques pas, si la marche ne réveille aucune douleur.

Au cas où la rupture aurait occasionné des désordres assez graves, le décubitus serait conseillé pendant une vingtaine de jours et la marche serait retardée jusqu'à ce que le malade puisse exécuter activement sans douleur les mouvements du genou et de la hanche nécessaires à l'exécution régulière de la marche. Toutes ces précautions sont prises pour éviter à la fois l'immobilisation et la reproduction des contractures qui s'opposent à la réunion rapide des fragments et à la réparation.

§ 5. — **Affections non traumatiques.**

RAIDEURS ARTICULAIRES ET ANKYLOSES DE LA HANCHE

A. Raideurs. — L'immobilisation prolongée de la jointure occasionne la raideur dans les mouvements ; cette raideur correspond à un état défectueux des surfaces articulaires sans lésions constituées : nous pouvons espérer que le mouvement, sous forme de mobilisation passive, l'assouplissement des ligaments et tendons, le retour de la fonction synoviale par massage de la région vont rendre à la hanche la souplesse qui lui faisait défaut ; notre massage, nous l'avons vu, est défectueux, il n'agit pas sur l'articulation elle-même, mais sur la musculature des régions fessière et crurale. Toutefois notre action sur la circulation du membre et par suite de la région de la hanche est suffisante pour préparer une mobilisation qui assure les meilleurs effets.

B. **Ankyloses.** — Mais ce ne sont pas seulement de simples raideurs que nous rencontrons le plus souvent, et nos soins réparateurs sont requis pour rendre le mouvement à des hanches ankylosées complètement ou incomplètement.

Il est deux sortes d'ankyloses pour le masseur : celles qu'il doit respecter et celles qu'il doit mobiliser :

1° Ankyloses complètes et à respecter ;

2° Ankyloses incomplètes et à mobiliser.

1° Ankyloses a respecter. Éducation des articulations voisines dans un but de suppléance. — Le massage est employé dans les ankyloses complètes, mais ce n'est plus pour assouplir les jointures malades : son but est tout différent : ne pouvant mouvoir la jointure, nous chercherons à éduquer ce membre inférieur infirme, nous éviterons la claudication en apprenant aux malades à marcher à l'aide des articulations voisines. Ce seront les coxalgiques, ce seront les ankylosés de façon irrémédiable, quand les surfaces articulaires sont disparues, et que cavité cotyloïde et tête fémorale sont intimement unies : nous avons eu l'occasion d'observer une jeune fille atteinte d'ostéomyélite de l'extrémité supérieure des deux fémurs dans son enfance; elle présentait depuis une ankylose absolue et incurable des deux hanches; elle pouvait cependant se mouvoir grâce à une extrême souplesse du bassin (articulations sacro-iliaques).

2° Ankyloses a mobiliser. Technique. — L'immobilisation,

les arthrites et les péri-arthrites de toute nature, traumatiques ou inflammatoires, rhumatismales, goutteuses, blennorrhagiques, ne guérissent souvent qu'après avoir occasionné des adhérences soit autour de l'articulation, et elles limitent plus ou moins les mouvements, soit dans la jointure elle-même, et elles s'opposent ainsi au glissement des surfaces articulaires en totalité ou en partie.

Notre intervention aurait pu modérer, sinon arrêter l'évolution de ces adhérences et déformations, que l'immobilisation facilita en ne s'y opposant pas. Nous ne pouvons agir pour lutter à présent contre leur envahissement que dans l'intervalle des périodes aiguës, car notre intervention a détruit ces adhérences et par suite occasionne quelques douleurs.

Nous rejetons, nous l'avons déjà dit, toute manœuvre brutale de rupture et de redressement sans ou avec chloroforme : le moyen est barbare dans les deux cas, car la douleur devient très aiguë après le réveil.

Pour ces ankyloses incomplètes, une séance est faite quotidiennement dans les conditions suivantes : massage des régions péri-articulaires, puis mobilisation de la hanche d'après les principes déjà donnés, en essayant de dépasser la limite du mouvement malgré la sensibilité annoncée par le malade : flexion, adduction, abduction, rotations sont tentées, et on insiste surtout sur les mouvements qui sont le plus limités ou qui même semblent ne plus exister. Chaque jour amène une étendue plus grande, jusqu'au jour où tous les mouvements sont à peu près retrouvés, où chaque mouvement a atteint le maximum de ce que les lésions anatomo-pathologiques permettent d'espérer. La musculature, qui a subi quelque atrophie à la suite des raideurs et a fortiori de l'ankylose, a été entretenue pendant ce même traitement et devient de jour en jour suffisante pour exécuter le mouvement retrouvé. Les exercices actifs lui rendent sa force, et, quand ils ont une étendue suffisante, la mobilisation active avec ou sans résistance est continuée par les exercices de marche : il est préférable de ne pas faire marcher l'ankylosé de la hanche avant d'avoir gagné assez de flexion en avant pour qu'il puisse au moins esquisser le pas régulier, sinon il boitera et on devra lutter plus tard contre les mauvais résultats d'une éducation défectueuse.

Les massages et mobilisations quotidiens sont continués pendant trois semaines, les séances n'ont plus lieu que tous les deux jours pendant trois autres semaines. Si le malade a obtenu quelque progrès dans ses mouvements et dans la marche, il est abandonné quelque temps et livré à ses exercices pratiques de marche : on lui recommande, pour assouplir davantage sa hanche et ses autres jointures, d'exécuter des exercices de flexion du membre inférieur en réunissant les deux pieds et les deux genoux et en s'efforçant de s'asseoir sur les talons. Le malade ne peut certainement pas arriver à ce résultat, mais, en s'y essayant, il assouplit les articulations du bassin, du genou et du cou-de-pied et les entraîne à suppléer les mouvements absents de la hanche.

CHAPITRE VII

RÉGION DU GENOU

§ 1. — Anatomie massothérapique.

Dans l'extension le membre inférieur constitue un cylindre de volume variable à peu près rectiligne, paraissant s'effiler à la région moyenne, c'est-à-dire à l'union du fémur et du tibia, de la cuisse et de la jambe, et cependant c'est à ces deux extrémités osseuses que fémur et tibia présentent leurs plus grandes dimensions : les deux épiphyses se sont considérablement élargies pour former les deux condyles fémoraux et les deux plateaux du tibia. La rotule vient ajouter encore à cette masse de tissu spongieux. D'autre part, les muscles qui forment à la cuisse des masses charnues volumineuses, et qui se reconstituent au tibia, disparaissent à peu près complètement au genou, tout au moins au genou antéro-latéral. Il en résulte que le squelette se trouve en rapport intime avec les téguments, n'en étant séparé que par des ligaments, des tendons ou des bourses séreuses.

L'œil devine les saillies osseuses et même tendineuses, et la palpation permet de préciser le moindre détail anatomique : le massage y gagne de pouvoir exercer des pressions d'une grande précision.

a) **Articulation du genou.** — Pour mieux comprendre cette région réunissons les extrémités fémorale et tibiale, et nous étudierons ensuite ce que nous observons sur le cylindre ostéo-articulaire.

En s'élargissant, le fémur se divise en deux parties, qui semblent se recourber en arrière : ce sont les *condyles*, séparés par l'échancrure intercondylienne ; chaque condyle présente à peu près la même forme : l'interne, plus volumineux, descend plus bas que l'externe. Leur surface arrondie, lisse, glisse sur chaque *glène* du *plateau tibial*. Entre les deux glènes se dresse une saillie double, ou *épine* du tibia, qui se trouve par conséquent entre les deux condyles, quand les condyles reposent sur le plateau tibial. Les *ligaments croisés*, fibro-cartilages très résistants, s'insèrent sur l'épine tibiale et vont de là aux faces internes des deux condyles : l'antérieur au condyle externe, le postérieur au condyle interne ; ils servent de moyen d'union, de ligaments internes de l'articulation. Cette double épine tibiale reçoit aussi l'insertion des *ménisques inter-articulaires*, coussinets fibro-cartilagineux qui augmentaient la glène tibiale, comme le bourrelet glénoïdien augmentait la cavité glénoïde de l'omoplate ; toutefois les ménisques n'adhèrent pas à la surface osseuse comme le bourrelet glénoïdien ; ils ne sont fixés qu'à leur insertion à l'épine et par des fibres ligamenteuses que nous décrirons ultérieurement. Aussi peuvent-ils se luxer en dehors des surfaces articulaires. En avant du fémur et du tibia, un troisième os, la rotule, concourt à former l'articulation, il dépend du tendon du triceps, avec lequel nous le décrirons.

b) **Configuration du genou.** — C'est sur ce squelette que nous trouverons à travers la peau les divers organes que nous allons étudier successivement, ceux que notre doigt recherche pour les masser le plus directement. Quatre régions ont été décrites à ce cylindre, qui devient ainsi un prisme à quatre faces : une antérieure, deux latérales et une postérieure.

1° FACE ANTÉRIEURE. — La peau, épaisse en cette région, es

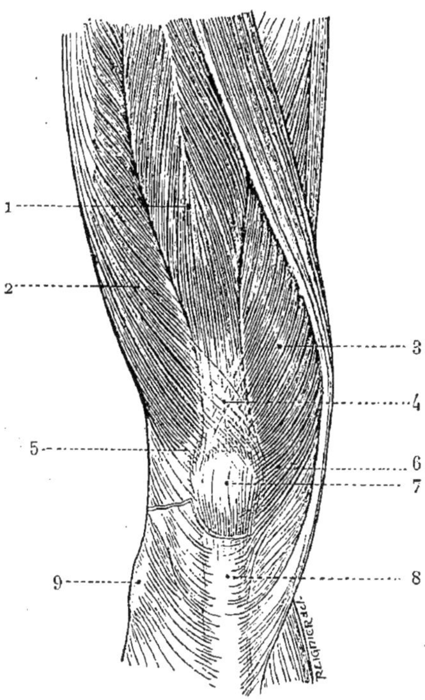

FIG. 81. — Face antérieure de la région du genou.

La face antérieure du genou correspond à l'appareil d'insertion du puissant muscle triceps ou quadriceps de la cuisse, qui se fixe au tibia par un large tendon contenant dans son épaisseur un os, la rotule, de sorte que cet os paraît recevoir les insertions du triceps sous forme de tendon rotulien et ailerons de la rotule et se fixer au tibia par le ligament rotulien. Le principal tendon, celui du droit antérieur, reçoit sur ses côtés les insertions des vastes qui viennent obliquement jusqu'à la rotule, s'inclinant de plus en plus. Ce muscle doit être suivi fidèlement suivant la direction de ses fibres tendineuses et charnues, si on veut lutter avec succès contre l'atrophie.

1, droit antérieur ; — 2, vaste externe ; — 3, vaste interne ; — 4, tendon rotulien ; — 5, aileron externe ; — 6, aileron interne ; — 7, rotule ; — 8, ligament rotulien ; — 9, tête du péroné.

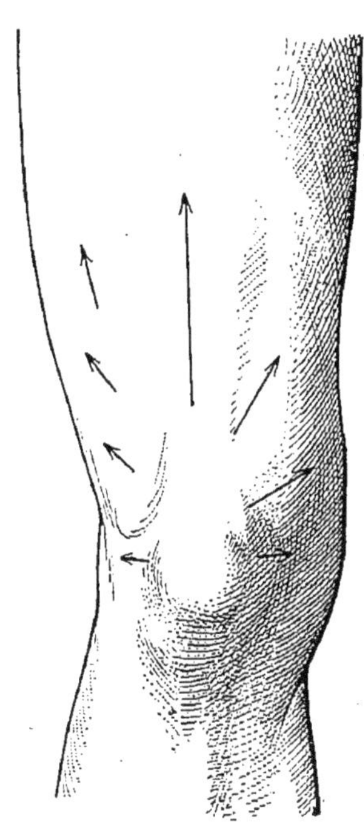

FIG. 82. — Direction à donner aux pressions dans le massage de la région antérieure du genou et de la cuisse.

Comme l'indique la figure, verticales au sommet, horizontales vers la partie inférieure de la rotule, ces pressions affectent une forme radiée, en éventail, suivant la direction des fibres du tendon du triceps (ailerons et tendon rotulien) continuée par celle des faisceaux du muscle lui-même (vastes interne et externe, droit antérieur). En dehors et en avant, les pressions peuvent se continuer jusqu'à la partie supérieure de la cuisse (épine iliaque et grand trochanter) ; mais en dedans elles ne doivent pas dépasser la pointe des flèches, car le vaste interne s'arrête à ce niveau à la zone dangereuse du lit de l'artère fémorale.

soulevée par une saillie plane mobile, *la rotule*. Le tendon du *iceps* de la cuisse, qui s'insère à la tubérosité antérieure de épiphyse tibiale, s'élargit devant l'interligne articulaire et conent dans son épaisseur un os de même nature que les os sésaıoïdes des doigts, mais ne méritant plus ce nom par son voıme : c'est la rotule, de forme arrondie, très mobile, qui semble ecevoir par sa situation en haut et sur ses côtés les fibres d'inertion du triceps et est fixée à la tubérosité du tibia par le *liament rotulien. Le tendon rotulien* se continue verticalement ar le *droit antérieur* et les *ailerons de la rotule,* insertions atérales donnant naissance aux deux *vastes interne* et *xterne* (voir fig. 81).

Le vaste externe remonte obliquement en une énorme masse harnue sur le côté externe du fémur, s'insérant sur la lèvre externe de la ligne âpre ; ses faisceaux supérieurs gagnent la terminaison de la bifurcation de cette ligne sur le grand trohanter. Il s'agit donc d'un muscle très volumineux, dont la lirection générale est oblique de bas en haut, de dedans en deıors, d'avant en arrière, direction à bien observer dans le massage de ce vaste faisceau. Le vaste interne débute plus bas sur la rotule, mais il va moins haut sur le fémur, il remonte obliquement en haut et s'insère sur la lèvre interne de la ligne .pre, contre les insertions du *grand adducteur.*

Entre ces deux muscles sont les gros vaisseaux fémoraux ; ussi ne doit-on pas remonter trop haut en dedans et éviter cette égion du lit de l'artère qui correspond à la dépression qui existe entre la masse tricipitale et celle des adducteurs, c'est-à-dire à a ligne oblique qui marque la direction du couturier, muscle satellite de l'artère (voir fig. 77 et 78).

On arrive d'ailleurs bientôt à la pointe du triangle de Scarpa, cette zone dangereuse de la face antérieure de la cuisse près du pli de l'aine, et dangereuse précisément à cause de la présence et de la situation assez superficielle de vaisseaux et nerfs importants.

Les fibres verticales et supérieures du tendon rotulien remontent en avant de la cuisse ; un corps charnu fusiforme, le droit antérieur, leur fait suite ; il s'accole au vaste externe et s'insère

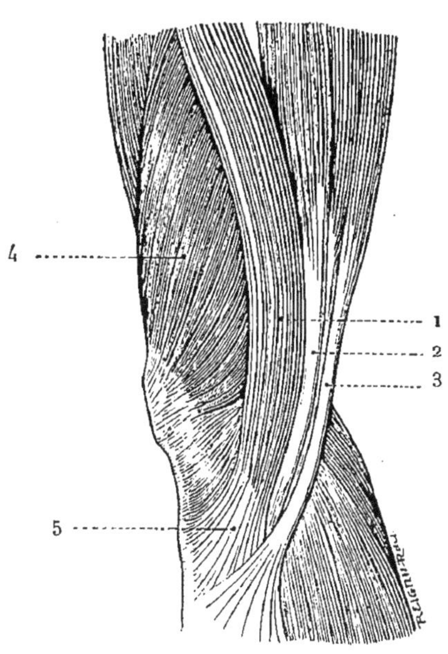

FIG. 83. — Face interne de la région du genou.

Quand on compare la direction des fibres tendineuses et charnues des muscles de la patte d'oie avec celle du ligament latéral interne, on constate qu'il y a parallélisme et on en conclut que les pressions exercées sur les unes agissent heureusement sur les sous-jacentes.

1, couturier ; — 2, droit interne ; — 3, demi-tendineux ; — 4, vaste interne ; — 5, tendons de la patte d'oie.

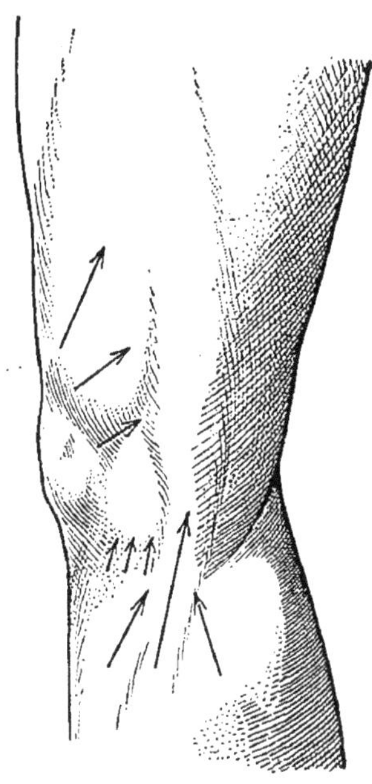

FIG. 84. — Direction à donner aux pressions dans le massage de la région interne du genou.

La saillie du couturier indique la direction générale des pressions sur les tendons de la patte d'oie et sur les fibres verticales du faisceau superficiel du ligament latéral ; en arrière les pressions s'inclinent suivant le sens des fibres postérieures de ce faisceau ; en avant, quelques courtes pressions verticales agissent sur le faisceau profond.

finalement à l'os iliaque par deux tendons, dont l'un, seul accessible, va se fixer à l'épine iliaque antérieure et inférieure.

Le muscle triceps peut donc être massé dans toute son étendue et suivant la direction de ses fibres. Une bourse séreuse, située sur le tendon rotulien, facilite son glissement, elle communique le plus souvent avec la synoviale du genou.

2° Face externe. — Sous la saillie charnue du vaste externe, la région correspond à l'interligne fémoro-tibiale, c'est-à-dire au condyle externe du fémur, puis à la surface externe de l'extrémité supérieure du tibia et enfin à une nouvelle saillie charnue constituée par les muscles de la loge antéro-externe de la jambe, *jambier antérieur* et *extenseur des orteils*. En arrière, une saillie osseuse dénonce la tête du péroné : de la tubérosité du condyle externe, peu sensible, à la tête du péroné, très saillante et souvent visible; par conséquent assez en arrière de cette face externe est située une corde fibreuse très solide ; c'est le *ligament latéral externe*. Nous devrions ajouter *faisceau superficiel*, car plus profondément est un autre système ligamenteux, correspondant à la même disposition de la région interne et se rendant du fémur au tibia, fibres très courtes, très solides, mais disposées de telle façon qu'on peut décrire des fibres fémoro-méniscoïdales et tibio-méniscoïdales. Elles ont donc des rapports très précis et sont facilement accessibles; on ne doit pas les négliger dans les entorses.

3° Face interne. — Le vaste interne recouvre en partie le condyle interne, mais sur ce condyle passe aussi le *couturier ;* derrière ce condyle sont situés les tendons du *droit interne* et du *demi-tendineux;* qui descendent parallèlement et vont rejoindre le tendon du couturier sur la surface interne de l'extrémité supérieure du tibia, constituant trois digitations connues sous le nom de *patte d'oie* : ces trois tendons glissent les uns sur les autres par des séreuses, et une bourse plus profonde entre la patte d'oie et l'os facilite aussi les mouvements de ce tendon (Voir fig. 83). Ce n'est pas absolument sur l'os que glisse la patte d'oie, c'est plutôt sur une bandelette fibreuse assez large qui part de la même surface de l'extrémité supérieure du tibia et remonte

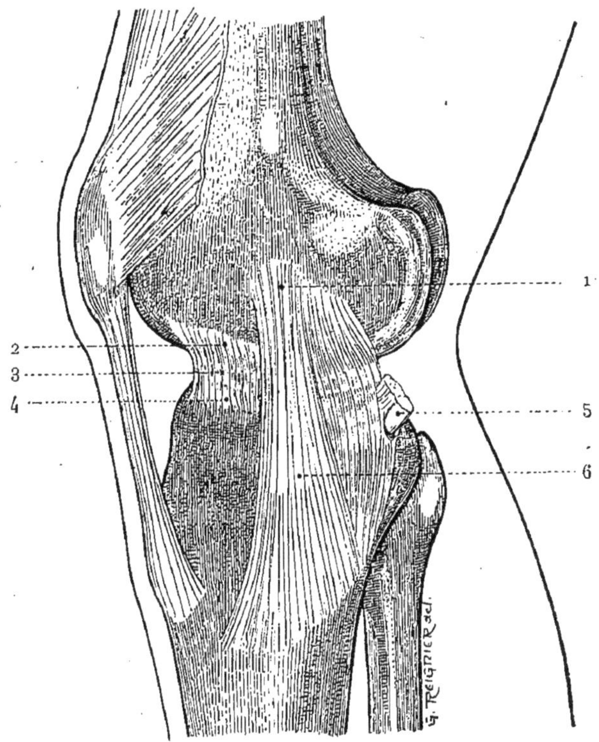

Fig. 85. — Ligament latéral interne de l'articulation du genou.

Le genou présente de chaque côté un système ligamenteux, accessible sous les téguments; la main qui masse peut en détailler chaque partie. Du côté externe, c'est d'abord le faisceau superficiel large, en éventail, recouvert par les tendons de la patte d'oie, dirigés à peu près dans le même sens. Au dessous est situé le court ligament profond, qui s'étend du plateau tibial au condyle et s'insère, en passant, sur le ménisque, d'où deux sortes de fibres, fémoro-méniscoïdales et tibio-méniscoïdales. Du côté externe, le ligament latéral présente la même disposition dans ses faisceaux profonds; mais le faisceau superficiel a la forme d'une corde qui va du péroné à la tubérosité du condyle externe.

1, tubérosité interne; — 2, fibres fémoro-méniscoïdales; — 3, ménisque; — 4, fibres tibio-méniscoïdales; — 5, tendon du demi-membraneux; — 6, faisceau superficiel du ligament latéral interne.

verticalement en diminuant de largeur pour se fixer à la tubérosité du condyle interne, assez sensible sous la peau. Les fibres de ce ligament, ascendantes verticalement, ont à peu près la même direction que le tendon du couturier. Quelques fibres cependant semblent plus obliques et remontent d'arrière en avant et de bas en haut vers la même tubérosité. Ces dernières fibres recouvrent un tendon très profond qui glisse dans une gouttière du tibia, située horizontalement sous le bord interne de son plateau ; c'est le *tendon réfléchi du demi-membraneux*, qui a une direction contraire à celle du ligament et des tendons de la patte d'oie. Il nous faut le signaler, mais nos manœuvres ne sauraient agir en sa faveur. En effet, en plus de cette bandelette fibreuse, faisceau superficiel du ligament latéral interne, il existe un faisceau profond analogue à celui de la face externe, qui se divise en fibres *fémoro-méniscoïdales* et fibres *tibio-méniscoïdales* ; mais celles-ci, avant de se rendre au ménisque, recouvrent le tendon réfléchi du demi-membraneux, lui forment une coulisse tendineuse et vont au ménisque. Masser ces fibres, c'est agir perpendiculairement au tendon il est vrai, mais le fait est moins important que si on contrariait la direction d'un corps charnu (Voir fig. 85).

4° Face postérieure. — La région est très musclée, mais les muscles s'écartent en haut, la masse interne est formée de deux muscles : le demi-membraneux et le demi-tendineux ; en dehors, il n'y a que le biceps, qui va se fixer à la tête du péroné. Ces trois muscles remontent en haut à l'ischion et constituent la masse charnue postérieure de la cuisse jusqu'au pli fessier. La région inférieure du creux poplité forme une saillie musculaire très importante : c'est le *triceps sural*, qui se termine au calcanéum par le *tendon d'Achille.*

Les insertions supérieures nous sont inaccessibles : les *deux jumeaux* vont profondément se dissimuler derrière les condyles, couverts par les groupes musculaires latéraux du creux poplité. Le *soléaire*, comme tous les muscles profonds de la jambe, est recouvert par les deux jumeaux, dont l'importance s'oppose à notre action sur les corps charnus sous-jacents.

Signalons la naissance de la loge péronière derrière la loge antéro-externe ; un des nerfs importants du creux poplité contourne la tête du péroné en s'appliquant à son col et se divise en partie dans la loge péronière et en partie dans la loge antéro-externe : c'est le nerf *sciatique poplité externe*. Ce rapport a pour nous un grand intérêt dans les névralgies sciatiques.

Sous la peau, dans un dédoublement de l'aponévrose superficielle, les deux *veines saphènes* recueillent le sang des veines sous-cutanées. La saphène externe, située entre les deux jumeaux, se recourbe en forme de crosse au creux poplité et se jette dans la veine poplitée. La saphène interne, remonte le long de la jambe derrière la face interne du tibia, passe en arrière du condyle interne, puis suit la direction du couturier, l'abandonne à la pointe du triangle de Scarpa et se recourbe également en crosse près du pli de l'aine pour se jeter dans la veine fémorale ; elle a recueilli en route le sang veineux de la région interne de la jambe et de toute la cuisse, s'anastomosant souvent avec les veines profondes du membre.

§ 2. — **Physiologie.**

L'articulation du genou est à la fois une trochlée et une double condylarthrose. La rotule, par ses deux facettes concaves et sa crête, correspond à la gorge de la poulie fémorale, et chaque cavité glénoïde du tibia s'articule avec le condyle correspondant. A cause du parallélisme des deux dernières jointures, le genou est une sorte de charnière mal assurée, exécutant surtout des mouvements de *flexion* et d'*extension*, mais permettant quelques mouvements de *latéralité* et de *rotation*.

Les deux condyles glissent sur les ménisques, qui restent

fixés au tibia. L'extension a son maximum quand la jambe semble continuer la direction de la cuisse ; le contact de la face postérieure des deux segments de membre limite la flexion en arrière ; toutefois l'appareil ligamenteux modère la fin de la flexion, qui ne saurait se faire et se continuer sans complaisance du muscle triceps. La distance parcourue par la jambe dans son mouvement de flexion est de 150° environ.

Le mouvement d'extension est limité par les puissants ligaments croisés et les faisceaux ligamenteux postérieurs de la capsule.

Les mouvements de *latéralité* ont une importance bien secondaire, leur développement se fait aux dépens de la qualité de flexion et d'extension. Ils ne peuvent avoir lieu que dans la demi-flexion, lorsque les ligaments croisés sont détendus. Le condyle interne, plus inférieur, tourne sur lui-même, tandis que le condyle externe pivote autour du premier. C'est dans la demi-flexion que ce mouvement a le plus d'étendue (40°) ; dans la flexion forcée les mouvements de rotation diminuent. Comme les ligaments croisés se décroisent dans la rotation en dehors, ce mouvement est plus souple que la rotation en dedans qui accentue le croisement.

La rotule, solidement fixée dans l'échancrure condylienne pendant la flexion, devient très mobile pendant l'extension passive, quand elle est placée dans le creux sus-condylien : dans l'extension active, la contraction du triceps l'immobilise de nouveau.

L'extension est exécutée par le triceps crural, qui agit aussi par le droit antérieur comme fléchisseur de la cuisse sur le bassin : c'est donc un muscle élévateur du genou et extenseur de la jambe sur le genou. Le tenseur du fascia lata (aponévrose crurale) agit aussi indirectement comme extenseur. Les fléchisseurs, quoique plus nombreux, sont moins puissants ; ce sont le biceps, le demi-membraneux, le demi-tendineux. Cependant si nous ajoutons l'action des deux jumeaux du triceps sural qui fléchissent la jambe tout en étendant le pied, il y aura une action à peu près égale.

Le couturier, qui est un rotateur externe et un abducteur de la cuisse, place en même temps la jambe en demi-flexion et en rotation interne. Le demi-tendineux aide cette rotation interne comme le droit interne, son voisin de la patte d'oie. Le demi-membraneux ajoute encore à l'action de ce mouvement. Le véritable rotateur en dehors est le biceps.

Le crural est le nerf de l'extension, le sciatique le nerf de la flexion.

§ 3. — Technique de massage.

Il est peu de régions où la massothérapie ait de plus heureux effets qu'à l'articulation du genou; les diverses parties de la jointure sont accessibles à notre main ; synoviales et séreuses péri-articulaires, ligaments, ménisques inter-articulaires, tendons, muscles et os eux-mêmes, tous les tissus sont sous-cutanés et assez isolés les uns des autres pour être reconnus avec facilité et massés dans toute leur étendue.

Le malade doit être couché sur un lit ou sur une chaise longue, la tête basse, pour qu'il n'essaye pas de voir et de faire ainsi des contractions des muscles de l'abdomen et de la cuisse. Le masseur se place à sa droite, quel que soit le côté à masser. Le genou est en extension, la rotule en avant, la poudre de talc est étendue sur la peau de la région antérieure du genou et de la cuisse.

a) **Massage proprement dit.** — On a proposé de masser d'abord tous les ligaments, puis tous les tendons, enfin tous les muscles, mais ce procédé nécessite de nombreux changements de position du malade ; il est préférable de diviser la surface de nos manœuvres en trois territoires : un antérieur et deux latéraux, interne et externe, correspondant approximativement aux divisions de l'anatomie chirurgicale.

1° Région antérieure. — La région antérieure du genou comprend le système du triceps crural, c'est-à-dire ligament rotulien, rotule, tendon rotulien, ailerons, et ces parties ostéo-fibreuses sont continuées par les trois corps charnus des vastes interne et externe et du droit antérieur. La main droite exerce des pressions à l'aide de l'index et du médius ou du pouce sur le court tendon rotulien, pendant que l'autre main fixe la rotule. On peut encore masser ce ligament avec chaque pouce alternativement, et c'est la pression même de ces doigts qui fixe la rotule ; après deux ou trois minutes de ces pressions, chaque pouce continue sa dernière manœuvre en passant sur le côté de la rotule, sans masser la rotule elle-même, et se dirige l'un sur l'aileron interne, l'autre sur l'externe en suivant la direction oblique de ces fibres tendineuses. Si nous revenons à notre premier procédé qui fixait d'une main la rotule, après avoir suivi le ligament rotulien, la main qui masse appuie à droite et exécute ses pressions sur l'aileron correspondant, c'est-à-dire vaste interne pour la jambe droite, vaste externe pour la jambe gauche, et la pression est exercée sur tout l'aileron jusqu'aux fibres charnues. La main revient ensuite à son point de départ, c'est-à-dire à la tubérosité où s'insère le ligament rotulien, et exécute ainsi d'une seule manœuvre le massage du ligament rotulien et d'un des ailerons ; les pressions sont répétées plusieurs fois. L'autre aileron est ensuite massé par la main droite ou les deux mains, car il n'est plus nécessaire de fixer la rotule. La pression exercée obliquement sur chaque aileron se redresse un peu plus verticalement quand la main se rapproche du tendon rotulien ; là, les fibres sont verticales, les pressions suivent leur direction. Lorsque le système fibreux tricipital est massé, la main se creuse en gouttière longitudinale pour masser le droit antérieur de la cuisse depuis le tendon jusqu'à l'épine iliaque antérieure et inférieure. La surface de la paume s'étale de nouveau pour masser le vaste externe, dont les fibres charnues suivent la direction des ailerons prolongés pour aboutir au grand trochanter. En dedans, la face palmaire des doigts masse le vaste interne en suivant les fibres de l'aileron interne prolongé jusqu'à la masse des adducteurs (Voir fig. 82).

Pour la pression des corps charnus notre main doit dépenser plus de force que pour le tissu fibreux péri-articulaire, à moins que les muscles contracturés réclament, au contraire, l'intervention la plus légère.

2° Région externe. — Le malade s'incline légèrement sur le côté opposé, le membre toujours étendu, et le masseur peut agir à son aise soit sur le côté externe du genou et de la cuisse située près de lui, soit sur le côté interne du genou opposé. Le côté externe présente une saillie osseuse très accentuée, qui correspond à la tête du péroné.

C'est de là que partent nos pressions pour se diriger vers la tubérosité externe du condyle externe, peu sensible au toucher : la direction de cette pression est d'ailleurs en remontant à peu près verticale et un peu postérieure, c'est celle du ligament latéral externe, faisceau superficiel qui a la forme d'une corde ; le faisceau profond est massé le long de l'interligne articulaire du plateau tibial au condyle fémoral par de petites pressions très courtes, mais qui s'exercent sur toute la largeur de cette face, depuis la corde péronéo-tubérositaire à la rotule ; la pression a ainsi massé les fibres tibio-méniscoïdales, la face externe du ménisque et les fibres fémoro-méniscoïdales. Après en avoir terminé avec le système du ligament latéral externe, se reportant en arrière du faisceau superficiel, la face palmaire de l'index, du médius et du pouce glissent le long du tendon du corps charnu du biceps, depuis la tête du péroné jusqu'à la région moyenne et postérieure de la cuisse (Voir fig. 79).

3° Région interne. — Quand le membre à soigner est plus proche du médecin placé au bord du lit, le patient, en se tournant sur le côté malade, présente la face interne, mais nous avons vu que, s'il s'agit de masser l'autre genou, c'est en se tournant du côté opposé que se présente la face interne, et pour masser la face externe du genou opposé le patient doit se tourner du côté du médecin ; ce sont là des questions de détail qui ont leur importance, puisque masseur et massé doivent être placés le plus aisément possible.

En dedans le doigt prend contact de la tubérosité du condyle interne du fémur d'une part et de la surface de la patte d'oie sur le tibia, d'autre part ; des pressions sont d'abord exécutées suivant la ligne à peu près verticale qui rejoint surface et tubérosité sur une largeur de 2 centimètres ; elles suivent ainsi la bandelette superficielle du ligament latéral interne. Les pressions s'élargissent en bas à cause du faisceau de renforcement, qui vient obliquement de la partie postérieure de la capsule : le doigt suit ainsi leur trajet. Ainsi se trouve massé le faisceau superficiel du ligament latéral interne.

Le faisceau profond, comme en dehors, est massé par des pressions courtes depuis la rotule jusqu'à la bandelette superficielle ; ces courtes pressions agissent sur le ménisque interarticulaire ainsi que sur les fibres tibio-méniscoïdales et fémoro-méniscoïdales (voir fig. 84). Après avoir répété plusieurs fois ces manœuvres sur l'appareil ligamenteux, la main suit en arrière le tendon du demi-membraneux, comme elle a suivi le triceps en dehors. Mais en plus de ces organes, en dedans les trois tendons de la patte d'oie, qui glissent sur une partie du faisceau superficiel du ligament latéral interne par une séreuse spéciale, forment un appareil séro-tendineux qu'il importe de masser avec précision. Chaque tendon est suivi par des pressions exécutées par la face palmaire du pouce, et chaque corps charnu est ensuite massé par la face palmaire des doigts disposés en gouttière, car ce sont des corps musculaires peu larges (couturier, droit interne et demi-tendineux). Enfin la main, en continuant par le droit interne et le demi-tendineux, remonte le long de la masse des adducteurs et des muscles de la région postérieure qu'elle masse de la paume disposée en flexion. Il y a de la sorte peu de zones du genou et de la cuisse qui n'ait été intéressée; cependant, au genou la région poplitée moyenne, et à la cuisse le triangle de Scarpa et la région du lit de l'artère ont été négligés avec intention. Nous conseillons cependant au creux poplité, tout en évitant encore la partie moyenne, de faire quelques pressions sur les muscles jumeaux de chaque côté, en soulevant quelque peu le genou ; cette flexion jointe au massage est très agréable aux malades et ne peut nuire aux gros vaisseaux de la profondeur.

b) **Mobilisation passive.** — Elle consiste, d'abord, en petits mouvements de latéralité de la rotule, que l'on fait glisser d'un condyle à l'autre ; cette manœuvre est limitée à la première sensation de résistance : son but est d'entretenir la souplesse du tissu fibreux qui s'insère à la rotule. Les mouvements de flexion et d'extension sont exécutés dans le décubitus ou dans la station debout.

Dans le premier cas, la flexion de la hanche est obligatoire, à moins que le décubitus ne soit latéral ou abdominal ; dans le second cas, le genou peut exécuter seul ces mouvements, le pied étant porté en arrière : suivant le cas à soigner, le médecin choisit la position du corps. La flexion et l'extension doivent être faites dans l'axe de la cuisse, le talon doit venir prendre contact avec la région fessière, comme dans les exercices d'assouplissement des membres inférieurs (flexions de toutes les articulations du membre inférieur). Il n'y a pas à rechercher d'autre mouvement, et bien qu'on ait décrit quelques degrés de latéralité, celle-ci est plutôt pathologique, et vouloir la développer par l'exercice, c'est chercher à amoindrir la solidité du membre inférieur dans les mouvements de flexion et d'extension.

c) **Mobilisation active.** — Le malade répète les mouvements en décubitus, en station debout, sans résistance, avec opposition; enfin il fait les exercices d'assouplissement de toutes les jointures en aval et en amont et continue tous les mouvements de toutes ces jointures. L'éducation de la marche, s'il est nécessaire, termine les mouvements actifs. (V. Éducation de la marche.)

§ 4. — **Affections traumatiques.**

ENTORSES DU GENOU

a) VARIÉTÉS. — Les variétés de l'entorse sont très nombreuses, si on appelle ainsi les ruptures ou déchirures de tout tissu fibro-cellulaire qui participe à l'articulation et à ses moyens d'union ; mais beaucoup de ces ligaments ou tendons appartiennent à des muscles ou groupes musculaires qui s'insèrent près de l'articulation, et leurs ruptures sont rattachées aux lésions de ces muscles ou de leurs annexes (fractures de la rotule). Les entorses du genou ne comprennent que les lésions des systèmes ligamenteux interne et externe. En décrivant notre méthode d'intervention dans les entorses internes, de beaucoup les plus fréquentes, nous connaîtrons le traitement des entorses externes.

b) MÉCANISME. RAPPORT AVEC LA LUXATION. — Le ligament superficiel, cette longue bandelette qui va de la tubérosité condylienne interne à la surface osseuse de la patte d'oie, étalé sous celle-ci, en forme d'éventail renversé, se déchire le premier, incomplètement ou complètement, puis, le côté interne de la capsule articulaire étant moins protégé, cède dans la profondeur, et les fibres courtes fémoro-méniscoïdales et ménisco-tibiales rompent en troisième lieu sur une étendue variable d'avant en arrière, car c'est en fléchissant que se fait la rupture. C'est donc là qu'il faut rechercher les symptômes douloureux pour le diagnostic et c'est là que sont dirigées nos pressions pour combattre ces douleurs. Des déchirures de l'aileron interne et même de la patte d'oie ainsi que des séreuses musculaires voisines compliquent parfois les désordres. Nous nous contenterons de dire que ces ruptures fibro-tendineuses sont le début obligatoire de la luxation du genou, que ce sont les lésions que nous retrouvons après la réduction, que cette luxation est assez peu fréquente pour que sa description et sa technique spéciale massothérapique ne nous arrêtent pas plus longtemps.

c) Ecchymoses et contractures. Indications du massage. — Dans l'entorse du genou, la jambe est en extension sur la cuisse, mais cette extension est incomplète ; si on appuie sur la rotule pour obtenir cette extension complète, on réveille de la douleur : celle-ci est due à la traction exercée sur les fléchisseurs et plus particulièrement le demi-membraneux, dont deux des faisceaux, le réfléchi et l'inférieur, sont en rapport intime avec les fibres déchirées. Les muscles de la patte d'oie sont aussi durs et sensibles à la pression. Il est donc préférable, pour éviter de lutter contre ces contractures diverses, de poser le genou sur un coussin et de placer la cuisse en très légère flexion, en abduction et en rotation externe.

d) Technique. — Le massage est articulaire d'abord. Il s'adresse en premier lieu au ligament latéral interne, à son faisceau superficiel : nous avons décrit les principes à suivre, il en est de même pour le massage du ligament profond, la douleur donne toujours la mesure de la force de nos pressions; c'est assez dire qu'elles doivent être très légères, surtout le premier jour.

Après le massage des ligaments, la main recherche les quelques faisceaux musculaires qui sont contracturés à la cuisse ou à la jambe ; s'il n'existe aucune contracture, le massage des muscles est exécuté méthodiquement, en avant, à la région interne, en arrière. La mobilisation passive d'abord, active ensuite, limitées toutes deux par la douleur, retrouvent bien vite en quelques jours les mouvements du genou, et quand ceux-ci sont devenus indolores et que les pressions exercées au talon ne réveillent aucune sensation pénible au niveau du genou, le blessé peut se lever et commencer la rééducation de la marche; dans les entorses bénignes, le décubitus a été de trop courte durée (une huitaine de jours) pour qu'il y ait quelque difficulté à remarcher de suite correctement.

CONTUSION DU GENOU. HÉMARTHROSE

La contusion du genou n'intéresse bien souvent que quelques tissus péri-articulaires et se traduit par des symptômes douloureux, localisés au lieu du choc s'il fut direct (rotule), au niveau des insertions ligamenteuses, dans les cas de contusion indirecte.

Des ecchymoses, survenant le deuxième jour, quelquefois assez accentuées, indiquent la blessure de vaisseaux importants. La contusion, quand elle n'occasionne que ces symptômes, bénéficie de quelques séances de massage qui favorisent la circulation du membre contusionné et calment les contractures de certains muscles de la cuisse, mais le simple repos suffit pour amener la complète guérison de ces quelques symptômes. D'autre part la contusion accompagne de plus graves traumatismes, fractures de rotule, de l'extrémité inférieure du fémur, etc., et son traitement se confond avec celui de la complication la plus grave.

a) Épanchement articulaire. Arthrotomie. — Mais il est des contusions du genou où dans la synoviale articulaire blessée s'épanche du sang ou du sérum sanguinolent : la capsule est le plus souvent déchirée en un ou plusieurs points, et on sent sous la peau des caillots sanguins qui crépitent sous le doigt. Si le sang épanché est peu abondant, s'il s'agit surtout de sérum sanguinolent, on peut espérer la résorption de ce liquide par le repos et l'application de simples compresses résolutives, et le blessé, rapidement mobilisé, retrouve la fonction complète du genou en deux ou trois semaines.

b) Massage après arthrotomie. — Mais si les caillots sanguins indiquent une hémorragie intra-articulaire très abondante, mieux vaut faire l'arthrotomie et retirer les caillots. La réunion de la plaie est complète au sixième jour, et on peut masser les muscles de la cuisse ainsi que les ligaments du genou, le mobiliser et commencer de bonne heure les exercices de marche. Il est inutile de chercher à masser la cuisse avant la guérison de la plaie opératoire ; en six jours le blessé ne saurait assister à l'atrophie de ses muscles. Toutefois le massage reste indiqué en cas de douleurs par contracture musculaire ; il devrait même être exécuté avant l'arthrotomie, puis dans les jours qui suivent l'opération, en exerçant des pressions sur le triceps et les autres masses musculaires qu'on peut atteindre au-dessus du pansement.

L'organisation de ces caillots, quand on n'ouvre pas l'articulation, est de règle, et rapidement les mouvements du genou sont en partie condamnés, en dépit de la mobilisation et de la massothérapie, toujours trop tardives ; dans plusieurs circonstances, des tentatives de traitement ont été faites pour aider la résorption des caillots sanguins et mobiliser de bonne heure la jointure : ces manœuvres sont très pénibles pour le blessé, même si les pressions sont très légères ; on ne doit mobiliser qu'au huitième ou dixième jour et encore bien lentement, car cette mobilisation est aussi très mal supportée.

Pour tous ces motifs, nous conseillons de pratiquer le plus rapidement possible l'arthrotomie dans les contusions graves du genou avec hémarthrose, pour que le traitement du massage soit le plus promptement commencé. En ce cas, quelque grave que soit la contusion, la guérison absolue peut être assurée.

Si, comme le fait a été souvent consigné, il se produisait quelque épanchement séreux, on comprimerait les culs-de-sac de l'article par une bande de crêpe entre deux séances, et on modérerait les exercices de marche.

FRACTURE DE LA ROTULE

a) Le traitement de choix est la suture de la rotule. — Avant que Championnière ait présenté à la Société de chirurgie ses observations et conclusions sur le traitement des fractures par le massage, on avait déjà pensé masser les fractures de la rotule ; lorsque Metzger et Tilanus conseillaient de faire le massage de l'articulation du genou et du tendon du triceps, ils n'avaient pas eu la conception du but que se propose la mobilisation, telle que nous la comprenons, telle que Championnière nous l'a enseignée. Aucun traitement ne donnait de résultat complet pour cette fracture ; ils pensèrent alors qu'il était préférable de supprimer tout appareil inutile et de traiter la lésion comme une simple entorse, et ils faisaient marcher le malade vers le dixième jour. Nous connaissons les résultats de ce traitement : les deux fragments sont séparés par un cal fibreux plus ou moins long et qui peut s'allonger encore, surtout si la marche est défectueuse, tandis que les malades qui ont été soignés par l'ouverture large de l'article et la suture des fragments, ont le plus souvent conservé la coaptation des deux portions rotuliennes, telle que l'opérateur l'avait obtenue.

La suture immédiate est donc le traitement de choix : nous n'avons pas à la décrire, toutefois rappelons qu'il est nécessaire d'employer des fils d'argent très solides qui affrontent les fragments le plus exactement possible dans les deux plans antéro-postérieur et transversal ; ajoutons qu'il faut suturer les tendons déchirés, que ce soit des fibres du tendon du droit antérieur ou des ailerons de la rotule. Le triceps conserve ainsi dans sa contraction son effet multiple sur chaque portion de la rotule ; aucun principe de mécanique n'est donc négligé. N'oublions pas que l'articulation largement ouverte a été débarrassée, comme les tissus péri-articulaires, des exsudats et caillots causés par l'ouverture des vaisseaux ; ceux-ci sont ligaturés avec soin.

Championnière considère ce traitement si parfait qu'il conseille de ne pas faire de massage, de se contenter de mobiliser le genou progressivement et de faire l'éducation de la marche jusqu'à réorganisation complète de l'os et même jusqu'à restitution de la fonction.

b) Importance du massage comme complément de la suture. — Tout en appréciant la valeur de la suture osseuse dans la fracture de rotule, tout en la recommandant à tout blessé qui présente une solution de continuité du tendon du triceps, rotule comprise, nous pensons que le massage ne doit pas être rejeté et que son indication est de règle comme pour toute fracture. Nous ne massons pas seulement pour obtenir un cal généreux et solide ; notre intervention dans les fractures a un but multiple. Le muscle qui est en rapport avec une lésion osseuse par son tendon, son corps charnu, ses insertions, entre en contracture d'abord, plus tard maigrit et dégénère ; la circulation est défectueuse : épanchements séreux, œdèmes, dilatations veineuses sont de règle dans les traumatismes, etc. La massothérapie lutte avec avantage contre ces diverses complications des fractures. Or, après la suture, toutes les tendances à ces diverses réactions n'ont pas disparu, et la mobilisation simple est insuffisante pour empêcher l'atrophie du triceps. De plus, nous ne conseillons pas la marche de trop bonne heure ; nous ne doutons pas que la suture soit suffisamment solide et nous ne redoutons rien du côté de l'os, mais nous ne pouvons en dire autant du tendon, et il peut être imprudent de reconfier trop tôt à un triceps blessé le rôle difficile et pénible qu'il joue dans la marche et la station debout. Au cas où il serait indemne de toute atteinte, il a été affaibli par le traumatisme, et ce muscle anémié doit être rééduqué pour qu'il remplisse sans faiblir son rôle quand le blessé se lèvera.

Lorsque la suture osseuse a été terminée, le patient se trouve dans la situation de tout blessé atteint de fracture compliquée. Il est donc préférable de ne pas toucher au pansement pendant quatre jours, puis de faire un massage du triceps et des muscles jumeaux (cette manœuvre plaît beaucoup au malade). Le second pansement est laissé en place jusqu'à la guérison complète de la plaie, c'est-à-dire vers le huitième jour ; les fils cutanés sont alors tous retirés, et on n'est plus gêné par le pansement ; le massage devient quotidien.

c) Du massage comme traitement de choix. — Le massage peut être le traitement de choix et exclusivement : on ne conseille pas la suture des fragments rotuliens aux personnes âgées ou maladives, qui supporteraient mal une opération ; d'autre part, on doit la proposer à des blessés qui ont déjà essayé d'autres traitements, et chez lesquels les résultats sont très défectueux : tant que le triceps a conservé sa vitalité, il est temps de suturer les fragments après les avoir mobilisés et rapprochés ; l'opération est différente, mais le résultat est toujours meilleur que si le malade avait conservé son long cal fibreux, son muscle amaigri et une démarche d'infirme ; nous savons aujourd'hui que les malades peuvent être exigents : la claudication n'est plus la règle.

d) TECHNIQUE. — Les pressions légères et progressives commencent sur le tendon du triceps, puis continuent sur ses ailerons, suivant exactement le sens des fibres ; on masse ensuite par les mêmes manœuvres la patte d'oie, le ligament latéral interne, faisceau superficiel et faisceau profond, puis le ligament latéral externe, enfin les différents muscles de la cuisse et surtout le triceps ou plutôt les trois muscles droit antérieur, vaste interne et vaste externe, le couturier, la masse des adducteurs et en arrière les deux jumeaux.

La mobilisation passive comprend ici surtout les mouvements de la rotule et les mouvements de flexion et d'extension du genou. Nous ne donnerons pas encore une fois l'explication des mouvements de la rotule, qui ont déjà été décrits ; ils doivent être pratiqués d'autant plus méthodiquement qu'il s'agit d'un os blessé. Il faut arriver progressivement, mais assez vite à récupérer tous les mouvements de flexion, sinon ils seront limités plus tard : ils sont exécutés avec le plus grand soin dans l'intérêt d'une marche bien régulière, comme nous les avons décrits pour toute mobilisation du genou. En cas de suture, le malade accuse parfois un moment douloureux dans le mouvement ; cette douleur est souvent due au frottement d'un fil contre une frange synoviale ; au bout de quelques jours, ces douleurs brusques, assez analogues, quoique moins vives, à celles des corps étrangers, disparaissent en totalité.

Les premiers mouvements actifs peuvent se faire de bonne

heure, mais ils sont très limités : la jambe est fléchie sur la cuisse, le pied glissant sur le lit. La demi-flexion ne doit pas être dépassée avant le quinzième jour. Vers cette époque, on peut commencer à apprendre au blessé à fléchir sur le bassin le membre inférieur en entier, le genou conservant l'extension ; ce long bras de levier est d'autant plus lourd, aussi l'effort obtenu est longtemps insuffisant pour exécuter ce mouvement; enfin on exerce les muscles activement, en opposant quelque résistance.

Lorsque la réparation osseuse est achevée, le blessé est alors préparé à refaire son éducation de la marche et il exécute tous les exercices que nous avons décrits ultérieurement : décomposition de pas, marquage du pas, exercices d'assouplissement, etc. Le convalescent doit reprendre la fonction complète et sans aucune irrégularité, sans s'aider de canne et encore moins de béquilles.

Si le traitement a été dirigé de la sorte, sans vouloir exiger trop tôt d'une articulation souffrante, on ne recontrera presque jamais de ces accidents qui survenaient si souvent dès qu'on sortait les blessés de leur gouttière plâtrée ou qu'on les débarrassait des griffes de Malgaigne; c'étaient des épanchements du genou, des contractures du triceps, sans parler des troubles ordinairement observés après toute ablation d'appareil : œdème, lassitude, douleurs, etc. Le convalescent imprudent, qui resterait longtemps debout et marcherait avec excès, se réveillerait le lendemain avec de l'hydarthrose.

FRACTURES DE L'EXTRÉMITÉ INFÉRIEURE DU FÉMUR

Le plus souvent causées par choc direct, ces fractures, comme celles de l'extrémité inférieure de l'humérus, présentent plusieurs variétés, suivant que le trait est transversal, oblique, en T, ou bien n'intéressant qu'un des deux condyles. Si le trait de fracture est intra-articulaire, il y a généralement hémarthrose.

Ces variétés, toutes assez rares, forment des types bien définis et différents ; cependant nous les décrivons simultanément, notre intervention étant sensiblement la même en pareil cas.

a) Symptômes. — Il y a le plus souvent une énorme tuméfaction du genou, les fragments chevauchent et forment esquilles (blessures des vaisseaux). Les symptômes les plus communs sont la crépitation, la mobilité anormale, l'impotence fonctionnelle. La déformation spéciale qui consiste en un élargissement de la région aide au diagnostic de la localisation : avec les procédés de radioscopie, les difficultés du diagnostic de la variété sont aujourd'hui aplanies.

b) Appareil d'Hennequin. Utilité du massage. — Il y a le plus souvent déformation, mais elle peut faire défaut, et notre intervention est singulièrement facilitée ; nous ne sommes pas embarrassés pour agir sur les régions malades par la présence d'un appareil à traction continue. Celui-ci est en effet obligatoire pour maintenir réduits les fragments en bonne situation. L'appareil d'Hennequin remplit encore ici les meilleurs services, et son emploi doit être continué tant que la consolidation n'est pas suffisante pour que les déplacements ne se reproduisent pas. La radioscopie guide encore pour juger du bon effet des appareils.

Le massage a donné dans ces grands traumatismes d'excellents résultats. Avant de placer l'appareil, c'est-à-dire la petite gouttière qui correspond à la région inférieure de la cuisse, des pressions exercées dans le sens des ligaments, des tendons du genou, puis des corps musculaires de la cuisse, diminuent le gonflement, anesthésient le membre ; la réduction des fragments est ainsi facilitée, et comme on peut attendre quelques jours, sans danger, avant d'immobiliser la cuisse, on ne place définitivement l'appareil qu'au quatrième ou cinquième jour, après avoir massé cinq fois le blessé. On ne saurait songer à le mobiliser encore, aussi doit-on se contenter du massage, quand il y a déformation du membre.

Quand la gouttière est placée, on profite de quelques inspections, faites dans le but de vérifier les bonnes conditions de l'appareil, pour masser dans sa gouttière la cuisse blessée (triceps, tendon et ligament rotuliens, patte d'oie, ligament latéral interne). La mobilisation n'est pas impossible avec l'appareil d'Hennequin; il permet au genou de se fléchir et de s'étendre. Chaque jour, des mouvements du pied sont pratiqués par un aide.

A partir du trentième jour, les fragments sont définitivement réduits, et on peut tous les deux ou trois jours retirer la gouttière et masser tout le genou et toute la cuisse, jusqu'au jour où on peut définitivement enlever la gouttière et augmenter l'étendue des mouvements du genou, soit par des mouvements passifs, soit en laissant la flexion se faire d'elle-même en plaçant le blessé sur le bord du lit et en laissant pendre les jambes.

c) Rééducation de la marche. — Il faut être certain de la solidité du cal pour permettre de poser le pied sur le sol. C'est du cinquantième au soixantième jour qu'on fait cet essai, et on commence de suite après chaque séance l'éducation musculaire du membre blessé. Nous recommandons encore pour ces fracturés de ne pas employer de béquilles, si les déplacements ont été bien corrigés et si le membre n'a pas plus de 5 centimètres de raccourcissement, ce qu'on doit toujours espérer, si l'appareil a été bien placé et si la traction a été suffisante. Le blessé éprouve, comme pour toute fracture du membre inférieur, de la difficulté à se tenir sur sa jambe, mais quand le contact a été repris, les progrès sont assez rapides pour que la marche sans béquilles ni canne puisse s'exécuter quinze jours après la consolidation du cal.

Dans de rares cas, il n'y a pas de déplacement; on peut alors, sans y joindre l'extension, se contenter d'une simple gouttière; le blessé peut en être retiré chaque jour et le massage est ainsi facilité : la séance se complique alors de mobilisation passive dès les premiers jours et active à partir du huitième jour ; les pressions agissent avec plus de facilité tout autour de l'articulation et aident la résorption du sang épanché.

Les pseudarthroses sont traitées à l'extrémité inférieure du fémur comme au niveau du corps de l'os.

FRACTURES DE L'EXTRÉMITÉ SUPÉRIEURE DU TIBIA

L'extrémité supérieure est considérée en ce cas comme plus étendue que l'anatomie nous l'enseigne, car ces fractures renferment toutes les variétés de fractures de jambe au-dessus du trou nourricier, c'est-à-dire au-dessus de la région moyenne. Elles sont en général directes. Le péroné est rompu en même temps que le tibia. L'arrachement du plateau tibial est une variété de cette fracture.

Un des principaux symptômes est l'énorme gonflement causé par un épanchement considérable de sang dû au riche réseau sanguin intra-osseux. Il peut ne pas y avoir de déplacement; quand il existe, le fragment inférieur se porte en dehors et en arrière. Les plaies, ou les lésions des téguments, aboutissent à des complications graves, à cause de l'infection possible du foyer de fracture.

Technique. — Notre intervention doit être très discrète s'il y a un gonflement considérable ou des lésions de la peau ; nous conseillons de laisser deux ou trois jours le membre au repos, pour que l'on soit assuré de la qualité des téguments. Notre massage, exécuté avec précaution, retrouve dans cette variété de fracture les principales de ses indications puisqu'il y a à aider la résorption d'exsudats particulièrement abondants. Cette fracture avait la réputation de ne se consolider qu'en plusieurs mois : la massothérapie va certainement diminuer la durée de cette consolidation.

Les pressions, discrètes au début, deviennent plus accentuées quand les liquides ont à peu près disparu. Elles sont osseuses, ligamenteuses, tendineuses et musculaires à la cuisse. Si le trait de fracture est en dessous de la tubérosité antérieure, les fibres charnues du jambier antérieur sont contracturées par voisinage, elles doivent être massées le plus tôt possible.

La mobilisation fait fléchir et étendre le genou progressivement à partir du huitième jour. Les mouvements des orteils et du pied ont été exécutés dès le premier jour. Il y a, en général, peu de raccourcissement : aussi le blessé marche sans béquilles ni canne, dès qu'il est consolidé, après une quinzaine de jours d'éducation musculaire.

LUXATIONS DE LA ROTULE

Les traumatismes directs de la région antérieure du genou ne fracturent pas toujours la rotule ; cet os, très mobile malgré ses nombreux et puissants tendons et ligaments, fuit sous le choc et se déplace sur le côté en dedans ou en dehors, plus souvent en dehors. Sous l'influence d'une contraction musculaire, ce même déplacement par glissement peut tout aussi bien se produire.

La luxation est *complète* ou *incomplète* suivant que la rotule n'est plus en rapport avec la partie cartilagineuse du condyle, c'est-à-dire que sa face postérieure est en contact avec la face externe du condyle externe, tout à fait de côté, ou que la surface cartilagineuse de la rotule est encore en rapport avec une partie de la surface cartilagineuse du condyle externe. Les luxations en dedans sont plus rares, le condyle interne ayant moins de rapport avec la rotule.

Le diagnostic, assez facile, se fait par l'examen de la région qui est douloureuse, gonflée, déformée ; à la palpation, on cherche en vain la rotule à sa place normale ; on la retrouve plus en dehors. Dans la variété dite *verticale*, la rotule tourne de 90° et un de ses bords repose dans l'échancrure intercondylienne ; enfin, dans la variété dite par *renversement*, la rotule se retourne complètement et présente en avant sa face articulaire : le diagnostic est ici plus délicat ; la torsion du triceps peut seule mettre sur la voie : la radiographie sera certainement d'un précieux secours dans le prochain cas qu'on observera, car cette variété est assez rare.

Les traités de chirurgie conseillent comme procédé de réduction de placer la cuisse en flexion sur le bassin pour relâcher le triceps ; ce relâchement est parfois insuffisant, même dans les variétés incomplètes ; il n'est cependant pas besoin de chloroformisation pour mettre les muscles de la cuisse en résolution, le massage suffit, et la réduction se fait spontanément, après quelques pressions très légères sur le droit antérieur. Cette luxation ne se produit qu'après la déchirure incomplète ou complète des ailerons de la rotule : le traitement consécutif est le même que celui de l'entorse ou de la contusion du genou ; d'ailleurs il existe souvent des épanchements intra-articulaires séreux ou sanguinolents : en général, au bout de dix ou quinze jours, le blessé peut commencer à se lever.

§ 5. — **Affections non traumatiques.**

ARTHRITES ET PÉRI-ARTHRITES AIGUES

L'importance de l'appareil séreux explique le grand nombre de variétés au sujet de la localisation du rhumatisme à la région lu genou. Il est rare que l'articulation seule soit atteinte ; ce ont le plus souvent des formes péri-articulaires, qui laissent à eu près indemne la jointure ; nous avons vu au poignet que es péri-arthrites sont aussi graves que les arthrites et même que eur ténacité, leurs récidives fréquentes entraînent à la suite les complications, qui compromettent singulièrement la sou-plesse des attaches de la main ; au genou, les états chroni-ques sont surtout articulaires, les poussées aiguës sont plutôt ocalisées à la patte d'oie, aux séreuses des ligaments internes et externes, et les hydarthroses aiguës ont eu en général pour point le départ la région rotulienne, comme le démontre la douleur, ocalisée surtout en avant et en haut. Il est difficile de séparer ces deux affections, arthrite et péri-arthrite, et, d'ailleurs, pour nous, les indications sont les mêmes ainsi que la méthode de traitement.

a) Mobiliser, ne pas masser les cas suraigus. — Il faut, en revanche, être plus nettement fixé sur la nature de la poussée inflammatoire : la lésion est-elle goutteuse, rhumatismale, gono-coccique, etc. ? En dépit des assertions des praticiens qui con-seillent de masser les arthrites goutteuses au début, et même les arthrites rhumatismales suraiguës et gonococciques, nous pensons que, dans les cas suraigus, le massage très mal supporté, même dans ses pressions les plus légères, doit être contre-indi-qué. Nous n'en dirons pas autant de la mobilisation, qui, dans les arthrites rhumatismales aiguës et blennorrhagiques même, est utile quand elle est supportée ; nous ne pouvons dire qu'il faut s'arrêter à la moindre douleur, puisqu'il y a douleur au moindre mouvement, mais quelques degrés dans les deux sens, flexion et extension, après pression ou simple contact des muscles de la cuisse, suffisent pour calmer, en les modérant, les contractures de l'appareil moteur du genou, qui se surajoutent à la douleur inflammatoire, maintiennent les positions adoptées par les malades et les fixent après la disparition des phénomènes aigus.

Nous connaissons tous cet effet de la contracture pour l'avoir observé sur nous-même ; qui n'a ressenti de pénibles courbatures après la reprise d'un sport favori, gymnastique, escrime, etc. Pour éviter la douleur du muscle courbaturé, on l'immobilise, et commence ainsi une période plus ou moins longue pendant laquelle le mouvement trop douloureux du muscle est évité, jusqu'à ce que peu à peu ce muscle redevienne insensible ; si on l'examine après ce repos forcé, on constate son amaigrissement.

Les contractures de ces arthritiques sont faciles à reconnaître à la palpation : le muscle est dur et douloureux au toucher. Le massage est indiqué pour les faire disparaître ; mais, nous le répétons, le massage est exclusivement musculaire et limité à des pressions très légères ou à de simples contacts, pendant qu'on exécute les quelques degrés de flexion et d'extension possible du genou.

b) Massage après la période inflammatoire. — Dès que la période inflammatoire est achevée, les symptômes locaux indiquent des séreuses épaissies, des épanchements ; la sensibilité persiste, mais bien diminuée ; les pressions exercées le long des ligaments et des séreuses tendineuses, le long des tendons eux-mêmes, sont mieux supportées ; elles agissent pour aider à la résorption des exsudats divers, activer la circulation, aider la nutrition : la mobilisation retrouve rapidement les mouvements entiers, si la durée de la période aiguë n'a été que de quelques jours ; mais elle doit compter souvent avec des tissus déjà organisés, des raideurs, des ankyloses, des atrophies et quelquefois même des rétractions.

Nous avons déjà indiqué la conduite à suivre dans les cas divers que nous venons de citer, massage et mobilisation en rapport avec l'état de la jointure. S'il ne faut combattre que de simples raideurs, le massage agit sur des articulations et des nuscles qui ont conservé leur structure et leurs fonctions, mais ne demandent qu'assistance.

Les pressions sont très modérées; la mobilisation retrouve peu à peu, sans vives douleurs, les mouvements que l'immobilisation du rhumatisant timoré lui aura fait perdre. Nous étudierons ultérieurement les manœuvres qui doivent combattre les désordres plus graves causés par le rhumatisme et l'immobilisation : qu'il nous suffise de constater que ces complications sont rares, quand on songe à mobiliser de bonne heure un rhumatisant aigu.

Nous conseillons donc le massage et la mobilisation comme des adjuvants du traitement, comme garantie future du mouvement et non pas comme traitement; aussi pensons-nous que tout médicament actif et tout pansement local doivent être indiqués. Le salicylate et l'enveloppement humide, en agissant rapidement sur les symptômes douloureux, facilitent même beaucoup les manœuvres de mobilisation.

Dans les cas de rhumatismes chroniques du genou, nous agissons comme pour toute articulation, soignant les phases aiguës avec les réserves souvent prescrites, agissant, au contraire, par séries de séances sur l'articulation et sa musculature pour entretenir souplesse et vitalité, afin de lutter contre les raideurs et les atrophies, tout en modérant les symptômes douloureux.

MÉNISCITE

Les ménisques interarticulaires peuvent être luxés dans certaines entorses des ligaments profonds du genou (fibres fémoro-méniscoïdales, tibio-méniscoïdales), et leur réduction assez simple ne se maintient cependant pas toujours facilement. Toutefois, les déplacements de ces ménisques n'ont pas été causes d'impotence, et tels malades, qui avaient leurs ménisques encore luxés, pouvaient assez bien marcher. Comme il s'agit d'entorse, le massage trouve encore son indication, et, aidé de la mobilisation, nous pensons qu'il doit rendre au genou sa fonction normale.

Mais, dans ces dernières années, les ménisques ont été accusés de localisations rhumatismales et de manifestations douloureuses, coïncidant avec de la tuméfaction de leur bord externe que le doigt pouvait sentir sous la peau : nous ne nous arrêterions pas à semblable conception pathologique, si on ne nous avait proposé de masser ces cartilages semi-lunaires avec telle violence que masseur et massé *transpirent, le premier de sa peine, le second de sa souffrance.* Nous ne refusons pas l'idée de la méniscite, nous acceptons son massage, mais il est inutile pour cela de revenir aux temps préhistoriques de la massothérapie et de broyer ou de volatiliser l'organe qui nous gêne. En le massant très doucement, et en massant surtout les fibres musculaires du triceps qui est toujours atrophié dans les lésions articulaires chroniques et donne de la maladresse à la jointure, on obtiendra beaucoup plus de ce ménisque..... qui est peut être bien quelque repli de la synoviale épaissie mal interprété.

HYDARTHROSE

a) PATHOGÉNIE. INDICATION DU TRAITEMENT. — Nous n'avons pas l'intention de développer ici les diverses théories pathogéniques de l'hydarthrose et les causes de ses fréquentes récidives. L'histologie, en détaillant les diverses lésions de la capsule et de la synoviale, a donné encore plus de force à la théorie articulaire rhumatismale chronique. Elle avait cependant aussi démontré les dégénérescences de la fibre musculaire, et la question pouvait se poser de la façon suivante : Quel tissu débute dans l'évolution pathologique ? Dans ce processus, la séreuse suit-elle le muscle ou le précède-t-elle ? Or il est bien des hydarthroses où l'atrophie musculaire est fort avancée quand on considère le degré des lésions de l'article, et si on apprend par l'interrogation que les débuts du mal sont assez récents, origine qu'on peut le plus souvent préciser en cas de traumatisme occasionnel, il faut bien alors convenir que le muscle a été le premier malade et que c'est secondairement que la synoviale articulaire a été atteinte.

Le traitement vient encore appuyer cette affirmation : le massage, tout particulièrement indiqué dans l'hydarthrose du genou, ne donne que des résultats insuffisants, quand on masse exclusivement le genou avec ou sans mobilisation. Si on ajoute aux manœuvres le massage du muscle triceps de la cuisse, le résultat se fait plus rapidement sentir, et le succès persiste si on ne fait que le massage de l'appareil musculaire en négligeant l'articulation. La reproduction de l'épanchement semble être en raison directe de l'atrophie du muscle ; enfin l'éducation musculaire, l'exercice actif du triceps sont préférables à la simple mobilisation du genou, c'est-à-dire aux mouvements passifs de la jointure.

On nous confie les hydarthroses trop tard, dans leur période ultime, quand les accidents articulaires répétés ont causé des désordres ligamenteux et synoviaux et lorsque le corps charnu est à moitié détruit. La rapidité de la guérison à la suite du massage du triceps démontre encore que le véritable mal à soigner est l'atrophie du muscle ; nous agissons en effet bien plus efficacement sur lui que nous ne pouvons le faire sur les divers autres tissus de l'articulation.

b) Symptomes. — Que la maladie soit aiguë ou chronique, le genou est plus ou moins tuméfié. Les séreuses péri-articulaires et sous-cutanées, le tissu cellulaire peuvent être aussi infiltrés suivant la cause de l'épanchement. La sensibilité des ligaments est variable ; la douleur siège surtout aux insertions des faisceaux, aux tubérosités des condyles : la pression est douloureuse le long de l'interligne, à cause de la sensibilité des ligaments profonds et du ménisque interarticulaire.

La vue est frappée par la diminution de volume de la cuisse au-dessus du genou ; il existe au-dessus de la rotule une dépression, qui démontre l'amaigrissement du quadriceps ; mais, comme la masse charnue crurale présente peu à peu en remontant ses dimensions plus normales, on en conclut que ce sont surtout les parties inférieures des vastes qui ont été atrophiées. La palpation, la mensuration contrôlent l'examen visuel : les corps charnus sont mous, se contractent sans énergie, se fatiguent vite et présentent des contractions fibrillaires, quand la contraction est prolongée pendant quelques minutes.

c) Mensuration du muscle triceps crural. Son importance. — La mensuration est un précieux procédé d'examen pour le diagnostic et surtout pour s'assurer des progrès que le traitement occasionne. Cette mensuration doit être prise de la façon suivante : reconnaître avec précision l'insertion du droit antérieur sur la rotule, juste au bord supérieur de cet os, mesurer 10 centimètres au-dessus de ce point. En cette région, les muscles vastes, sont essentiellement constitués de fibres charnues, le droit antérieur est encore tendineux, et la masse des adducteurs n'a pas encore atteint son maximum d'épaisseur ; les variations dans le volume des vastes se font mieux sentir là qu'en tout autre lieu de la région crurale. Fixant alors ce point, on prend trois fois la mesure de la circonférence de la cuisse à ce niveau, la première fois suivant un cercle dont le plan sera le plus possible perpendiculaire à l'axe de la cuisse, la seconde fois suivant un cercle légèrement oblique en bas, la troisième fois suivant un cercle oblique en haut. On prend ensuite la moyenne de ces trois mesures et on a assez exactement la dimension de la cuisse au niveau de l'union du tiers moyen et du tiers inférieur. Cette mensuration n'a de valeur que si tous les liquides articulaires et péri-articulaires sont résorbés ; sinon, la présence de la sérosité fausse les résultats de l'examen.

d) Traitement de choix : compression et massage. — Beaucoup de procédés arrivent à faire disparaître le liquide épanché dans la séreuse articulaire : depuis le simple repos au lit jusqu'à l'immobilisation complète du genou avec compression méthodique prolongée, tous signalent de nombreux succès. Mais le convalescent assiste le plus souvent à la réapparition de l'épanchement dès qu'il essaye de reprendre la marche. Après plusieurs tentatives, qui prolongent d'autant la durée du traitement, le malade plus prudent ménage sa jointure et guérit après plusieurs mois d'impotence.

Enfin quelques-uns ne guérissent pas et ont recours à notre méthode, après avoir essayé déjà de plusieurs moyens de guérison. Nous leur appliquons le même traitement que nous leur aurions conseillé avec beaucoup plus de chances de succès dès le premier jour.

e) Technique. — L'expérience démontre qu'il est plus avantageux, pour gagner du temps, de masser deux jours de suite les muscles de la cuisse et de placer un appareil compressif ouaté depuis les orteils jusqu'à mi-cuisse : le lendemain, si l'ouate, insuffisamment tassée, permet des mouvements de flexion au genou, il faut, sans défaire le premier appareil, ajouter de l'ouate et recomprimer avec une ou deux bandes. Le malade est dans le décubitus, le pied très élevé.

L'appareil est levé au bout de six jours ; si la compression a été bien faite, l'espace de temps est suffisant pour obtenir la résorption de tout le liquide articulaire. Si le choc de la rotule sur les condyles est encore perceptible, on replace un nouvel appareil ouaté, après avoir massé le muscle triceps et mobilisé doucement le genou. On laisse cet appareil cinq jours, puis on le retire. Les muscles de la cuisse sont de nouveau massés, mais on ne mobilise pas le genou ; on replace au-dessus et au-dessous de la rotule une bande à tissu un peu élastique (crêpe Velpeau, flanelle coupée obliquement au sens du fil), qui, comprimant légèrement les culs-de-sac synoviaux, empêche le liquide de se reproduire par suite de l'effet du vide dans la cavité séreuse (épanchement *ex vacuo*). Le lendemain seulement, après massage de l'appareil ligamenteux et des muscles, le genou est mobilisé passivement et activement, mais après chaque séance la bande compressive est replacée ; elle permet les mouvements de flexion et d'extension du genou, tout en les limitant. A chaque séance, on mobilise la rotule sur les condyles fémoraux et on exerce des pressions au niveau de la plante du pied, le membre inférieur maintenu en extension, pour entraîner les surfaces articulaires aux pressions de leur cartilage pendant la marche.

f) Rééducation de la marche. — Le contact du sol est essayé le troisième jour après ablation de l'appareil ouaté compressif, et on maintient cette position des jambes pendant plusieurs minutes. Le lendemain, le convalescent se tient debout un quart d'heure et marque le pas; le jour suivant, il fait quelques pas très réguliers en levant les genoux et termine la séance par deux ou trois exercices d'assouplissement des membres inférieurs.

Si le lendemain, quand on retire la petite bande compressive, on ne constate pas de liquide, c'est que les muscles peuvent entreprendre de plus rudes exercices, et on commence à fixer l'étendue du terrain à parcourir : quelques centaines de mètres, 300, 500, 800, 1.000, en terrain plat, exécutés au moyen de pas réguliers bien rythmés. La bande compressive peut être retirée dès le dixième jour : quelques malades aiment assez la remplacer par une genouillère ; celle-ci ne doit jamais serrer fortement le genou. Cette contraction gênerait à la fois la circulation et la contraction musculaire et nuirait à la rééducation des organes.

Longtemps les malades doivent être suivis, pour qu'ils ne continuent pas leurs exercices en dépit de la reproduction d'un peu d'épanchement, qui nécessite quelques jours de repos et de compression et retarde leur guérison. Quelques rares malades ont une rechute dès qu'ils posent le pied à terre : aussi seraient-ils condamnés à rester plusieurs mois au lit, si quelque jour on ne décidait de continuer le traitement en dépit du nouveau liquide épanché. Et, en effet, nous avons observé, dans les premiers temps où nous avons soigné l'hydarthrose par la massothérapie, des rechutes continuelles, malgré notre prudence ; l'expérience nous a démontré que bien souvent l'éducation musculaire, sous forme de marche régulière et progressive, arrive à vaincre cette désespérante chronicité.

g) Reproduction du liquide. — Mais ces cas sont heureusement rares ; si le traitement a obtenu d'heureux résultats pendant plusieurs jours, cependant un peu de liquide peut se reproduire, occasionné par quelque fatigue ou par quelque irrégularité de traitement ; il devrait disparaître après un ou deux jours de repos.

La mensuration accuse 2, 3 centimètres d'augmentation après quinze jours de pareils exercices, mais cette augmentation est encore insuffisante pour que le côté malade ait les mêmes dimensions que normalement : aussi, bien que le malade marche mieux, il n'en doit pas moins continuer ses exercices d'assouplissement et de marche, en n'oubliant pas que le surmenage sous forme de progression trop rapide, de marches trop longues, atrophie de nouveau le muscle et peut occasionner de nouveaux épanchements.

La durée du traitement varie suivant les progrès du malade. Il est inutile de masser plus de vingt fois consécutives le muscle triceps ; en revanche, les exercices doivent être surveillés quelque temps encore, surtout si le genou, malade depuis longtemps, était le siège de douleurs ligamenteuses, causées par les entorses répétées du temps où le malade marchait imprudemment malgré son épanchement.

h) Contre-indications. Tuberculose du genou. — Nous ne saurions mieux mettre en garde contre toute intervention massothérapique dans les tumeurs blanches, en comparant l'aspect du genou et de la cuisse dans la tuberculose et l'hydarthrose : dans la tumeur blanche, quand les désordres articulaires sont très accentués, le développement des fongosités, quelquefois la présence du liquide séreux ou pruriforme, la sensibilité des points tubérositaires, l'atrophie très accentuée des muscles de la cuisse peuvent donner au genou l'aspect d'anciens épanchements de synovie. Toutefois la douleur plus généralisée, l'absence de mouvements du genou, l'impotence fonctionnelle plus accentuée, l'état général, sans parler des lésions tuberculeuses le plus souvent concomitantes, et, en palpant avec attention, la douleur des points fémoraux et tibiaux, la présence des fongosités qui n'ont rien de commun avec le liquide épanché, l'adhérence de la rotule, etc., démontrent que les lésions sont plus profondes et de nature toute différente. Cette affection n'a rien à gagner de la massothérapie et de la mobilisation du genou; bien au contraire, on recherche souvent à ankyloser l'articulation, dont on ne peut conserver la fonction.

Arrivée à un tel degré, la tumeur blanche ne peut plus bénéficier que d'une opération, la résection du genou, c'est-à-dire l'ablation complète de la jointure et de ses lésions, afin d'obtenir une tige osseuse rigide fémoro-tibiale.

Nous sommes, après l'opération, d'une grande utilité aux réséqués, en leur apprenant à se servir de leur nouveau membre par les suppléances de la hanche et du bassin ainsi que de la tibio-tarsienne; mais avant l'opération notre intervention ne pourrait être que nuisible si elle s'adressait à la jointure et inutile si elle envisageait la conservation de la musculature crurale ; celle-ci en effet, après la résection du genou, devenant inutile, continuera sa dégénérescence du côté des organes fléchisseurs et extenseurs du genou.

RUPTURES MUSCULAIRES DE LA JAMBE

a) Mécanisme et symptomes. — *Coup de fouet.* — Nous aurions pu considérer ces accidents de la contracture des muscles du mollet comme une complication des varices. C'est en effet chez le variqueux presque exclusivement que l'on rencontre cette affection ; c'est même une des complications les plus fréquentes, car il est des variqueux chez lesquels les ruptures de quelques faisceaux musculaires surviennent à la moindre occasion (mouvement trop violent, course, arrêt brusque, etc.) et même sans cause appréciable. La première cause de ces ruptures est fournie par l'état des muscles, qui présentent des troubles anatomiques et physiologiques : comme dans tous les tissus de la jambe de notre malade la nutrition se fait mal pour deux raisons, les mêmes influences qui ont agi sur les fibres musculaires lisses des veines et les ont annihilées, ont atrophié et dégénéré le triceps sural ; ce soléaire déjà amaigri et atrophié, remplacé en certains endroits par des ampoules veineuses, baigne ainsi dans un sang rarement renouvelé et subit de la sorte une asphyxie lente, qui dénature les conditions anatomiques et physiologiques de ce muscle, dont le rôle est si important dans la circulation du membre inférieur (cœur périphérique). Cette raison est à la fois celle de son insuffisance à la résistance d'une contraction violente et celle de cette contraction irrégulière, maladroite et soudaine, aux effets de laquelle ce tissu musculaire n'est pas préparé.

b) INDICATIONS DU MASSAGE. — L'intervention massothérapique est donc ici doublement justifiée ; le massage aide à la fois à la prophylaxie et à la guérison ; les variqueux soignés par le massage sont indemnes de cette complication, et si nous voulons encore démontrer l'intérêt de notre but prophylactique, nous pouvons ajouter qu'il n'y aurait pas eu de varices si le massage était venu à temps aider la circulation et la musculature du membre inférieur.

Les ruptures du triceps sural ne sont jamais complètes ; elles n'intéressent que quelques faisceaux de fibres charnues. Le repos au lit suffit sans l'application d'appareil ; la jambe est en légère flexion sur la cuisse, le pied en position moyenne entre la flexion et l'extension ; les muscles de la région postérieure sont contracturés et sensibles à la pression.

c) TECHNIQUE. — Ces quelques symptômes nous servent d'indication pour le traitement : le massage du triceps sural aura pour but la résolution ; il sera très léger ; pendant ce massage on essaie de relever le pied en surprenant le muscle sans chercher à le vaincre. La marche ne doit être tentée que si la contracture est tout à fait vaincue ; nous rappelons que la claudication est interdite ; tant que la station debout ou la marche sont douloureuses, le malade reste alité.

Il est très imprudent de commencer à marcher avec des muscles contracturés ; en dehors des accidents dus à la marche défectueuse, le variqueux s'habitue à sa contracture ; celle-ci devient tenace et peut aller jusqu'à la rétraction : c'est alors la perte de quelques mouvements, le manque de souplesse et l'installation des douleurs, réveillées à la moindre fatigue, c'est-à-dire une légère ou même une sérieuse infirmité.

Nous répéterons, comme dans le traitement des varices, que, si le malade est jeune, on peut espérer la restitution *ad integrum* par l'éducation nouvelle des muscles et des veines de la jambe ;

mais s'il s'agit d'une personne âgée, les troubles musculaires et surtout vasculaires ne reviennent jamais complètement, et il faut aider la circulation par un bas à varices. Du soin apporté à observer ce conseil résultera la disparition de ces complications si pénibles des dilatations des veines.

ANKYLOSES

L'ankylose du genou est complète ou incomplète, c'est-à-dire que les surfaces articulaires ne glissent plus l'une sur l'autre, étant pour ainsi dire complètement soudées, et d'autres fois permettent encore quelques mouvements plus ou moins étendus, plus ou moins enraidis.

Pour nous, ou bien c'est une jointure qui n'existe plus et qu'il nous faut retrouver avec ses muscles et leurs fonctions, ou bien ce ne sont que mouvements à étendre ou à perfectionner.

A. **Ankylose incomplète.** — Les muscles ne sont qu'atrophiés, et si la mobilisation nous permet de retrouver une plus grande étendue du mouvement, nous sommes assurés de perfectionner ces mouvements et de faire œuvre utile. La technique consiste donc en massage des articulations et surtout des muscles moteurs (cuisse), et en mobilisation passive et active du genou en s'assurant que ce mouvement est bien gagné dans la direction voulue. Il est nécessaire de dépasser un peu la douleur, sans cependant produire des contractures des muscles de la cuisse : la mobilisation active est exécutée d'abord sans résistance dans le décubitus, puis avec résistance ; elle est suivie d'exercices de marche et d'assouplissement des membres inférieurs ; pour que la correction de ce mouvement regagné persiste, la flexion sur les membres inférieurs est exécutée genoux et talons réunis, et le genou se lève bien franchement en haut dans la décomposition du pas : ces exercices répétés fréquemment rendent à la fois l'étendue et la régularité du mouvement.

Si le mouvement de flexion s'accroissait à condition que la position devienne défectueuse, par exemple que la jambe se porte en dehors, il vaut mieux arrêter les faux progrès de cette mobilisation, car ils peuvent donner naissance à un mouvement qui occasionnera des irrégularités dans la marche, la course, la station debout, etc.). Le premier mouvement à rechercher est l'extension complète, car elle est utile dans la marche et indispensable dans la station debout; tant qu'elle n'est pas retrouvée, le malade se tient sur la jambe saine et peu à peu déplace l'axe du corps, d'où action indirecte sur la colonne vertébrale et l'os iliaque avec ses conséquences si importantes sur la viciation des cavités et détroits du bassin chez la jeune fille.

B. **Ankylose complète.** — Ou bien il y a possibilité de retrouver quelques mouvements, et l'éducation musculaire consiste à apprendre à se servir de ce genou peu mobile; ou bien toute mobilité est impossible ou même serait nuisible : il faut apprendre à l'ankylosé à chercher des suppléances dans les articulations voisines et à marcher le mieux possible sans l'aide du genou.

Il n'y a pas lieu de s'assurer qu'une musculature suffisante peut mouvoir le genou mobilisé : le triceps s'est conservé à cause de sa double action sur le genou et sur la hanche : de même pour les muscles de la flexion et de l'adduction qui ne sont pas fémoro-tibiaux, mais iléo-tibiaux et se contractent dans les mouvements de la hanche; il ne nous manque donc exclusivement que de la souplesse articulaire. Or l'expérience démontre qu'il est préférable d'avoir un genou ankylosé plutôt qu'un genou doué de mouvements très peu étendus, irréguliers et sensibles : aussi conseille-t-on, si on entrevoit un succès très relatif, de respecter l'ankylose et de rechercher pour cette tige rigide des qualités de mobilité et de souplesse plus accentuées à la hanche et au cou-de-pied.

Mais, avons-nous dit, cette ankylose doit être absolue, et ajoutons en extension complète, le tibia continuant, pour ainsi dire, le fémur, assurant ainsi la solidité et l'inflexibilité de la tige osseuse fémoro-tibiale. Souvent l'extension n'est pas absolue, et même la jambe est en flexion à angle plus ou moins aigu, rarement à angle droit sur la cuisse. Chez ces infirmes, il faut à tout prix briser les adhérences sous le chloroforme, puisqu'on ne peut mobiliser autrement le genou et fixer la jambe en extension sur la cuisse : quelques jours d'immobilisation se chargeront de la nouvelle ankylose en extension parfaite.

Il est bon alors de réveiller la musculature des articulations de la hanche et du cou-de-pied, dont on exigera dorénavant beaucoup ; on les exerce passivement, puis activement; enfin on commence l'éducation de ce nouveau membre.

a) Éducation de la suppléance de la hanche. — Les deux membres ont à peu près la même longueur et il n'est pas nécessaire d'apprendre au malade à se tenir debout, comme nous aurons à le faire chez les fracturés ou les réséqués du genou qui ont du raccourcissement. En faisant exécuter diverses oscillations au corps, qui se porte tantôt à droite, tantôt à gauche, le malade s'habitue peu à peu à se tenir autant d'un côté que de l'autre, à ne pas s'appuyer toujours sur la jambe saine.

On procède alors à l'assouplissement des deux hanches en faisant exécuter tous mouvements des cuisses sur le bassin et réciproquement, puis des deux tibio-tarsiennes en faisant avancer et reculer, écarter et rapprocher les pieds alternativement. Pour le côté ankylosé on fait en plus exécuter des exercices d'inclinaison du bassin, le membre inférieur se soulevant et s'abaissant.

b) Marche de l'ankylosé du genou. — L'ankylosé du genou,

pour faire un pas, projette par les muscles triceps et psoas avec assez de force le membre inférieur en avant ; il s'aide de la flexion et de l'extension du pied grâce aux muscles de la jambe. Mais ce membre inférieur ankylosé est gêné au moment où celui du côté opposé vient d'exécuter sa progression ; ne pouvant diminuer sa hauteur en se fléchissant au genou, il frotte le sol et ne peut éviter cet inconvénient qu'en *fauchant*, c'est-à-dire en mettant la cuisse et tout le membre en abduction ; or ce mouvement ne saurait être dissimulé et est fort disgracieux. Il existe un autre moyen qui peut assez bien s'exécuter par l'habitude, pour qu'il n'apparaisse pas de suite aux regards indiscrets. En faisant marquer le pas au patient, on lui apprend à élever le bassin du côté malade, le membre inférieur s'élève ainsi d'autant, et, grâce à l'exercice correspondant qui s'opère du côté du rachis, une inclinaison latérale se produit qui atténue, au point de les rendre imperceptibles, cette ascension et cette descente de la tête et des épaules à chaque pas. Au bout de quelques jours, le côté ankylosé s'élève facilement de 10 centimètres ; avec quelques autres artifices (flexion forcée du pied, légère propulsion de tout le membre inférieur, etc.), ces 10 centimètres en deviennent 15 et plus, et le malade arrive à monter une marche d'escalier. C'est, d'ailleurs, pour lui un excellent exercice, et quand il monte un étage, il marche assez régulièrement pour qu'une personne non avertie soit aisément trompée.

Pendant la marche, l'ankylosé du genou cache assez bien son infirmité ; mais quand il veut courir, il lui est difficile de dissimuler ; il a intérêt alors à faucher, c'est-à-dire à porter la cuisse en abduction au moment où elle devrait osciller d'arrière en avant. Sous la robe, la jeune fille peut plus aisément cacher ce mouvement de faux, il est même préférable pour elle d'y avoir recours plutôt que de chercher à le dissimuler ou le remplacer par l'inclinaison du bassin. C'est ainsi ménager pour l'avenir cette partie de son squelette, en évitant la viciation de ses axes et détroits.

CHAPITRE VIII

RÉGION DU COU-DE-PIED

§ 1. — Anatomie massothérapique.

a) Articulation. — Le tibia et le péroné, les deux os de la jambe soudés à leurs deux extrémités par des articulations privées de mouvements, se disposent, à l'extrémité de la jambe, en mortaise qui s'articule avec la poulie de l'astragale. La surface tibio-péronière est constituée en dehors par l'extrémité inférieure du péroné qui forme la malléole externe, s'articulant avec la face correspondante de l'astragale et descendant très bas jusqu'au calcanéum, puis, en haut (plafond de la mortaise), par la face articulaire de l'extrémité inférieure du tibia qui répond à la poulie astragalienne; enfin, en dedans, son apophyse interne, ou malléole interne, s'articule avec la face interne de l'astragale, mais ne descend pas aussi bas que la malléole externe.

Le système ligamenteux qui réunit pied et jambe prend ses insertions d'une part sur l'extrémité inférieure de la jambe, tibia ou péroné, et d'autre part sur les os du tarse, astragale, calcanéum, cuboïde, etc. Les moyens d'union sont constitués par deux groupes de ligaments, appelés ligament latéral interne et ligament latéral externe.

Chaque ligament a été divisé en plusieurs faisceaux suivant

leurs insertions et leur direction; pour simplifier, sans toutefois nuire à l'utilité de nos manœuvres, nous pouvons ici encore, sans préciser chacun des faisceaux (péronéo-astragalien, péronéo-calcanéen, etc.), considérer chaque ligament latéral comme ayant

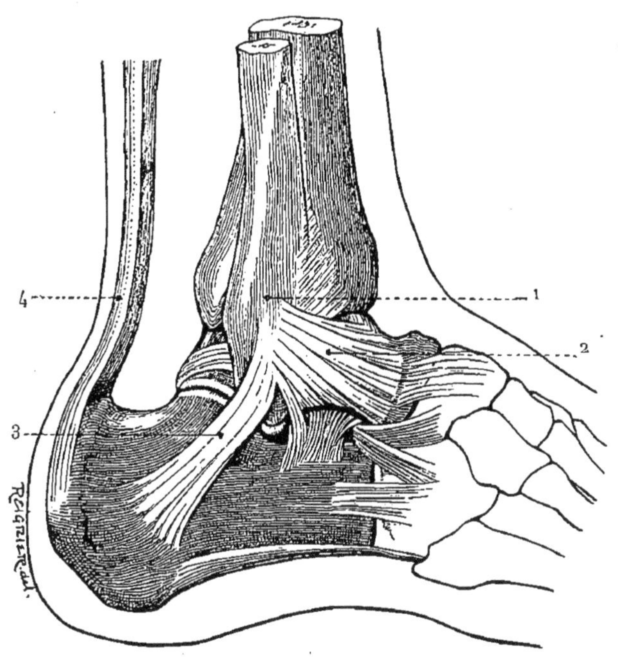

Fig. 81. — Ligament latéral externe du cou-de-pied.

Cette figure montre la direction des deux faisceaux accessibles du ligament latéra externe : au faisceau antérieur, les fibres sont horizontales; au faisceau moyen, elles sont à peu près verticales. Ces directions sont utiles à connaître pour le massage de l'entorse. Les faisceaux postérieurs sont dissimulés et inaccessibles derrière la coulisse tendineuse des péroniers latéraux. (Voir fig. 82.)

1, malléole externe; — 2, faisceau antérieur; — 3, faisceau moyen; 4, tendon d'Achille.

une formé triangulaire. Le sommet du triangle est à la malléole, la base aux os du tarse ; les faisceaux antérieurs sont obliques de bas en haut et d'avant en arrière, les moyens sont verticaux, les postérieurs obliques de dedans en dehors ; mais ceux-ci disparaissent dérrière les gouttières ostéo-fibreuses et sont cachés derrière les malléoles ; on ne saurait les atteindre (voir fig. 81).

b) Configuration extérieure. — En avant de cette articulation, en arrière et sur les côtés, sont quatre régions que traversent les divers tendons qui vont de la jambe au pied. La peau recouvre le tout, et l'absence des masses musculaires permet à la main de suivre facilement presque tous les organes qui sont contenus dans cette région.

1° *Face antérieure.* — Le pied est placé à angle droit sur la jambe : aussi tous ces organes changent de direction au-dessous de l'articulation, en se coudant ou se réfléchissant, et atteignent ainsi soit la région dorsale du pied, soit la voûte plantaire. Les divers tendons qui descendent de la partie antéro-externe de la jambe, passent en avant du cou-de-pied et vont se terminer à la région dorsale. La vue distingue facilement les limites de cette face antérieure, c'est-à-dire les deux extrémités malléolaires, elle devine aisément les tendons du *jambier antérieur*, le plus interne qui passe près de la malléole tibiale dans une gouttière fibreuse spéciale et va se fixer au tubercule du premier cunéiforme. On voit de même de dedans en dehors le tendon de l'*extenseur propre du gros orteil* et ceux de l'*extenseur commun des doigts*, enfin, celui du *péronier antérieur*, qui s'étale sur le cuboïde et le cinquième métatarsien; une bourse séreuse, souvent tuméfiée, facilite le glissement de ce tendon aplati. Ces diverses cordes tendineuses, logées et fixées au tibia dans des gouttières ostéo-fibreuses, glissent au moyen de séreuses spéciales à chaque coulisse tendineuse (voir fig. 82).

2° *Face postérieure.* — En arrière un seul tendon très important, le *tendon d'Achille*, terminaison du *triceps sural* (*soléaire* et *jumeaux*), va se fixer en haut de la face postérieure du calcanéum. Il est très sensible et saillant sous la peau; sa section sous-cutanée est facile, le massage est souvent employé pour empêcher la rétraction de ce muscle important. Citons aussi le *plantaire grêle*, correspondant au petit palmaire de la main ; petit corps musculaire terminé par un long tendon, il doit être signalé à cause de ses ruptures assez fréquentes qui occasionnent une variété de *coup de fouet* (voir fig. 82 et 84).

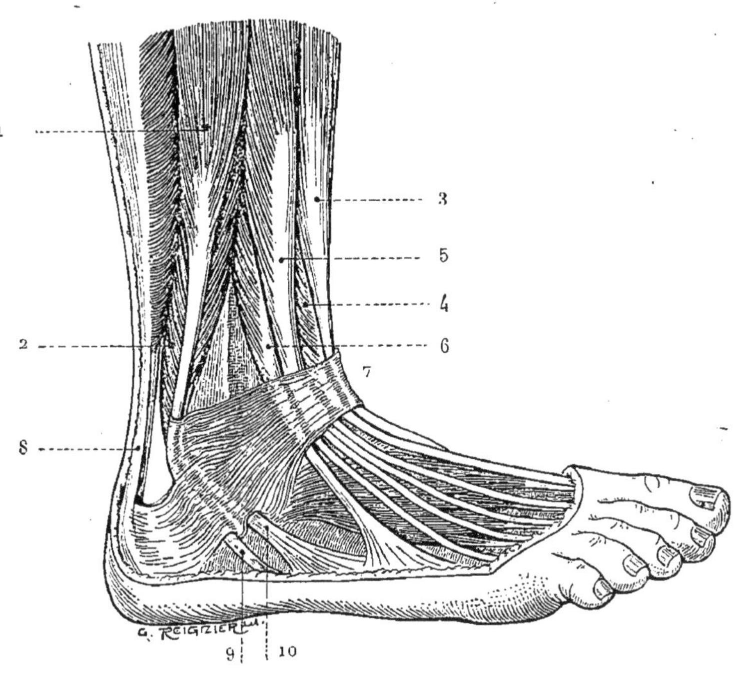

FIG. 82. — Tendons des régions antérieure et externe du cou-de-pied.

Chaque tendon est sensible sous la peau et peut être suivi avec facilité ; presque immédiatement au-dessus du ligament annulaire commencent les corps charnus de la jambe. Les deux péroniers latéraux sont situés dans une gaine commune en arrière de la malléole externe. Ces tendons sont en rapport intime avec os et ligaments de l'articulation tibio-tarsienne.

1, Long péronier latéral ; — 2, Court péronier latéral ; — 3, Jambier antérieur ; — 4, Extenseur propre du gros orteil ; — 5, Extenseur commun des orteils ; — 6, Péronier antérieur ; — 7, Ligament annulaire antérieur ; — 8, Tendon d'Achille ; — 9, Tendon du long péronier latéral ; — 10, Tendon du court péronier latéral.

3° *Face externe*. — En dehors, deux muscles, les *péroniers latéraux*, se terminent chacun par un long tendon ; accolés l'un à l'autre derrière le péroné, et contenus dans une gouttière ostéo-fibreuse commune, ils se refléchissent sous la malléole ; le *court* se fixe bientôt au tubercule du cinquième métatarsien ; le *long* passe sous la voûte plantaire, qu'il traverse obliquement pour aller se fixer au tubercule du premier métatarsien. Corps charnus accessibles dans leur loge péronière externe, à la jambe, ces

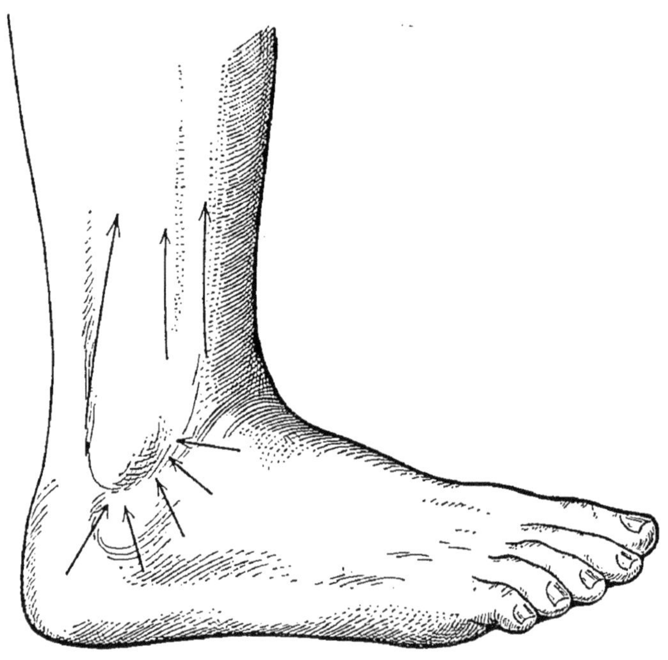

Fig. 83. — Direction à donner aux pressions de massage à la région externe du cou-de-pied.

Le ligament latéral est disposé de telle façon qu'on peut le masser en dirigeant les pressions perpendiculairement au bord de la malléole en avant et en bas ; les pressions sont ainsi d'abord horizontales, puis obliques, et enfin verticales. Les pressions deviennent toutes parallèles à l'axe de la jambe au-dessus du cou-de-pied.

muscles deviennent tendons inaccessibles dans leur gouttière, derrière la malléole ; quelquefois cette coulisse fibreuse se déchire dans certaines entorses, et le tendon d'un des péroniers, les deux quelquefois, se subluxe. La loge postérieure (tendon d'Achille) et la loge externe (péroniers latéraux) n'ont aucune continuité dans le pied (voir fig. 82).

4° *Face interne.* — La loge antérieure se continue par la face dorsale du pied, c'est la partie profonde de la loge interne qui contourne l'articulation tibio-tarsienne pour devenir région plan-

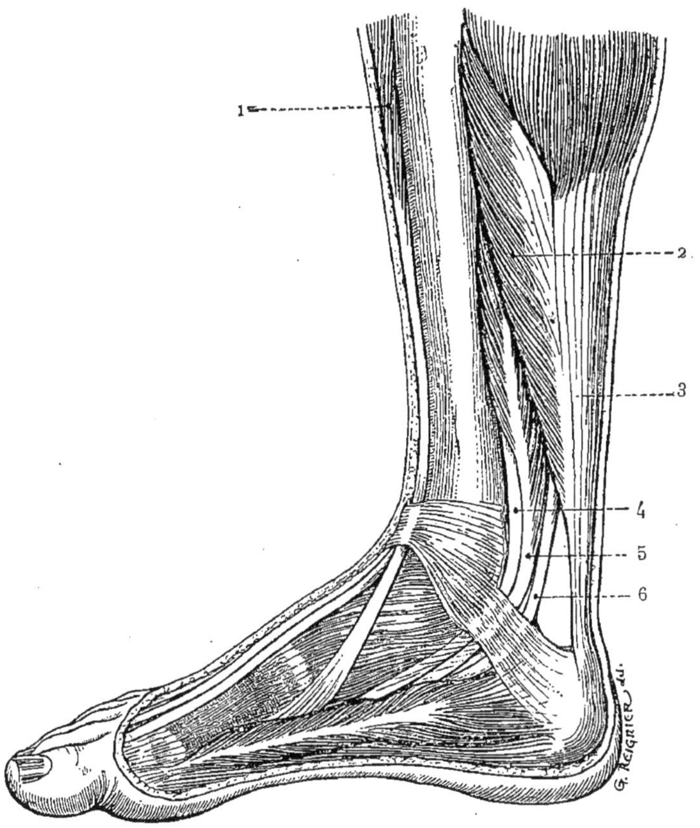

FIG. 84. — Tendons de la région interne du cou-de-pied (gouttière calcanéenne).

Les muscles de la région postérieure de la jambe vont constituer, d'une part (soléaire et jumeaux), le tendon d'Achille, qui s'insère à la face postérieure du calcanéum, d'autre part, le paquet tendineux du groupe musculaire profond (fléchisseur commun, fléchisseur propre, jambier postérieur), qui s'engagent dans la gouttière calcanéenne pour gagner la plante du pied. Ceux-ci sont accompagnés des vaisseaux et nerfs plantaires.

1, Jambier antérieur; — 2, Soléaire; — 3, Tendon d'Achille; — 4, Jambier postérieur; 5, Fléchisseur propre du gros orteil; — 6, Fléchisseur commun des orteils.

taire. Les tendons des muscles de la région postérieure profonde de la jambe (*long fléchisseur commun des orteils, long fléchisseur propre du gros orteil, jambier postérieur*), les vaisseaux et nerfs plantaires descendent derrière le bord interne du tibia, puis suivent la *gouttière calcanéenne*. Le doigt peut reconnaître ces tendons sous la peau ; le jambier postérieur s'insère au tuber-

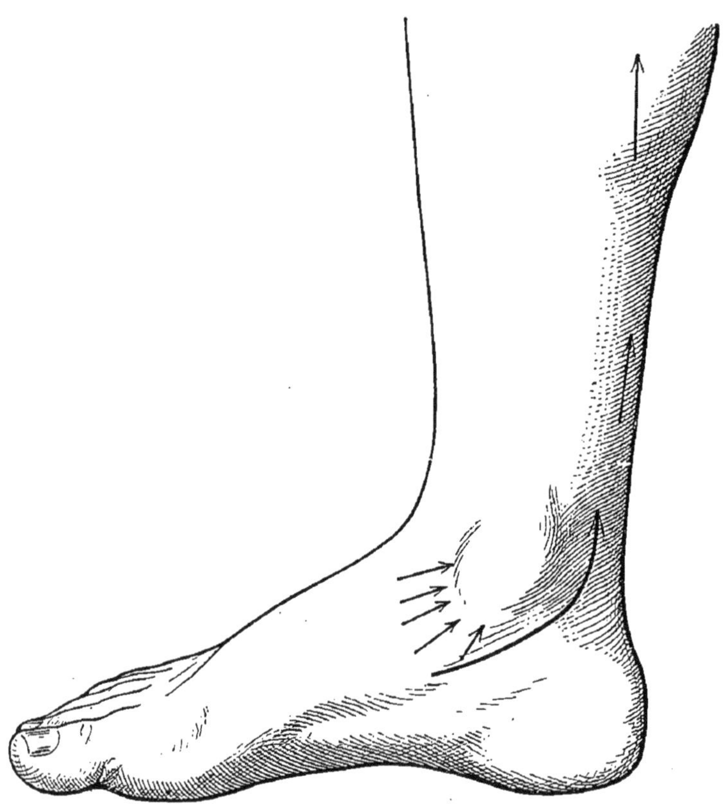

FIG. 85. — Direction à donner aux pressions de massage de la région interne du cou-de-pied.

Les faisceaux ligamenteux accessibles en dedans abordent la malléole perpendiculairement à son bord : d'abord horizontales, puis obliques, les pressions deviennent enfin verticales à la pointe malléolaire. La main suit la gouttière calcanéenne pour le massage des tendons, c'est-à-dire que, passant horizontalement sous la malléole, elle se réfléchit en haut et remonte verticalement derrière le bord interne du tibia.

ule du scaphoïde ; les fléchisseurs vont jusqu'aux extrémités des rteils. Des séreuses multiples facilitent le glissement de ces ivers tendons (voir fig. 84).

c) ORIGINE DES VEINES SAPHÈNES. — La peau de cette région e ressent déjà des caractères de celle du pied. Fine et souple en avant et sur les côtés, elle devient plus épaisse en arrière et en bas ; en arrière et en haut, les téguments ont le même aspect qu'en avant. La finesse de la peau antérieure permet de distinguer la présence des deux veines saphènes et leur origine ; la *saphène interne* passe devant la malléole interne, et la *saphène externe* derrière la malléole externe.

d) JAMBE. LOGES MUSCULAIRES. — Au-dessus du cou-de-pied, le tibia demeure superficiel du côté de sa face interne : cette face délimite la région antéro-externe et la région postérieure. En dehors, en remontant, le péroné devient plus profond, il est recouvert de masses charnues ; aussi de ce côté la loge antéro-externe de la jambe est mal délimitée. Toutefois il est aisé, si on ne reconnaît pas les deux masses musculaires des jumeaux, de mener une ligne droite de la tête du péroné à la malléole externe ; en avant se trouvent les muscles des loges antérieure et externe, et en arrière le triceps qui recouvre les autres muscles profonds de la région postérieure. On peut ainsi suivre avec précision, du cou-de-pied au genou, le jambier antérieur, les extenseurs, les péroniers et les jumeaux, c'est-à-dire les divers corps charnus que la main masse à la jambe, après avoir exercé ses pressions sur les diverses parties de l'articulation tibio-tarsienne (voir fig. 82 et 84).

§ 2. — **Physiologie.**

L'articulation tibio-tarsienne est une trochlée et, comme toutes les jointures de cette classe, elle est ainsi disposée qu'elle exécute surtout des mouvements de *flexion* et d'*extension*, et à peu près exclusivement. Le pied se meut dans la mortaise tibio-péronière : la poulie astragalienne tourne autour d'un axe transversal qui passe par le sommet de la malléole externe et traverse de part en part l'astragale. Dans les mouvements de flexion, la surface de l'astragale glisse d'arrière en avant jusqu'à ce que le col de cet os vienne prendre le contact du bord antérieur de la mortaise. Dans l'extension, le glissement se fait en sens inverse d'arrière en avant; ce sont les faisceaux antérieurs des ligaments latéraux qui limitent le mouvement en arrière. Le trajet parcouru correspond à un angle de 80°. La flexion et l'extension se font dans un même plan; à chaque moment du mouvement, l'axe du pied passant par le deuxième orteil se continue avec celui de la jambe.

Dans le mouvement d'extension, l'astragale tourne autour de l'axe transversal, mais il exécute un autre mouvement ; cet os est quelque peu projeté en dehors de la mortaise, comme énucléé en avant, et, dans l'extension forcée, l'astragale n'étant plus aussi maintenue de chaque côté par les malléoles de la mortaise tibio-péronière, peut exécuter des mouvements de latéralité et des mouvements de rotation.

Dans l'*adduction*, le gros orteil est porté en dedans, l'*abduction* est le mouvement inverse ; nous prenons comme axe la ligne médiane du corps et non pas la ligne médiane du pied; si on se rapporte à celle-ci, les mouvements de latéralité deviennent des mouvements d'abduction à gauche ou à droite, en dedans ou en dehors; cette nomenclature nous semble bien complexe ! L'axe de ces mouvements est vertical.

La *rotation en dedans* élève le bord interne du pied et dirige la face plantaire vers la ligne médiane du corps : la *rotation en dehors* est le mouvement opposé. L'axe de ces mouvements est antéro-postérieur. Ces quatre mouvements ne sont pas symétriques; si nous considérons la malléole interne, et si nous la comparons à la malléole péronière, nous reconnaissons ses moindres dimensions; la pointe de la malléole externe descend très bas. Aussi dans la rotation le mouvement est vite limité en dehors, et au contraire en dedans la rotation permet de présenter franchement en dedans la face plantaire. De même l'adduction est plus facile que l'abduction rapidement limitée : cette différence est nécessaire à bien connaître dans la pratique de la mobilisation du pied sur la jambe.

L'appareil moteur de cette articulation renferme : 1° des fléchisseurs : ce sont le jambier antérieur et les extenseurs des orteils, et 2° des extenseurs : ce sont les jumeaux, le soléaire, le plantaire grêle, le jambier postérieur, tous les fléchisseurs des orteils et les péroniers latéraux. Mais nous pouvons distraire quelques-uns de ces muscles pour l'exécution des mouvements de latéralité et de rotation. Les adducteurs et rotateurs en dedans sont les jambiers antérieur et postérieur et l'extenseur propre du gros orteil. Les abducteurs et rotateurs en dehors sont les péroniers long, court et antérieur et l'extenseur commun des orteils. Le nerf sciatique est le nerf moteur ; c'est aussi ce nerf qui transmet à la moelle les impressions de contact recueillies par les terminaisons nerveuses de la plante du pied.

Ces différents muscles jouent un rôle important dans la station et la marche ; mais la flexion et l'extension du pied sur la jambe sont les mouvements vraiment normaux de la marche, et toute démarche qui n'exécute pas régulièrement ces mouvements, est vicieuse et oblige à un travail exagéré des muscles qui n'ont pas un développement en rapport avec ce surmenage, cause leur contracture et entraîne bientôt la claudication. Le pied plat valgus douloureux en est un exemple.

§ 3. — **Technique de massage.**

Le cou-de-pied est une des régions où nous aurons le plus souvent à intervenir, car elle est exposée à de nombreux traumatismes, et les organes qu'elle renferme y sont mal protégés. Les téguments seuls défendent tendons, séreuses, ligaments, os, cartilages. D'autre part, cette disposition anatomique facilite l'intervention massothérapique, puisque notre doigt prend facilement contact avec chacun des organes du cou-de-pied, et nous devons préciser nos pressions avec d'autant plus de soin que nous pouvons suivre tous ces appareils en détail.

a) **Disposition de la région à masser.** — Nos manœuvres s'étendent jusqu'aux insertions supérieures des muscles de la jambe et débutent suivant les cas, soit aux orteils, soit à la face dorsale du pied. On masse, d'abord, les régions antérieure et externe du cou-de-pied et de la jambe, on termine par les deux autres. Le membre inférieur est placé chaque fois dans une position différente. Pour opérer en avant et en dehors, on conseille au patient de se tourner légèrement du côté opposé à la jambe soignée, placée sur le bord du lit, le genou en extension. Il est ainsi facile de faire des pressions en avant et en dehors, derrière la malléole externe.

Le masseur s'assied près du lit ; ses yeux voient ainsi facilement la région qu'il soigne et, appuyant ses bras sur le lit, peut masser avec plus de sûreté et moins de fatigue.

La main exécute à ce moment, en étalant la poudre de talc, quelques manœuvres en anneau pour aider la circulation du membre inférieur; cette pression évite d'appuyer au niveau des malléoles et de la crête tibiale.

b) **Massage proprement dit.** — Successivement la face palmaire des doigts et du pouce suit chaque tendon, le jambier antérieur, puis les extenseurs et le péronier antérieur ; enfin, pressant légèrement le tendon du court péronier latéral, la face palmaire du pouce se redresse derrière la malléole externe et suit la coulisse des deux tendons péroniers. Les doigts massent avec la même précision, par de petites pressions douces et bien dirigées dans le sens des faisceaux fibreux, les fibres antérieures obliques, puis moyennes et verticales du ligament latéral externe (voir fig. 81). S'il y a eu fracture du péroné, cet os est massé en suivant sa direction, mais en évitant d'exercer toute pression directe, quelque légère fût-elle : suivant les principes connus, on agit en se servant indirectement des tendons péroniers et des faisceaux externes de l'extenseur. Ces manœuvres du cou-de-pied se sont arrêtées à peu près à un travers de main au-dessus de l'articulation, c'est-à-dire à peu près à l'union des tendons et de leurs corps charnus, au point où cessent les séreuses tendineuses. Les pressions musculaires, un peu plus énergiques, remontent le long de la loge antéro-externe et vont agir sur les corps du jambier antérieur, des extenseurs propre et commun, puis dans la loge péronière sur les corps des deux péroniers latéraux, en ne s'arrêtant qu'à la hauteur de la tubérosité antérieure du tibia ou de l'articulation tibio-péronière supérieure.

Il est préférable de masser séparément, d'abord, tous les tendons avec leurs gaines, puis tous les corps musculaires ; cependant, quand on masse attentivement et quand l'habitude peut suppléer à cette attention, on peut suivre le muscle d'une insertion à l'autre, en variant l'intensité de la pression, légère à la jointure, plus accentuée à la jambe. Faisons remarquer que nous ne parlons pas de massage spécial, où les muscles de la jambe réclameraient, à cause de leur état de contracture, de légères caresses ou même le simple contact de la main ; mais nous envisageons des manœuvres d'intensité moyenne, ordonnées, par exemple, contre de la faiblesse musculaire consécutive à une immobilisation dans un appareil plâtré.

S'il s'agit de légères entorses externes, le massage de la région antéro-externe de la jambe et du cou-de-pied suffit, mais le plus souvent cette demi-mesure est insuffisante, et il faut agir de même à la région postérieure de la jambe et à la région interne du cou-de-pied. Le patient se retourne alors du côté opposé, de façon à présenter la face interne de la jambe. Cette partie du corps est moins accessible pour le masseur. Rappelons que le malade s'est rapproché du bord du lit pour faciliter notre intervention, et alors, ou bien il s'agit de la jambe la plus proche que l'opérateur masse le corps penché sur le lit, ou bien il s'agit de l'autre jambe qu'on peut masser par-dessus le membre bien portant, les bras étendus ; cette partie de la séance est donc plus fatigante ; on peut, si le lit est dit de milieu, prendre la position la plus aisée ; on a proposé aussi de changer la position du malade, en plaçant les oreillers à l'autre extrémité du lit. Un procédé, employé quelquefois, consiste à se placer à l'extrémité du lit : la main du masseur exécute alors des manœuvres sur toute l'étendue du membre, en fléchissant, puis étendant alternativement son bras droit devant lui : ce mouvement est plus naturel et par suite lasse moins vite, c'est-à-dire permet des manœuvres plus régulières.

Les pressions doivent être précises au voisinage de la malléole interne, comme elles le furent du côté externe ; le pouce suit exactement les fibres antérieures du ligament latéral interne, puis ses fibres verticales moyennes ; mais, dans la gouttière calcanéenne, les divers tendons ne sont pas aussi facilement reconnus, et il est préférable de suivre, avec la face palmaire des doigts réunis, toute la gouttière calcanéenne ; on remonte ainsi jusqu'au bord interne du tendon d'Achille, qu'on prend ensuite entre le pouce et les deux premiers doigts de la main et qu'on abandonne à quelques centimètres au-dessus de son insertion. Cette manœuvre est répétée plusieurs fois, elle agit sur les tendons du jambier postérieur, des fléchisseurs commun et propre, quoique cachés derrière la malléole interne. Les vaisseaux et nerfs qui les accompagnent n'ont pas à souffrir d'une pression aussi peu accentuée ; et si ces vaisseaux sont normaux, la pression qui agit dans le sens du cours veineux est d'un heureux effet.

Le massage de la loge postérieure de la jambe demanderait, pour être exécuté avec aisance, que le patient fût couché sur le ventre ; mais si on songe que souvent le malade souffre du membre massé, on en doit conclure à des procédés plus simples. D'ailleurs la demi-flexion du genou dans le décubitus dorsal ou latéral permet le massage des deux jumeaux ; en tout cas, il est facile d'exercer des pressions sur le jumeau interne, en laissant le malade dans la position que nous avions indiquée pour les manœuvres de la gouttière calcanéenne. Si on veut préciser les pressions du jumeau externe, il est facile de demander au patient de se replacer sur le côté opposé à la jambe malade; autrement dit, il est plus simple, alors que l'on masse les régions antérieure et externe du cou-de-pied, de profiter de cette position pour masser le jumeau externe (voir fig. 82 et 83). Le massage du triceps sural se limite en effet à celui des deux faisceaux les plus superficiels, les deux jumeaux ; on peut exécuter des pressions avec la face palmaire des doigts réunis ou de la paume de la main sur chaque jumeau alternativement, en remontant exactement jusqu'à leur insertion supérieure au-dessus de chaque condyle fémoral. La manœuvre qui consiste à laisser le membre inférieur reposer sur le lit par sa face postérieure, à glisser chaque main derrière la jambe à la naissance des jumeaux sur le tendon d'Achille, et à remonter ainsi jusqu'aux insertions supérieures, voire même à continuer encore plus haut ces pressions, en suivant les masses musculaires postérieures qui limitent le losange poplité en haut, cette manœuvre plaît assez aux malades immobilisés; la pression exercée est mesurée par le poids de la jambe sur la main qui masse; elle est suffisante. Les malades redemandent volontiers le lendemain cette manœuvre, si volontairement ou non on néglige de la renouveler.

c) **Mobilisation passive.** — La mobilisation passive du cou-de-pied ne saurait s'adresser exclusivement à la tibio-tarsienne. Il est évident que c'est de bonne pratique de commencer la mobilisation du pied par les flexions et extensions des orteils qui font mouvoir les tendons fléchisseurs et extenseurs, et ainsi est pratiqué un véritable massage profond de la région antérieure du cou-de-pied et de la gouttière calcanéenne. Il est utile d'y joindre les mouvements du pied, mais ils s'ajoutent d'eux-mêmes aux mouvements de la tibio-tarsienne, grâce à la souplesse des diverses articulations tarsiennes et métatarsiennes.

Saisissant alors l'extrémité inférieure de la jambe d'une main, de l'autre on fait exécuter les mouvements de flexion et d'extension les plus étendus; la douleur seule modère cette manœuvre. Dans l'extension, on déjette le pied en dedans et en dehors, en cherchant à obtenir tout ce que peut donner d'abord la tibio-tarsienne et en surajoutant les mouvements de l'astragalo-scaphoïdienne; dans cette même extension, on cherche à obtenir les rares mouvements de rotation du cou-de-pied. Enfin on mobilise en tous sens l'enarthrose médio-tarsienne.

Cette mobilisation passive varie de progression suivant les cas ; on insiste plus ou moins sur certains de ces mouvements ; dans le pied bot équin, par exemple, la flexion surtout est surveillée et exercée patiemment. Enfin n'oublions pas que ces divers mouvements doivent être exécutés pendant la flexion ou l'extension du genou; nous savons en effet que le triceps de la jambe est à la fois fémoral et calcanéen.

d) **Mobilisation active.** — Les mêmes mouvements sont répétés par le malade : ce sont d'abord ceux des orteils, puis ceux du pied ; les mouvements des articulations médio-tarsiennes et tibio-tarsiennes ne sauraient être exécutés volontairement; nous ne faisons que des mouvements complexes du pied; la mobilisation isolée des articles du pied ne peut être que passive et faite par le médecin qui fixe d'une main l'articulation qui n'intervient pas ou plutôt ne doit pas intervenir ; spontanément, on ne peut mobiliser exclusivement l'astragalo-scaphoïdienne sans mouvoir quelque peu la tibio-tarsienne. Aussi le patient doit se contenter d'exécuter des mouvements du pied sur la jambe dans toutes les directions, obtenant de toutes ces jointures le maximum de leur souplesse ; ces mouvements sont exécutés d'abord sans résistance, puis avec opposition, avec combinaison des mouvements du genou, dans le décubitus, assis, debout ; enfin, après divers exercices d'assouplissement (flexion sur les extrémités inférieures), l'éducation de la marche termine la séance, si elle est nécessaire.

§ 4. — **Affections traumatiques.**

ENTORSE TIBIO-TARSIENNE

Nous avons décrit à chaque articulation les caractères particuliers de l'entorse qui lui correspond, mais nous avons réservé au chapitre de la tibio-tarsienne les détails de la technique de massage des entorses en général ; le choix est justifié par la fréquence de cette variété de traumatisme dans cette région.

Il n'est pas de traitement radical de l'entorse, et cependant chacun veut améliorer, enrayer le mal par une méthode personnelle, prétendant guérir dans le minimum de temps cette maladie, qui devient une sorte de sujet de concours pour les inventeurs de procédés thérapeutiques. Innombrable est la liste des pommades ou topiques divers appliqués sur les articulations foulées ; tout naturellement chacun vient apporter ses observations à l'appui, et nous apprenons, ce que nous ignorions, que c'est à l'eau froide, l'eau chaude, la compression avec la bande élastique, l'immobilisation comme la mobilisation, les frictions brutales appelées par certains le vrai massage, ou bien au contraire le massage très doux, le repos avec décubitus ou la course immédiate après le traumatisme même, nous apprenons, dis-je, que tous ces procédés sont les meilleurs...

La raison en est simple : le blessé s'améliore toujours en dépit de son chirurgien ; au bout de quelques jours, il ne consulte plus ce dernier, qui conclut à la guérison et à la supériorité de son procédé. Mais il est des cas plus graves, où la guérison ne survient pas aussi vite et où des soins rationnels sont absolument nécessaires ; nous connaissons mieux ces cas, parce qu'ils sont plus longtemps observés par nous. Nous avons pu suivre nos entorsés pendant assez de temps pour conclure définitivement à la valeur absolue des procédés de massage et de mobilisation décrits par Championnière.

a) Anatomie pathologique. — Nous ne voulons pas insister sur la description anatomique et clinique de cette affection ; cependant il est intéressant de savoir quelles lésions nos pressions vont combattre, quels symptômes elles doivent atténuer ou guérir.

Le ligament le plus souvent atteint au cou-de-pied est le latéral externe et plus particulièrement son faisceau antérieur, celui que notre figure montre s'insérant à la marge malléolaire antérieure, d'une part, et, d'autre part, à l'astragale et au calcanéum (voir fig. 81). Ce ligament solide, résistant, se désinsère quelquefois, et une parcelle de la malléole se détache (*fracture marginale de Le Roy*) : la déchirure peut être située à l'autre extrémité, rarement au milieu du ligament ; le plus souvent, quelques fibres seules sont déchirées, quelquefois tout le faisceau ligamenteux cède. Par ordre de fréquence, c'est ensuite le faisceau moyen, péronéo-calcanéen, qui se désinsère près de la pointe malléolaire et entraîne parfois un demi, 1 ou 2 centimètres de la malléole. Enfin les coulisses péronières se déchirent plutôt que les faisceaux postérieurs du ligament latéral externe ; mais ce sont des entorses peu fréquentes. Après les deux faisceaux antérieur et moyen de l'externe, c'est le faisceau antérieur et moyen du ligament latéral interne qu'on trouve plus souvent déchiré ; la pointe malléolaire accompagne moins souvent elle suit cependant le ligament dans le 2e temps de la fracture bimalléolaire, qui peut être considérée comme une fracture par arrachement de la malléole interne.

Les gaines fibreuses, les tendons eux-mêmes, les séreuses voisines, le tissu cellulaire ont souffert du traumatisme, et même les organes du cou-de-pied, nerfs, vaisseaux, muscles, os, cartilages peuvent présenter des lésions de contusion directe ou indirecte. Le sang s'épanche dans le tissu cellulaire en suivant les tendons et les vaisseaux.

b) Symptomes. — De semblables lésions donnent des symptômes très précis. Dès l'accident, le blessé accuse une violente douleur, qui s'exagère à la marche au point de devenir intolérable, mais la marche n'est pas impossible ; cette douleur est due à la déchirure des petits filets nerveux des ligaments. Les vaisseaux de ces ligaments, dont les veines perforantes se rendant à l'épiphyse malléolaire ou astragalienne sont quelquefois de première importance, rompus eux-mêmes, laissent épancher du sang dans le tissu cellulaire. Les ecchymoses ainsi constituées n'apparaissent que le surlendemain; elles participent au gonflement, dû plutôt à la sérosité œdémateuse des tissus contusionnés du voisinage. Le doigt peut interroger la douleur par la pression; en une région, la sensation douloureuse éprouvée par le blessé est bien spéciale, et on peut ainsi définir exactement quelle partie du ligament est déchirée.

La situation des ecchymoses aide aussi à la précision du diagnostic, elles indiquent quels vaisseaux saignent; une ecchymose située le long de la gaine des péroniers latéraux, au-dessus de la malléole externe, cessant derrière la malléole, puis reprenant sous le faisceau moyen du ligament latéral externe jusqu'au tubercule d'insertion du court péronier latéral, indique une hémorragie dans la gaine du péronier, c'est-à-dire le plus souvent une fracture par divulsion ; si le sang n'apparaît qu'en bas, le long du court péronier latéral, cette ecchymose indique une fracture de la pointe malléolaire ou une entorse du faisceau moyen ; enfin l'ecchymose antérieure à la malléole externe, suivant le péronier antérieur, est un signe d'entorse du ligament latéral externe, faisceau antérieur.

Du côté interne le sang suit le ligament antérieur ou la gouttière calcanéenne pour apparaître à la région plantaire, suivant que l'entorse est antérieure ou moyenne.

Le meilleur symptôme pour faciliter le diagnostic est la précision de la douleur qu'on localise à un ligament, et si on joint l'aspect du membre sans déformation, la place des ecchymoses, la conservation des mouvements et l'absence des symptômes de fracture, il est difficile de faire erreur : celle-ci n'aurait aucune excuse en cas de doute, car les rayons cathodiques excluent alors l'hésitation.

Les symptômes s'atténuent de jour en jour pendant la semaine que dure l'entorse de moyenne intensité, le gonflement disparaît, les ecchymoses se décolorent, les mouvements reviennent, la douleur diminue, puis disparaît, et la marche est peu à peu reprise, après une nouvelle semaine de convalescence.

Bien des malades guérissent sans aucun soin, mais chez d'autres surviennent des complications (douleurs de l'articulation, contractures et claudication secondaire, faiblesse des muscles de la jambe et nouvelles entorses, etc.). Tous les cas, bénins ou graves, bénéficient du traitement de massage et de mobilisation, qui accélère la marche de la maladie et guérit radicalement l'entorsé.

c) Technique. — Le blessé est couché sur un lit un peu élevé, dans le décubitus latéral, du côté opposé à la lésion, un coussin est placé sous le pied qui présente son côté malade ; on veille à ce que la jambe et le genou ne portent pas à faux, pour que le malade soit bien à son aise pendant toute la séance. Le masseur s'assied près du lit sur une chaise assez élevée, pour pouvoir de temps en temps reposer ses avant-bras sur le lit.

Massage proprement dit. — La main, en étalant la poudre de talc, prépare la peau, puis le ligament déchiré est attaqué le premier ; il suffit de faire avec la face palmaire des pouces de petites pressions progressives dirigées du tarse vers les malléoles, en évitant l'os, car ce serait comprimer inutilement le derme sur un plan résistant plus profond. Après quatre à cinq minutes de manœuvres légères rapidement répétées, le ligament rompu devient insensible, la pression n'y réveille plus de douleur. Cette manœuvre suffirait dans des foulures bénignes, mais nos pressions doivent aussi s'adresser aux tissus voisins. Les autres faisceaux du ligament sont massés de la même façon, mais en insistant un peu moins, et si le ligament latéral du côté opposé à la lésion présente la moindre sensibilité, on exécute les mêmes pressions en dedans qu'en dehors.

La main poursuit son œuvre ; après le massage des appareils ligamenteux, c'est ensuite celui des gaines antérieures, surtout du court péronier antérieur, puis des gaines péronières et, s'il est nécessaire, de la gouttière calcanéenne. On emploie pour ces pressions la face palmaire des doigts réunis pour la région antérieure, à moins qu'on ne masse tendon par tendon ; en ce cas on se sert du pouce comme à la région péronière. En exerçant en arrière les pressions sur le tendon d'Achille, on saisit ce tendon entre la face palmaire du pouce d'un côté et celle des doigts de l'autre, comme pour énucléer le tendon ; ce massage n'a d'autre but que d'amorcer celui des jumeaux.

Nous conseillons de joindre au massage des tissus de la jointure celui des muscles de la jambe qui doivent actionner l'articuation blessée ; on évite ainsi crampes et faiblesse musculaire à 'heure de la guérison. Ces pressions sont d'abord légères, puis vers le huitième jour on augmente leur intensité.

Mobilisation passive. — Aussitôt après cette première partie le l'intervention, le malade ne souffre plus ; il ne ressent plus de raideur désagréable dans les corps musculaires de la jambe : son pied s'est dégonflé ; il pourrait au besoin marcher. C'est l'occasion de profiter de cette anesthésie et de cette souplesse pour faire exécuter à la jointure tous ses mouvements, en les modérant cependant, dès que la douleur réapparaît ; on insiste moins sur les mouvements qui tendent le faisceau rompu. Les mouvements des orteils sont souvent répétés, dans le but de masser profondément et indirectement le cou-de-pied. De jour en jour cette mobilisation gagne en étendue, et tous les mouvements sont à peu près insensibles vers le huitième jour. Une erreur consiste à donner une mobilité exagérée dans certaines entorses graves : la laxité de la jointure ôte de l'assurance au malade et il doit réparer cette exagération des mouvements de l'articulation en réveillant d'autant plus l'action musculaire, qui devra servir alors de moyens de limite actifs de l'articulation.

Mobilisation active. — Les mouvements actifs, pratiqués par les malades, répètent les exercices passifs. Toujours limités par la douleur, ils exécutent les mouvements de flexion, l'extension et de latéralité dans la forte extension, s'il peut les supporter : on n'oublie pas de veiller à l'exécution des mouvements du genou et des orteils. Ces divers mouvements pratiqués dans le décubitus sont répétés avec et sans résistance.

Quand la séance est terminée, est-il bien utile, pour impressionner l'assistance, de commander au malade de se lever et de marcher? Le massage, aidé de la suggestion, permet ce pseudo-miracle, mais cette tentative de marche trop précoce est suivie de la réapparition de douleurs, tandis que le malade massé, s'il est plus prudent, jouit pendant plusieurs heures de la sédation résultant de la séance de massage.

Une seule séance d'une durée de vingt minutes à une demi-heure suffit dans la journée ; les douleurs réapparaissent, en général, le lendemain matin, et le blessé, bien soulagé la veille, réclame avec impatience le massage, qui doit calmer ses nouvelles douleurs. Un peu d'ouate, maintenue par une bande de flanelle peu serrée, protège les régions contusionnées, sans gêner les mouvements.

Éducation musculaire. — Pendant une semaine le malade massé et mobilisé a réparé ses lésions : il peut essayer de marcher. Il le pourrait depuis le premier jour du traitement, mais il le ferait avec imprudence. Placé debout sur ses deux jambes, il apprend d'abord à se tenir régulièrement sur ses pieds, puis il fait de petits pas décomposés, comme nous l'indiquerons ultérieurement, avec cadence, restant aussi longtemps sur la jambe blessée que sur la jambe saine. La claudication lui est interdite : le premier jour qu'il s'exerce, il ne fait que des marches de trois à cinq minutes, puis il se repose en s'allongeant sur une chaise longue. Chaque jour amène quelques progrès et, au bout de cinq jours, il monte et descend les escaliers, fait déjà de grands pas et peut vaquer à ses occupations. Au moindre réveil de douleur, le repos est exigé pour empêcher le retour des contractures.

Nous avons décrit l'entorse la plus commune, celle qui guérit par le massage en moins de huit jours, mais les ruptures ligamenteuses peuvent être très étendues et donner à l'articulation une telle laxité que la mobilité du pied dans la mortaise devient une véritable infirmité. De semblables malades gagnent par un traitement long et approprié une solide musculature de la jambe, qui supplée à l'absence des ligaments. Le massage des corps charnus et l'exercice de ces muscles donnent, en quelques semaines, des résultats fort satisfaisants.

Nous devrons encore parler des malades qui n'ont eu aucun soin ou de ceux qui ont marché trop tôt et qui souffrent constamment de l'articulation. Qu'ils aient été massés de façon défectueuse ou qu'ils n'aient reçu aucun soin, ces malades marchent mal et sont victimes de nouvelles entorses, parce que leurs muscles sont maladroits et inattentifs. Ils boitent même, employant pour l'exécution de la marche des muscles qui n'ont aucun rôle dans le jeu de cette fonction : ils éprouvent de la sorte, du côté de ces muscles constamment surmenés, des contractures de plus en plus douloureuses. Si ces dernières lésions ne sont pas trop anciennes, quelques jours de massage et d'éducation musculaire suffisent pour rendre à ces pseudo-infirmes leurs jambes et des articulations normales, alors qu'un mauvais traitement avait faussé muscles et jointures.

FRACTURES DU PÉRONÉ

a) Division. — Les descriptions des fractures du péroné sont devenues si classiques suivant sa division en trois variétés, que nous ne pouvons abandonner cette division, quoiqu'elle ne corresponde pas à une même région. Toutefois laissons de suite la variété dite *par diastasis* : le péroné, désuni du tibia à la région inférieure par la pression de l'astragale contre la malléole externe, à la suite de la déviation du pied en dehors, se brise à son point faible, au corps de l'os, près de l'extrémité supérieure : cette fracture du péroné, située au milieu de la masse musculaire, a pour nous moins d'intérêt. Elle occasionne peu de symptômes physiques ; la douleur et la contracture sont combattues avantageusement par le massage des muscles de la jambe pendant les vingt jours nécessaires à la consolidation. Le traitement est d'ailleurs semblable dans toutes fractures du péroné de cause directe et dans celles qui accompagnent les fractures du tibia.

Mais notre intervention est différente dans les deux autres variétés si fréquentes de fractures du péroné par cause indirecte : aussi devons-nous les considérer chacune séparément.

Fracture par arrachement. — Le blessé glisse, le pied tourné en dedans ; il ressent une vive douleur, mais peut parfois marcher. Ce sont les symptômes de l'entorse péronière, *douleur* à la pointe de la malléole ou à 1 ou 2 centimètres au-dessus : cette douleur, au niveau de la ligne de fracture, est égale en tous points, en avant, sur la face de la malléole et en arrière. La *crépitation* est très rare comme la *dépression* et la *déformation*. Il y a du gonflement ; le lendemain, on constate une ecchymose située sous la malléole externe, surtout le long du tendon du court péronier latéral.

Fracture par divulsion. — Le malade tombe, il se souvient quelquefois que son pied a glissé en dehors, tandis que dans la fracture par arrachement la jambe était ployée sous le malade.

La *déformation* est plus marquée, elle déprime les téguments et donne l'aspect d'un *coup de hache*, dit Dupuytren ; le pied est déjeté en dehors, aussi la malléole interne fait-elle saillie en dedans. Au niveau de la fracture, située à 5 ou 6 centimètres du sommet de la malléole, le fragment supérieur fait saillie, car le fragment inférieur est porté contre le tibia ; les deux malléoles sont plus écartées, ce qui ajoute à la déformation.

Il y a *mobilité anormale* et même *crépitation*, si on appuie sur la malléole externe ; le siège de la douleur est surtout au niveau de la fracture au-dessus de la malléole, à 6 ou 7 centimètres au-dessus de la pointe malléolaire. Ajoutons encore le *ballottement astragalien*, le gonflement, l'ecchymose qui a un caractère assez particulier. On la reconnaît le second jour le long du tendon du court péronier latéral en bas, s'arrêtant à la malléole pour reparaître au-dessus de la coulisse tendineuse, le long de la loge externe de la jambe; les deux ecchymoses sont donc séparées par la hauteur de la coulisse tendineuse des péroniers, elle est plus foncée au niveau de la fracture.

Ces divers symptômes suffisent pour préciser le diagnostic, et s'il y avait quelque doute, en cas de désinsertion ligamenteuse au lieu de fracture par arrachement, en cas de fêlure sous-périostée au lieu de fracture par divulsion, la radioscopie pourrait parfaire le diagnostic: mais le traitement étant identique, cet examen a peu d'utilité.

La variété de fracture par arrachement, ou fracture *marginale* de Le Roy, est une variété d'entorse avec arrachement de la lamelle osseuse du bord antérieur de la malléole, sur laquelle s'insère le faisceau antérieur du ligament latéral externe.

Ces fractures s'accompagnent d'ailleurs d'entorses et de contusions articulaires, et notre intervention s'adresse à tous les tissus articulaires et péri-articulaires.

b) TRAITEMENT. — *La réduction est-elle nécessaire ?* — Le péroné ne sert pas dans le squelette du membre inférieur à la sustentation ; donc sa solidité n'est pas une condition nécessaire du traitement ; il joue cependant un rôle dans la marche et la station en fixant l'astragale ; il doit donc être en position régulière au niveau de la malléole externe ; dans la fracture par arrachement, nous n'avons rien à redouter, puisque la plus grande partie de la malléole externe persiste et maintient l astragale ; dans la divulsion, cet os ballotte dans la mortaise tibiopéronière. Il est donc nécessaire de réduire et de maintenir cette réduction. On en a conclu à la nécessité de l'appareil plâtré après réduction. Celle-ci est souvent insuffisante, et, quand on retire l'appareil, le membre inférieur a perdu de la souplesse, de l'assurance, et des entorses secondaires sont fréquentes.

La position du pied en abduction est due à la contracture des péroniers latéraux, qui sont en contact avec la fracture. Dupuytren pensait corriger la déformation en mettant une attelle interne et en ramenant le pied en dedans. L'expérience montre que ces réductions sont absolument inutiles, d'autant plus qu'elles sont souvent défectueuses. Après massage des muscles de la jambe, l'équilibre musculaire s'établit, et le pied n'est plus en abduction par suite du repos des péroniers latéraux. Le pied qui se portait en dehors se replace de lui-même à angle droit sur la jambe. Si le blessé se plaint de cette position en abduction, il est préférable de soutenir le pied pour éviter la fatigue musculaire occasionnée par le mouvement continu qui lutterait contre cette position ; mais toute traction, toute pression ne pourrait que causer de nouvelles contractures et deviendrait inutile. Cette réduction spontanée est surtout appréciable dans la fracture bimalléolaire, comme nous le démontrerons.

Le membre est placé entre chaque séance dans une gouttière en fil de fer, pour qu'il repose, maintenu dans la position que le massage et la mobilisation ont obtenue en fin de séance.

Massage proprement dit. — Chaque jour en effet le membre, sorti de la gouttière en fil de fer, placé sur le lit de façon que la malléole externe soit bien accessible, est massé d'après les mêmes principes que nous avons donnés pour l'entorse, c'est-à-dire massage doux dans les premiers jours des régions tuméfiées du pied, puis des ligaments du cou-de-pied, surtout du côté externe, des gaines fibreuses, des tendons, des corps musculaires, mais avant tout de l'os lui-même : comme dans toutes les régions où l'os est superficiel, on emploie les parties molles voisines pour modérer l'action de la main : ce sont les tendons du péronier antérieur en avant, des péroniers latéraux en arrière ;

l'os est massé depuis la pointe malléolaire jusqu'à 5 centimètres au-dessus du trait de fracture. Il est bon de vérifier s'il n'y a pas entorse du ligament latéral interne pour masser aussi ce ligament, souvent rompu dans les fractures par divulsion. Les pressions sont très légères les premiers jours, mais, vers le sixième jour, elles deviennent plus fortes, quoique toujours limitées par la douleur.

Mobilisation passive. — Dès le premier jour, les orteils sont fléchis et étendus phalange par phalange, puis chaque orteil est mû sur son métatarsien en tous sens, enfin les orteils sont fléchis et étendus simultanément sur tout le métatarse : comme pour l'entorse, ces mouvements ont un effet massothérapique sur les tissus voisins de la fracture, près desquels passent les tendons fléchisseurs et extenseurs des orteils. L'avant-pied est ensuite mobilisé sur le tarse ; tous mouvements sont exécutés au niveau de l'enarthrose scapho-astragalienne. Le cou-de-pied est fléchi, étendu, et dans l'extension sont exécutés des mouvements de latéralité ; enfin le genou est étendu et fléchi chaque jour, car il est entre chaque séance immobilisé dans la gouttière. Avant la consolidation, tous les mouvements sont déjà acquis.

Mobilisation active. — Les mêmes mouvements sont répétés par le blessé ; dès le premier jour il peut remuer les orteils : peu à peu il augmente ses mouvements, et quand il exécute la flexion et l'extension du pied, on peut retirer la gouttière ; dans la fracture par arrachement, on pourrait, d'ailleurs, se passer d'appareils ; dans l'autre variété, la gouttière est nécessaire pour soutenir le pied ; mais, dès que la position normale après réduction spontanée est maintenue par les muscles mieux équilibrés sans aucune fatigue, le membre est libéré de tout soutien. Cette réduction s'obtient en une huitaine de jours : il est bon de recommander au malade de se coucher sur le côté de la fracture, pour que le pied, reposant sur le lit par son bord externe, corrige ainsi la déviation en abduction : d'ailleurs ces positions sont prises instinctivement par le blessé, qui sent son pied se fatiguer quand il tient la jambe étendue et le pied à angle droit sur la jambe ; en se couchant de côté, le pied repose sur le plan du lit. Cette fatigue n'existe même plus au quinzième jour.

La consolidation des fractures par arrachement est terminée en 17, 18 ou 20 jours avec le massage ; les fractures par divulsion exigent plus de temps ; au vingt-cinquième jour nos blessés sont convalescents, et on commence l'éducation de la marche, d'après les principes décrits ; les fracturés par arrachement marchent bien de suite ; les autres sont complètement guéris et marchent correctement 2 ou 3 jours après leur lever. Canne et béquilles doivent être interdites : si pour quelque cause irrégulière le convalescent ne pouvait appuyer sur sa jambe blessée, la station et la marche seraient remises à 2 ou 3 jours.

FRACTURES BIMALLÉOLAIRES

Nous aurions pu ne pas séparer ces fractures des variétés dites par divulsion des fractures du péroné ; Tillaux les décrit simultanément, leur mécanisme est identique ; dans l'une le ligament latéral interne est déchiré et il y a même toujours entorse, d'une façon obligatoire dirons-nous ; dans l'autre le ligament résiste, c'est l'os qui cède à la base de la malléole interne, juste au-dessus des insertions ligamenteuses les plus élevées.

a) Symptomes. — Les symptômes varient cependant quelque peu ; le traumatisme est plus violent en général, les déformations sont plus accentuées, le gonflement, les ecchymoses de même ; la crépitation est toujours sensible et le ballottement astragalien très manifeste est cause d'un certain degré de subluxation du pied en dehors, comme le montre la figure. La dépression des téguments au niveau de la fracture du péroné, ou *coup de hache*, est un symptôme des plus réguliers. Le fragment supérieur du côté du tibia proémine sous la peau tendue, amincie, quelquefois déchirée, produisant alors une fracture compliquée assez grave. Les phlyctènes sont assez fréquentes : nous les signalons pour en éviter les inconvénients et complications pendant le massage.

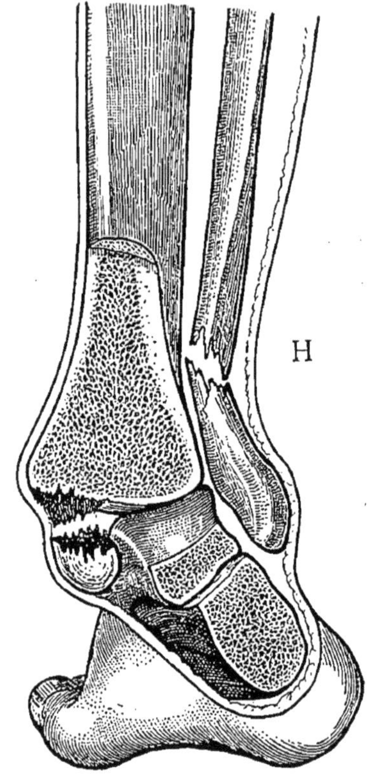

FIG. 86. — Fracture bimalléolaire. Luxation du pied en dehors.

La partie postérieure des os a été enlevée par un trait de scie, qui a permis ainsi de pénétrer dans l'articulation et de constater la position de l'astragale dans la mortaise déformée. La malléole interne est repoussée en dehors par la pression astragalienne, le pied étant porté en abduction par la contracture des péroniers latéraux : le ligament latéral interne n'existant plus pour empêcher ou modérer l'effet de cette contracture à la hauteur de la fracture du péroné, par suite de la déviation du pied, les téguments accusent une dépression, dite coup de hache de Dupuytren (H). Après massage des muscles de la jambe, la réduction se fait avec facilité, quelquefois spontanément.

b) L'IMMOBILISATION SYSTÉMATIQUE EST A REJETER. — Cette variété de fracture du péroné, compliquée de fracture de la malléole interne, assez fréquente, était soignée par l'immobilisation il y a deux ans ; la plupart des chirurgiens approuvaient cette méthode. Beaucoup redoutent encore d'abandonner ce mode de traitement ; les résultats souvent défectueux obtenus avec les appareils plâtrés ont rendu le pronostic plus sombre qu'il ne doit être, qu'il n'est réellement depuis que la massothérapie permet à ces blessés de marcher régulièrement au bout d'un mois.

Un des motifs qui empêcha longtemps de recourir à la méthode de Championnière, est l'attitude du pied : sa déviation, facilitée par l'élargissement de la mortaise, nécessite des manœuvres de réduction et le maintien des fragments dans leur position réduite; cette opération, douloureuse et difficile à cause de la résistance musculaire, exige l'emploi du chloroforme pour être menée à bonne fin. L'application des appareils plâtrés, comme l'a démontré la radioscopie avant et après la pose de l'appareil, ne donne aucune garantie sur la réduction des fragments, et, à moins d'avoir recours aux rayons X, on ne connaît le résultat qu'après consolidation, quand on enlève le plâtre. On voit alors souvent que l'aide avait bien placé les deux orteils dans le prolongement de l'axe du tibia, mais les attelles plâtrées l'avaient empêché de constater à ce moment que les déformations de la mortaise avaient persisté et que l'articulation astragalo-scaphoïdienne, par un mouvement d'adduction, avait corrigé la déviation. Que peut-il advenir d'un aussi mauvais résultat ? Quand on retire le plâtre, l'astragale ballotte dans une mortaise trop large, et l'articulation, douée de mouvements de latéralité exagérés, entorsée à la moindre occasion, constitue une véritable infirmité.

c) Avantages de la mobilisation. — L'avantage du traitement de mobilisation est de voir, de soigner chaque jour son malade, de pouvoir rectifier à temps erreurs, oublis, défauts d'appareils, insuffisance de traitement, etc., et dans des cas douteux d'intervenir à temps par un procédé plus approprié au cas présent. Au membre inférieur, le chirurgien doit avoir le plus grand souci de la rectitude du squelette, de la solidité et de la régularité des jointures : il n'y a pas une méthode exclusive à appliquer mais la meilleure, et, si pour certaines fractures la massothérapie est de règle, pour les fractures où le tibia et le fémur, ainsi que les articulations du cou-de-pied, du genou et de la hanche sont intéressés, nous devons essayer du procédé de mobilisation jusqu'au moment où nous demanderons assistance à l'appareil d'immobilisation.

d) Réduction spontanée après repos et massage. — Les fractures bimalléolaires, comme nous l'a démontré notre expérience, peuvent presque toujours être massées, et le massage donne un excellent résultat. Le membre blessé est placé dans une gouttière en fil de fer jusqu'à ce que la consolidation soit suffisante, et nous demeurons cependant toujours prêts à confectionner étrier et attelle postérieure et à les laisser en place le temps nécessaire au maintien des fragments réduits. Le premier jour le pied est placé de façon à corriger la mauvaise position, sans cependant *forcer* la position, comme le propose Dupuytren avec son attelle interne ; le talon est bien enfoncé au fond de la gouttière et le pied est à angle droit sur la jambe, sinon il faut placer quelques compresses entre la plante et la semelle de la gouttière : une bande très légèrement appliquée permet les mouvements du pied, tout en soutenant ce segment de membre.

Par l'effet du repos, du massage surtout, les muscles perdent leur état de contracture, et le plus généralement la déviation s'est corrigée spontanément, l'abduction n'existe plus, et la malléole externe ne fait plus de saillie aussi manifeste en dehors ; la mobilisation quotidienne achève de parfaire la réduction des fragments malléolaires, et on peut au dixième jour appliquer après le massage un pansement légèrement compressif, très bien supporté à cette époque pour diminuer l'élargissement de la jointure. La gouttière est retirée vers le vingtième jour, mais le bandage compressif est conservé encore quelque temps. Le malade ne présente aucune raideur, aucune déformation, ou tout au moins, s'il existe encore un peu d'élargissement, il n'y a plus de déviation, et la première tentative de marche sera de suite facile et indolore.

Nous avons tenu à indiquer, avant de parler du traitement, de la réduction quasi spontanée des fragments malléolaires. Nous n'avons dû intervenir par aucune tentative de mouvement particulier de traction, de torsion, etc. ; nous avons bien agi sur la musculature, mais c'est celle-ci qui, mieux équilibrée, a replacé d'elle-même le pied dans ses rapports normaux avec la jambe. Nous verrons que, dans les fractures de jambe, on observe les mêmes effets de la sédation musculaire.

Nous ne croyons pas utile de répéter ce que nous avons dit pour le traitement de la fracture par divulsion, la séance est absolument semblable, mais on insiste un peu plus sur le ligament latéral interne et la malléole tibiale, en les massant comme la malléole péronière et les appareils fibreux voisins ; enfin on exerce aussi quelques pressions dans la gouttière calcanéenne.

Les principes de mobilisation et d'éducation de la marche ne diffèrent pas de ceux que nous avons donnés dans le chapitre précédent ; le traumatisme étant plus violent, la guérison demande quelques jours de plus, surtout si la persistance de la déviation a nécessité l'application d'un appareil plâtré pendant une quinzaine de jours.

FRACTURES DE JAMBE A LA PARTIE MOYENNE

Nous étendons peu à peu le champ de nos interventions, et il est peu de diaphyse aujourd'hui qui n'ait été soignée par le massage : toutefois nous ne saurions trop conseiller la prudence, et, dans les fractures de jambe, il en est encore beaucoup que nous ne pouvons traiter de façon absolue par la mobilisation : notre intervention peut aider au début et à la fin du traitement, mais nous verrons que, notre devoir étant de rendre au blessé un tibia qui puisse le supporter avant de l'aider à marcher, notre rôle consiste moins à rechercher la souplesse des jointures et la force des muscles du membre infé-

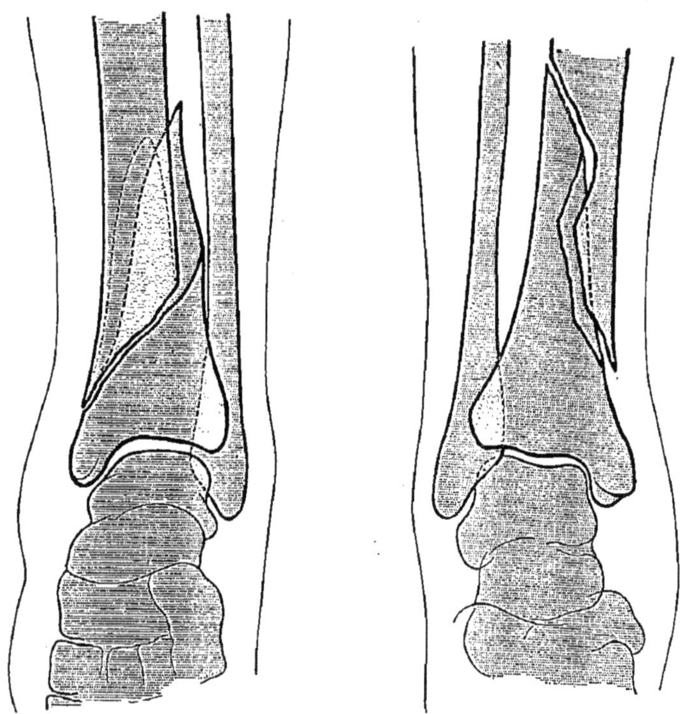

Fig. 87 et 88. — Fractures de jambe. Radiographie.

Ces deux fractures, à trait plus ou moins oblique, ont été massées dès le premier jour et n'ont jamais été immobilisées. Chaque jour, les jambes étaient retirées des gouttières en fil de fer qui les maintenaient à peine; la guérison fut complète sans raccourcissement en 38 et 40 jours. La marche fut de suite régulière, sans emploi de béquilles ou de canne.

rieur que la rectitude du squelette et un cal solide; notre procédé est assuré de remplir cette dernière condition, mais la réduction des fragments devra être souvent maintenue par un appareil.

a) Symptomes. Radioscopie. — Nous ne croyons pas utile d'insister sur le mécanisme de ces fractures; qu'elles soient produites par pression verticale, torsion ou flexion, elles sont de causes directes ou indirectes. Celles-ci, conséquence de torsion, déterminent quelquefois sur le tibia un trait spiroïde oblique en bas et en dedans ; comme il existe un autre trait spiroïde oblique en sens contraire, il en résulte à la face interne de l'os un V dont la pointe fait saillie sous la peau. De la pointe du V part une fêlure qui descend vers l'articulation (Gosselin) : on appelle cette variété *fracture spiroïde ou en V.*

Les symptômes ne présentent rien de particulier : ce sont ceux que nous avons déjà décrits dans les divers traumatismes des membres ; le diagnostic en est très simple, et s'il y avait quelque hésitation sur la disposition des fragments pour les tentatives de réduction, la radiographie, recommandée suivant deux aspects (face et profil), donne toutes les indications nécessaires. Nous conseillons les deux images (face et profil), parce que la région de la fracture ne peut être reconstituée que par ces deux aspects ; la radiographie nous donne des silhouettes, et nous ignorons le rapport de chacune des figures contenues sur le plan photographique ; de plus, la photographie mal centrée est déformée, et tel foyer de fracture éclairé par le bas ne donne pas le même aspect s'il est éclairé par le haut. Aussi, pour éviter toute méprise, il est préférable de faire les deux épreuves.

Ce complément d'examen est nécessaire pour le traitement des fractures de jambe ; il n'est pas de sensation plus trompeuse parfois que celle que le doigt éprouve, quand il recherche les rapports des fragments ; il semble que le fragment supérieur se continue avec l'inférieur, la crête osseuse paraît être sans interruption, et les rayons X révèlent un déplacement considérable. Une réduction ne peut être certaine que si la radioscopie l'a démontrée. Cependant, sans s'aider des rayons cathodiques, on peut encore bien réduire des fractures du tibia et placer très correctement les fragments.

b) Réduction. — Cette réduction est assez facilement obtenue par les divers procédés employés, massage, traction lente, traction brusque, chloroformisation. Elle se maintient quelquefois avec facilité, quand le trait est à peu près horizontal, mais le plus souvent ce trait est oblique et irrégulier ; aussi, lorsque les fragments sont coaptés, ils tendent à glisser et chevaucher de nouveau. La traction continue avec poids est peu employée ; on préfère se servir de l'appareil plâtré qui est placé pendant la chloroformisation du blessé. On a parlé de l'appliquer le plus tôt possible (Duplay) ; mais le gonflement du premier jour disparaît bientôt et, au dixième jour, la jambe n'est plus maintenue par l'appareil qui occasionne tous les inconvénients de l'immobilisation et n'en donne pas les avantages.

c) Traitement. — Ces blessés sont placés avec précaution sur un lit bien plan, le membre blessé dans une gouttière en fil de fer, le talon au fond de l'appareil doublé de deux épaisseurs d'ouate ; le pied est placé à angle droit sur la jambe. Maintenant la gouttière et le pied, on prie le blessé de se remonter dans son lit pour exercer une légère traction sur le fragment supérieur. Il est rare que la réduction s'opère à ce moment, mais muscles et squelette sont disposés le mieux possible pour préparer la réduction spontanée. Les phlyctènes sont pansées aseptiquement ; on exécute quelques mouvements très limités des orteils et du pied après un massage léger des muscles de la jambe, puis le membre est fixé sans être serré dans la gouttière.

d) Technique de massage de la première séance. Appareil. — La nuit a été assez agitée ; des douleurs, des crampes ont causé de l'insomnie. La gouttière est ouverte, la jambe sortie de l'appareil, placée sur le lit, fixée par des coussins ou des serviettes. On pratique alors la première séance, en exerçant des pressions légères sur les côtés du tibia en dedans et en dehors, se servant de quelques fibres du jumeau interne ou du jambier antérieur pour que le doigt ne soit pas directement en rapport avec le corps de l'os ; le péroné est massé de même au niveau de sa fracture ; si la tibio-tarsienne est tuméfiée, on agit sur les ligaments, les gaines et les tendons, les corps musculaires antéro-externes et postérieurs ; on a pris soin de remuer le moins possible le membre blessé.

Les orteils sont mobilisés séparément, ensuite simultanément, puis les articulations du pied, le cou-de-pied de même ; on demande enfin au blessé de répéter quelques mouvements, et on replace la jambe dans la gouttière en faisant une légère traction sur le fragment inférieur : la réduction a pu se faire à ce moment ; la traction est bien souvent insuffisante, car on doit insister très peu : la gouttière est refermée, légèrement tirée vers le pied du lit.

La journée et la nuit sont meilleures et mêmes bonnes ; la séance de massage est réclamée par le blessé. A l'ouverture de la gouttière, lors du deuxième massage, on peut trouver les fragments réduits et en bonne position : quelquefois le moindre mouvement achève la réduction ; mais le plus souvent celle-ci ne s'est pas encore produite, ou plutôt elle eut lieu, mais elle ne se maintint pas, et après la seconde séance on peut observer, pendant la traction, le fragment inférieur descendre, puis, dès que la traction cesse, glisser en remontant sur le plan incliné du fragment supérieur. De tels fragments ne se maintiennent pas en position réduite, si on ne les fixe pas pendant la traction dans un appareil plâtré. Celui-ci peut être appliqué vers le sixième jour, après le dégonflement, quand les contractures des muscles ont été détruites par le massage. Il est alors inutile d'employer le chloroforme, car la réduction est devenue facile et peu douloureuse. Une épreuve radiographique note au besoin la situation des fragments à cette époque et engage à renouveler le premier appareil, s'il est défectueux.

e) Massage quotidien. — Au bout de trois semaines, c'est-à-dire environ vingt-cinq jours après l'accident, le périoste, les muscles voisins ont réparé leurs lésions ; le cal cartilagineux est assez solide pour maintenir en bonne situation les fragments et empêcher le glissement et le chevauchement ; l'appareil plâtré est retiré, et une nouvelle série de massages, aux pressions plus accentuées, active la nutrition du cal et des tissus du membre. La mobilisation du cou-de-pied et du genou prépare la souplesse de ces jointures, comme les mouvements actifs entraînent les muscles pour la rééducation de la marche. L'appareil plâtré est replacé, mais sans être serré, afin que le membre puisse exercer divers mouvements ; si la gouttière plâtrée est défectueuse, la jambe est remise dans la gouttière en fil de fer. Chaque fois le doigt s'assure de la bonne direction des deux fragments et, suivant le besoin, élève ou abaisse le fragment inférieur. Ces soins quotidiens sont donnés jusqu'à consolidation, c'est-à-dire jusqu'au quarantième jour environ. A ce moment, avec précaution on essaye la solidité du cal, en saisissant à pleine main chaque fragment et en s'efforçant de les faire remuer l'un sur l'autre dans le sens antéro-postérieur et dans le sens latéral.

Rééducation de la station et de la marche. — Si le cal donne la sensation de mobilité, on patiente une ou deux semaines en continuant le même traitement : le mauvais état général, le grand âge, retardent la consolidation. En cas de guérison, le convalescent reste un ou deux jours dans le décubitus ; cependant deux fois par jour, ses jambes sont placées hors du lit, et ses pieds prennent contact du sol. Il se lève alors et va commencer à réapprendre à marcher. Le traumatisme n'a pas seulement lésé la région de la fracture ; le territoire nerveux a souffert de la contusion et le nerf a transmis aux centres l'impression douloureuse éprouvée au moment de l'accident ; si on ajoute l'impression directe causée par la vue, l'état psychique, on comprend que la direction des fonctions qui ont leur appareil moteur dans le membre blessé soit atteinte elle-même; la maladresse en est la preuve; le blessé a aussi perdu pendant quelques semaines la sensation de contact du sol, point de départ des réflexes de l'équilibre de la station debout : il va tomber quand on le mettra sur ses pieds.

Il est préférable que le convalescent se serve des chaussures qu'il avait le jour de l'accident. Il facilite ainsi sa nouvelle

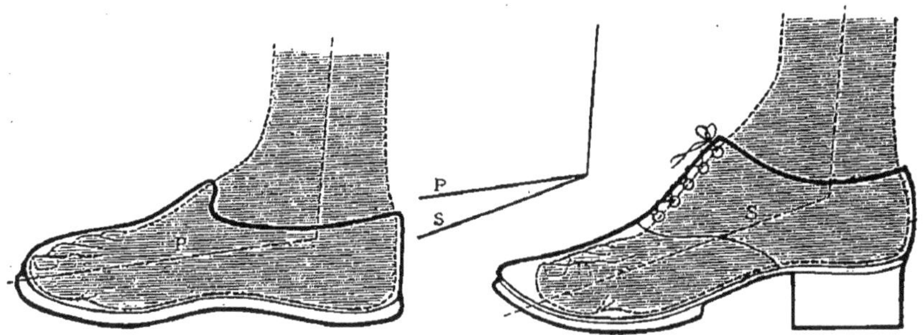

FIG. 89 et 90. — Angle tibio-tarsien en cas d'emploi de pantoufles ou de chaussures.

Les malades ont une tendance à se servir de pantoufles pour recommencer à marcher; c'est une erreur. En dehors de l'habitude prise de marcher avec un certain angle tibio-tarsien, avant l'accident, le malade marche mieux avec des chaussures, car la position du pied se rapproche plus de la situation moyenne; la flexion est exagérée en cas d'emploi de pantoufles, et à fortiori si le malade marche pieds nus.

éducation, se trouvant dans les anciennes conditions de flexion du pied sur la jambe. Les blessés qui essayent de marcher avec des pantoufles ou même pieds nus, s'exposent à souffrir et à retarder leur guérison. Nous marchons en effet difficilement pieds nus ; l'angle que fait le pied avec la jambe est à peu près égal à un angle droit. Si au contraire nous chaussons des bottines, qui ont toujours un talon, quelque peu élevé soit-il, le pied est en extension sur la jambe, et l'angle obtus ainsi formé se rapproche plus de la position moyenne de la jointure, celle que le blessé et plus tard le convalescent obtenait le plus facilement pendant le décubitus ou même dans les premiers temps de la mobilisation.

D'ailleurs, à l'état normal déjà, il supportait mal cette flexion forcée du pied nu sur la jambe ; pendant son traitement, le blessé, qui a plutôt perdu de cette souplesse de flexion du pied sur la jambe, souffrira de suite s'il marche avec un angle plus aigu que celui qui existait au moment de l'accident. La figure donne mieux que toute description, l'explication de la nocivité de la marche sans chaussures. (Voir fig. 89 et 90.)

Nous écrirons ultérieurement tous les temps de la rééducation de la marche : rappelons ici que le convalescent est placé derrière une chaise, s'appuyant à son dossier, qu'il apprend à réunir les deux talons, puis à ne plus se tenir aux meubles, à lever chaque pied en cadence, en portant le genou à hauteur de hanche, la pointe du pied en bas, à continuer ainsi à marquer le pas, d'abord en se tenant, puis sans se tenir à la chaise. Le lendemain, ces mouvements sont répétés, et le blessé fait quelques petits pas en s'aidant d'une chaise et la poussant devant lui : ces pas, nettement cadencés et à allure variable, sont bien surveillés ; de leur régularité dépend le résultat certain et rapide.

Le médecin aide ensuite lui-même le malade en lui offrant ses deux mains comme appui, et lui fait faire quelques pas en surveillant les qualités de ces pas, comme nous l'indiquons ultérieurement (Rééducation de la marche). Ces exercices sont précédés de quelques massages des muscles de la jambe malade et de flexions sur les extrémités inférieures. Peu à peu le convalescent apprend à marcher seul, à descendre et à monter les escaliers, puis à courir, etc., bref à retrouver progressivement la fonction complète du membre.

FRACTURES DE L'EXTRÉMITÉ INFÉRIEURE DE LA JAMBE

Nous n'insisterons sur cette fracture que pour signaler et combattre un procédé de traitement qu'on a employé pour cette variété et qu'on étendit depuis à presque toutes les fractures du membre inférieur.

Le tibia est fracturé dans sa région inférieure, dans sa grosse épiphyse inférieure ; ce sont des fractures intra-malléolaires ou sus-malléolaires, qui présentent à peu près les mêmes symptômes

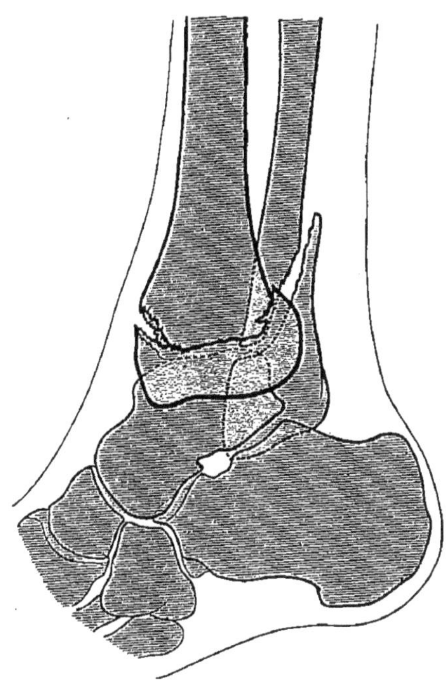

Fig. 91.— Fracture de l'extrémité inférieure de la jambe (sus-malléolaire). Radiographie.

La fracture a été radiographiée peu de temps après l'accident et le pied est porté en arrière par l'action du tendon d'Achille. La réduction se fit spontanément, après massage des muscles.

que les fractures de la région moyenne, avec moins de déformation cependant : aussi le massage est-il particulièrement indiqué dans les variétés sans déformation, et peut-il s'aider de quelques jours d'appareils plâtrés dans les rares cas où la déformation réclame quelque réduction difficile à maintenir. Cette déformation est due à l'action des muscles du mollet, qui placent le pied en extension et font glisser le fragment inférieur en arrière ; quelques séances de massage annulent cette action, et la réduction se fait spontanément par le simple poids de la jambe ; le pied était attiré en arrière en équinisme, mais la sédation du triceps sural permet au pied de se replacer à angle droit sur la jambe (V. fig. 91).

Le même traitement de massage et de mobilisation, suivi de la même éducation musculaire, donne des résultats aussi et même plus heureux que ceux des fractures de la région moyenne.

Dans ces dernières années, il a été présenté par Reclus un appareil *ambulatoire* de provenance allemande, qui avait pour but de permettre au fracturé du péroné et même, plus tard, au fracturé de jambe de vaquer à ses occupations. Il s'agissait de tiges de fer qui prenaient point d'appui sur le plateau tibial de chaque côté et, se rejoignant sous le pied, servaient de pilon au blessé, qui marchait ainsi par l'extrémité supérieure du tibia. Cet appareil a été souvent essayé, et Sorel (du Havre) en a communiqué d'heureuses applications.

Nous avons eu l'occasion d'en confectionner plusieurs : nous avons toujours éprouvé beaucoup de difficultés à trouver un point d'appui externe ; la saillie des muscles à ce niveau fausse les conditions mécaniques, et le blessé marche surtout sur sa tige interne : nous avons connu un malade heureux de son emploi, mais à condition qu'il ne marchât pas (nous ne comprenons plus alors son usage !), d'autre part, nous avons dû le retirer à plusieurs blessés, alors qu'il avait été placé par des maîtres en cet art. Le traitement de massage, que nous leur proposions en échange, leur semblait bien préférable. Nous comprenons que dans de rares cas ces appareils trouvent leur indication, mais nous pensons qu'ils sont trop défectueux pour être d'un emploi commun dans les fractures de jambe.

PSEUDARTHROSES

Nous ne croyons pas qu'il se rencontre dans la pathologie générale un exemple plus frappant des excellents effets de la mobilisation sur la nutrition des tissus que celui qui nous est fourni par l'histoire de cette complication dans l'évolution du cal. Le retard et même l'absence de consolidation d'une fracture se rencontrent en effet chez les blessés soignés par la méthode de l'immobilisation : retirons l'appareil plâtré de ce blessé et, même sans le masser, mobilisons les jointures voisines; dans quelques jours le cal est solide Avec une telle expérience, il est impossible d'affirmer qu'il faut de l'immobilisation pour la consolidation et, d'autre part, que la mobilisation nuit à la formation du cal.

a) Retard dans la consolidation. — Le retard dans la consolidation peut être, dans de rares cas, observé dans la massothérapie des fractures, mais non plus la pseudarthrose, et d'ailleurs, si quelque cas malheureux devait occasionner semblable complication, les avantages du traitement de mobilisation eussent permis de bonne heure de conclure à une intervention sanglante, résection d'un fragment osseux ou suture osseuse. Quand les fragments sont en bonne situation, après réduction spontanée ou après application d'un appareil laissé quelques jours en place, les surfaces osseuses étant en rapport, la réparation se fait dans le temps précis ou après quelques jours de retard motivés par un état général ou diathésique. Le massage régulier, qui aide à la formation du tissu de réparation osseuse, met le médecin à même d'observer chaque jour l'état du cal, et c'est ainsi qu'il peut juger de la nécessité d'une intervention. Mais si la réduction a été bien maintenue, l'évolution du cal est normale.

La solidité du cal doit être éprouvée en tous sens (par flexion, par abduction, par rotation) ; chaque tentative doit être indolore et ne donner aucune sensation de mobilité. La radiographie ne rend de service qu'en cas de pseudarthrose avérée, mais alors la mobilité est facile à diagnostiquer par les symptômes ordinaires. Le cal s'est à peine chargé d'osséine qu'il est déjà solide, et cependant il laisse passer les rayons de Röntgen et paraît ainsi manquer de solidité par rapport à l'os voisin.

Deux cas peuvent se présenter où notre intervention est de quelque utilité : ou bien, le retard dans la consolidation persistant, il y a menace de pseudarthrose, ou bien il y a pseudarthrose constituée et infirmité consécutive.

Cette pseudarthrose est remarquée le plus souvent au tibia, mais elle peut être fémorale, humérale, claviculaire, etc. ; le plus souvent aucun traitement de mobilisation n'a encore été tenté. Il suffit alors de placer les fragments dans la meilleure situation, pour que la diaphyse osseuse soit le plus droite possible, et on masse l'os d'après les principes déjà recommandés, c'est-à-dire en modérant la force des pressions, par l'interposition de tissus mous (muscles) voisins entre nos doigts et l'os intéressé. Ces pressions sont ascendantes, s'étendent sur presque toute la diaphyse : elles sont répétées pendant cinq minutes. Les articulations voisines, puis les muscles en rapport avec l'os fracturé sont massés de même. La mobilisation passive est exécutée comme si la fracture était toute récente, en évitant de la même façon les mouvements qui pourraient mobiliser les fragments l'un sur l'autre ; le malade répète ensuite activement les mouvements pratiqués par le masseur, pendant que celui-ci maintient les fragments, afin d'éviter une mobilisation exagérée au niveau du cal. Le membre blessé est alors replacé dans la gouttière en fil de fer ou dans l'écharpe, et le malade est autorisé à refaire tous exercices qui meuvent les jointures en amont et en aval, sans chercher plus particulièrement à immobiliser la région de la fracture : semblable défense occasionnerait des contractures pénibles.

Le cal, mieux nourri, se répare plus régulièrement, et on assiste chaque jour à la consolidation progressive du foyer de fracture, jusqu'au jour où, suffisamment solide, il permet de tenter la station debout et la marche.

b) Pseudarthrose ancienne. — Si la pseudarthrose est ancienne, après mobilisation de la région du cal pour désunir le plus possible les fragments, une nouvelle réduction est tentée pour réparer les conséquences fâcheuses de la mauvaise tentative du début : c'est souvent un chevauchement exagéré, une interposition d'un corps musculaire qui a entravé la réparation osseuse : la radioscopie est d'un utile secours. Si la réduction se fait mal et donne encore un mauvais résultat, il vaut mieux avoir de suite recours à la résection et à la suture ; si les fragments peuvent être réduits, soit qu'il y ait juxtaposition spontanée, soit qu'on l'obtienne par un appareil plâtré provisoire, le massage et la mobilisation deviennent le traitement de cette nouvelle fracture, qui va se solidifier dans le minimum de temps. Mais le plus souvent l'intervention sanglante est nécessaire, et la consolidation se fait après suture et application d'un appareil plâtré pendant quelques jours, trente jours pour un fémur, vingt-cinq jours pour un tibia, quinze jours pour une clavicule. La juxtaposition des fragments et la réorganisation du cal sont alors suffisamment avancées pour que les mouvements du membre ne puissent causer de déplacements, et cette mobilité du membre est utile pour la vitalité de ses tissus. Le massage et la mobilisation sont continués jusqu'à consolidation complète et on commence alors l'éducation de la marche : la résection a causé un raccourcissement de l'os qui nécessite une étude particulière de cette fonction et des exercices fréquents.

§ 5. — Affections non traumatiques.

TARSALGIE DES ADOLESCENTS. — PIED PLAT VALGUS DOULOUREUX

Le massage du pied plat a toujours donné d'excellents résultats ; il agit pendant l'évolution de la maladie, suivant les indications fournies par chaque organe de l'appareil locomoteur, muscles, articulations, os, et permet ainsi de mieux concevoir la pathogénie des différentes périodes de cette affection.

Le tarsalgique présente en effet un aspect bien variable si on l'observe à trois moments de l'évolution de son mal; de même notre intervention doit varier suivant les symptômes constatés.

a) Symptomes. — Il est à remarquer que ce tarsalgique est un adolescent, un jeune homme; il n'a pas vingt-cinq ans, ou plutôt il n'avait pas vingt-cinq ans quand la maladie a débuté. Sa profession l'oblige à se tenir constamment debout, à marcher, à monter les étages; surmené par un maître souvent exigent, il s'assied rarement, prend à peine le temps de manger et de dormir, réparant mal et, à fortiori, développant ses tissus d'une façon insuffisante.

Première période. — Il commence à éprouver des douleurs aux deux jambes et aux deux pieds; ces douleurs, d'abord mal définies, l'obligent le soir à une légère claudication, mais disparaissent par le repos de la nuit; le matin, le travail est repris sans souffrir d'abord; mais bientôt réapparaissent les douleurs à l'occasion d'une longue station ou d'une marche prolongée, et elles persistent jusqu'au moment où le malade retrouve le décubitus. Il est bien rare que le jeune homme demande conseil; il tient à sa place et évite de montrer qu'il souffre; aussi continue-t-il malgré le surmenage de ses jambes, se contentant de l'amélioration momentanée de la nuit. Cependant, ce jeune garçon marchand de vin, garçon épicier, ce jeune facteur, commence à ressentir des douleurs continues même au repos, le long des muscles de la jambe, au pied, et là mieux ressenties, plus aiguës si le doigt appuie fortement sur la région dorsale. Le matin, il éprouve déjà de la difficulté à marcher dès qu'il pose le pied à terre, et il boite dès les premiers pas.

Seconde période. — Elle commence pour le tarsalgique au moment où il va ressentir des douleurs si aiguës et si continues qu'il demande assistance. Si nous avions examiné le malade à la première période, nous aurions observé le soir de la dureté des muscles de la jambe et de la douleur le long de ces corps charnus, c'est-à-dire tous symptômes de la contracture. Au pied le doigt eût réveillé quelque sensibilité au niveau des os du tarse. Le matin, ces symptômes avaient disparu. Or, dans la seconde période notre examen nous fait constater que les contractures des membres persistent, même après le repos, et que les corps charnus ont diminué de volume. Au pied le doigt constate encore les mêmes douleurs à la pression, au niveau des os du tarse, près des articulations du tarse et du métatarse; les mouvements du pied sont moins souples, et il existe déjà un commencement de déformation; la voûte plantaire s'est affaissée, le pied paraît allongé; le bord interne se rapproche du plan du sol et le pied semble ainsi tourner en valgus; de plus, les orteils sont déjetés en dehors. La démarche est claudicante; le malade porte le corps en avant, évitant de marcher sur la plante du pied, mais s'appuyant uniquement sur le talon postérieur.

Le repos prolongé avec un traitement approprié peut encore guérir la tarsalgie à cette période, sinon la lésion va se constituer et demeurera incurable.

Troisième période. — Le malade est arrivé au maximum de sa déformation, il va l'organiser et se constituer ainsi une infirmité qui gêne plus ou moins la marche et la station jusqu'au jour où il a pris habitude de la position vicieuse du pied. Le pied présente alors l'aspect suivant : la voûte plantaire est disparue; l'excavation formée par le bord interne n'existe plus. Le contact du sol se fait à peu près par tous les points de la

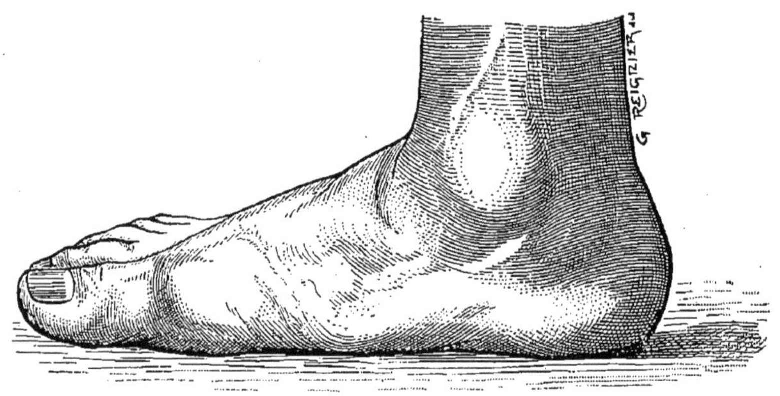

FIG. 92. — Pied plat valgus (de face).

Cette figure démontre surtout la rotation du pied en dehors, ainsi que l'adduction de l'arrière-pied et l'abduction de l'avant-pied (inclinaison des orteils en dehors). L'axe de la jambe tombe en dedans du pied.

région plantaire, entre les talons antérieur et postérieur et les deux bords interne et externe. (Voir fig. 92.)

Au niveau du bord interne, il existe une saillie osseuse assez accentuée correspondant au scaphoïde; cette saillie est d'autant plus marquée que l'avant-pied à partir de cet os est déjeté en dehors; si la palpation interroge les différents os du tarse, elle reconnaît qu'ils sont irréguliers et augmentés de volume. La disposition du pied déjeté en dehors et appuyant par le bord interne donne l'aspect de la rotation externe, d'où la juste dénomination de *pied plat valgus*.

La jambe a considérablement maigri, les muscles se sont atrophiés ou, pour être plus exact, se sont rétractés; ils restent douloureux jusqu'à ce qu'ils soient presque complètement dégénérés; le triceps de la jambe conserve relativement ses dimensions, mais la loge antéro-externe s'excave plus ou moins.

Lorsque le pied plat est confirmé, la démarche anormale devient de plus en plus habituelle, et le tarsalgique s'accommode

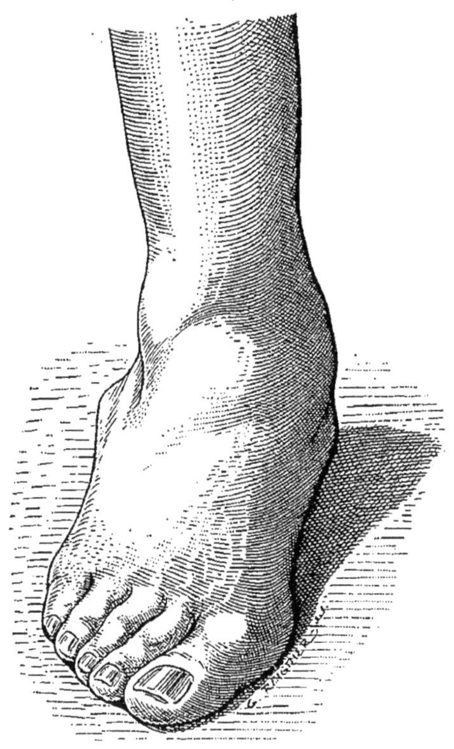

Fig. 93. — Pied plat valgus (de profil).

Cette figure montre surtout le contact de toute la région plantaire avec le sol, d'où sensation d'aplatissement et d'allongement du pied.

peu à peu d'une marche irrégulière qui le fatigue rapidement, mais toutefois lui permet d'exécuter la fonction sans souffrir. Nous pouvons encore lui être utile à cette période de sa maladie.

b) État des lésions. — Sans décrire toutes les lésions anatomiques, aux symptômes que nous avons décrits et qui suffiraient presque pour initier aux déformations du pied, nous pouvons ajouter que les os de la voûte plantaire présentent des dispositions bien spéciales. Ce sont surtout les os qui participent à la formation de la voûte qui sont atteints. Le scaphoïde, la tête de l'astragale sont les plus déformés et irréguliers ; la tête de l'astragale s'est abaissée et hypertrophiée, le scaphoïde a augmenté de volume ainsi que les cunéiformes et les extrémités postérieures des métatarsiens. Les surfaces articulaires sont aussi déformées et irrégulières, mais, plus tard, secondairement aux lésions des os.

c) PATHOGÉNIE. — *Théories anciennes.* — Les explications n'ont pas fait défaut, mais aucune n'a complètement satisfait les conditions étiologiques, anatomiques et symptomatiques. On a dit arthrites (Gosselin) en constatant les déformations des jointures ; on a dit insuffisance du long péronier latéral (Duchenne de Boulogne), tiraillements ligamenteux (Le Fort, Gosselin), pour ne citer que les principales. Mais aucune ne parle de l'âge particulier de ces malades, de la contracture des péroniers, qui coïncide avec une malformation qui ne répond pas à cette contracture.

Essai de pathogénie rationnelle. Cause anatomo-physiologique. Manque de résistance de la voûte plantaire chez l'enfant. — Pendant l'adolescence, à chaque extrémité osseuse, aux épiphyses, un cartilage d'accroissement, dit diaphyso-épiphysaire, augmente l'os en longueur jusqu'à l'âge où il se solidifie ; l'os alors atteint sa longueur. Aux os courts, une seule épiphyse présente un tel cartilage. D'autre part, chaque apophyse osseuse formée d'un point osseux se solidifie au corps de l'os plus ou moins tardivement. Aux os courts comme aux épiphyses des os longs, ces apophyses sont assez nombreuses, de sorte que ces os ont une souplesse toute particulière due à leur structure ostéocartilagineuse. L'assemblage de plusieurs de ces os constituera une région osseuse très souple; c'est précisément ce qu'on peut observer chez le carpe de l'enfant, et l'organe de préhension gagne ainsi une agilité toute spéciale.

Mais cette conformation intérieure, qui est utile pour la main, devient nuisible au tarse, qui réclame plus de solidité que de souplesse à cause de notre condition de bipède. Le poids du corps est, en effet, transmis au pied par le tibia qui appuie par l'astragale sur la voûte plantaire, dont les deux piliers sont constitués par le talon antérieur et le talon postérieur : le talon antérieur correspond à la tête, ou extrémité antérieure, des métatarsiens, et le postérieur au bord inférieur de la face postérieure du calcanéum. L'empreinte de la plante du pied démontre le fait et ajoute ce détail que le talon antérieur et le talon postérieur sont réunis par une zone externe de contact qui correspond au 5e métatarsien et au bord externe du pied, aidant à l'équilibre de la voûte plantaire : le bord interne est nettement excavé.

Assistance des ligaments et des muscles. — La clé de voûte est constituée par la tête de l'astragale et le scaphoïde, qui s'appuient d'une part sur le calcanéum, d'autre part sur les cunéiformes et les métatarsiens. Des ligaments puissants, comme le calcanéo-cuboïdien, maintiennent les divers os du tarse dans leurs rapports; des muscles puissants les aident en servant de ligaments actifs; citons par exemple les muscles péroniers latéraux. Ces ligaments et muscles sont très résistants et suffisent à maintenir dans leurs rapports intimes les divers os qui constituent la voûte plantaire, comme on peut l'observer chez l'adulte.

Effondrement de la voûte plantaire. — Chez l'adolescent, les ligaments et muscles résistent bien et luttent aussi pour maintenir la voûte plantaire, mais la résistance osseuse va faire défaut.

Nous savons en effet que scaphoïde, astragale, cunéiformes, etc., sont constitués à la fois de tissus cartilagineux et de tissus osseux, et si la station debout se prolonge, si la marche est trop longue, le poids du corps va agir sur la masse cartilagineuse de ce tarse adolescent et peu à peu l'effondrera ; les piliers vont s'écarter, et le sommet de la voûte prendra contact avec le sol; l'extrémité postérieure des métatarsiens, les cunéiformes, le scaphoïde, puis plus tard la partie antérieure du calcanéum

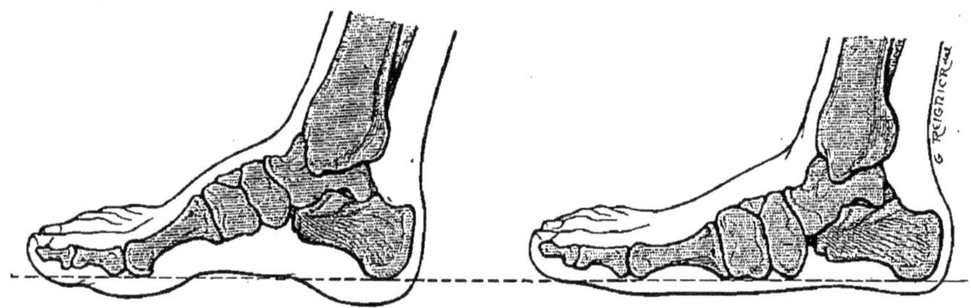

Fig. 94 et 95. — Squelette d'un pied normal et d'un pied plat. Contact avec le sol.

Cette figure montre les points d'appui de la voûte plantaire dans le cas normal (talons antérieur et postérieur) et les points d'appui nombreux de la voûte effondrée en cas de tarsalgie; l'effondrement n'est pas encore complet; l'astragale n'entre pas en contact avec le sol.

et la tête de l'astragale prennent le contact du sol et sont sur un même plan (Voir fig. 95); au début, les cartilages seuls prennent part à la déformation, mais bientôt l'os entier et les surfaces articulaires sont aussi déformés, par suite d'un travail d'ostéite hypertrophiante analogue à celle qui a été décrite dans les cals exubérants des fractures para-épiphysaires.

Action des muscles sur la voûte effondrée; déformation. — L'action ligamenteuse persiste et maintient les surfaces articulaires en contact; les muscles ne restent pas inactifs; bien au contraire, ils essayent de lutter d'abord, et cette contraction, devenant de la contracture, explique les douleurs de la jambe qui se surajoutent aux douleurs du pied dues à la déformation et aux tiraillements.

L'action des muscles persiste donc pendant l'effondrement de la voûte ; mais elle ne peut pas empêcher les effets de la pesanteur sur ce tarse sans résistance, et même elle devient nuisible, car elle va aider à la déformation.

Elle n'agit plus, en effet, sur la voûte plantaire dans le sens vertical de bas en haut pour élever cette voûte, mais elle conserve son rôle adducteur et rotateur en dedans, abducteur et rotateur en dehors. Celui-ci est de beaucoup le plus important, aussi la position en valgus devient-elle la conséquence de l'action musculaire. De plus, l'action des jambiers est adductrice et se fait sentir sur l'arrière-pied jusqu'aux cunéiformes ; les péroniers sont abducteurs et ne commencent leur action qu'au niveau du métatarse. Il en résulte que l'arrière-pied est entraîné en dedans, et l'avant-pied en dehors, et c'est au premier cunéiforme qu'il y aura une saillie accentuée, causée par le changement de direction.

Ces positions anormales des os du tarse supposent des changements de rapports des articulations ; celles-ci ont conservé à peu près leurs rapports de surface à surface, la tête de l'astragale correspondant toujours à la glène scaphoïdienne, le cuboïde s'emboîte toujours réciproquement avec le calcanéum et les deux derniers métatarsiens ; mais ces surfaces articulaires ont changé leur direction, ont augmenté ou limité leur étendue. Ces changements sont utiles à connaître pour mobiliser utilement de semblables jointures.

d) Traitement. — Nous avons insisté à dessein sur la pathogénie du pied plat valgus douloureux, pour en déduire notre méthode de traitement d'après l'état des os, des muscles à chaque période.

Et tout d'abord des mesures prophylactiques sont nécessaires à indiquer pendant le développement des os chez les adolescents. Il y a peut-être bien, en plus des conditions sociales, des prédispositions particulières de constitution, dues au rachitisme ou à tout autre état diathésique ; mais qu'il s'agisse de lésions scoliotiques ou tarsalgiques, il est un moment de l'existence où on doit songer à l'insuffisance de solidité du squelette : la station assise et même le décubitus doivent être ordonnés de temps en temps chez les enfants et les jeunes gens ; il faut prévenir tout abus de la marche et de la station debout et tout excès de travail musculaire, surtout au membre supérieur, où la prédominence d'un seul côté ajoute encore au défaut de surmenage.

Première période. — Le repos reste encore indiqué, mais si ce repos est utile pour protéger la résistance de l'ossature tarsienne, il deviendrait nuisible à la musculature, si on ne réveillait pas la vitalité de ces muscles qui commencent à se fatiguer. Aussi le traitement se fait suivant les mêmes indications dans tout le membre inférieur. Os et muscles doivent être massés, dans le but d'aider à la nutrition de ces tissus : l'ostéogenèse se développe mieux sous l'influence de pressions d'intensité moyenne. Les muscles de la jambe, au début, sont parfois un peu sensibles : quelques jours de massage très léger atténuent cet état de contracture peu accentué encore, et bientôt les corps charnus peuvent être excités comme le tissu osseux. Mobilisations passives et actives sont faites dans un but d'exercice, et la marche est reprise peu à peu, dès que le malade peut se tenir régulièrement sur ses pieds, sans aucune douleur : une semelle de liège située à la région plantaire aide ces malades à retrouver la position ancienne, s'il y a eu un commencement de déformation ; mais si le jeune malade ne doit pas reprendre sa vie de surmenage, cette semelle devient inutile et même gênante pour l'éducation de la marche.

Seconde période. — Les déformations existent, mais peuvent être corrigées : les muscles sont contracturés ; notre intervention, d'abord, s'efforce de retrouver la forme normale, puis cherche à rétablir les fonctions musculaires.

Si les lésions sont peu accentuées, le simple repos, le port d'une semelle dans la chaussure pendant les débuts de la rééducation, la mobilisation des os du tarse, etc., suffisent pour rendre au pied sa forme première ou tout au moins rendre une voûte plantaire à ce pied malade ; mais si les déformations sont assez accentuées pour que ces manœuvres soient insuffisantes, le redressement peut être tenté par l'application d'un appareil plâtré sous le chloroforme. Cet appareil est placé après plusieurs séances de massage et de mobilisation, puisque nous avons tenté inutilement une réduction par massage et mobilisation, de sorte que la musculature est préparée à cette immobilisation, qu'on fait durer le moins possible. Le but de cet appareil est de corriger la déformation en plaçant le pied en varus et en adduction, en cherchant à reproduire la voûte plantaire. Si la contracture musculaire n'a pas cédé avant l'immobilisation, elle cède après la mise de l'appareil, et le muscle amaigri retrouve sa vitalité par le massage.

L'appareil est retiré après une quinzaine de jours, et massage et mobilisation, exécutés d'après les mêmes principes qu'à la première période, nous permettent de retrouver sinon une guérison absolue, tout au moins une voûte plantaire suffisante, pour que l'éducation de la marche parachève le traitement et rende au pied sa fonction normale.

Troisième période. — Lorsque la réduction est impossible, les manœuvres de massage et de mobilisation tentées pour obtenir la réduction ont mis en résolution les muscles contracturés, et de ce côté notre traitement a rendu quelque service ; mais, par nos tentatives manuelles, nous avons acquis la certitude que tout traitement de réduction même par le plâtre, sous le chloroforme, est devenu inutile ; les déformations du pied bien constituées avec les saillies osseuses qui datent de quelque temps, voire de plusieurs années, démontrent l'organisation des lésions ; les nouvelles dispositions des surfaces articulaires ne sauraient être corrigées en quelques semaines par un appareil plâtré, qui serait d'ailleurs très mal supporté. Il est préférable de considérer le pied plat comme une infirmité définitive et de donner à ce jeune malade des muscles en état de lutter avantageusement contre elle, enfin de donner à ce pied la meilleure éducation pour ne pas trop souffrir de cette disposition anormale.

Nous n'insistons pas sur le massage des muscles, qui est fait avec beaucoup de soin en raison des lésions anatomiques des corps charnus (atrophie ou rétraction). Le pied plat se fatigue vite parce qu'il marche sans fléchir ni étendre le cou-de-pied : de plus il essaye de marcher sur le bord externe, pour éviter de comprimer la plante du pied, d'où la fatigue des muscles de la jambe et surtout des muscles externes, qui continuent leur surmenage. La démarche est de plus fort disgracieuse, car le corps est penché en avant et les jambes sont écartées.

Quelques jours de repos et de massage suffisent pour rendre à la musculature la tonicité nécessaire à la reprise de l'éducation de la marche. Habitué d'abord à se tenir debout les deux pieds réunis par le talon et par la pointe, les genoux restant joints, le malade répète les exercices d'assouplissement : ces exercices ont pour but de faire travailler fléchisseurs et extenseurs du pied, qui évitent de se contracter pour que le tarsalgique ne marche pas sur sa plante du pied. Ces mouvements doivent être exécutés avec des chaussures présentant une excavation assez marquée du côté interne ; au début, la fatigue se fait vite sentir, mais après une dizaine de jours, des pas réguliers et cadencés sont mieux supportés, et le malade peut marcher ainsi pendant quelques minutes.

Ce n'est que très progressivement que la durée de ces marches est augmentée; la circulation de la région plantaire se plaint et demande quelque entraînement, aussi est-il préférable de conseiller à ces infirmes des marches fréquentes et de courte durée; ils agissent d'ailleurs ainsi instinctivement.

Au bout de plusieurs mois, le pied plat marche assez régulièrement sans être gêné par sa lésion, et nous avons tous vu de bons marcheurs qui avaient une telle infirmité plus ou moins accusée. Mais souvent cette éducation spontanée est longue, et c'est rendre un service à ces malades, qui viennent se plaindre souvent au médecin, dans le début de la période d'infirmité, que de leur apprendre à se servir de leurs mauvais pieds.

CHAPITRE IX

RÉGION DU PIED

§ 1. — Anatomie massothérapique.

Il est assez d'usage de ne pas masser ni mobiliser avec soin les orteils et le pied en général : des pressions sont exercées parfois sur la région dorsale, diverses manœuvres sont exécutées dans le voisinage des malléoles ; on n'aborde pas la région plantaire, et pour ce motif le segment terminal du membre inférieur est négligé.

Nous admettons qu'il ne faut pas masser la voûte plantaire ; la sensibilité spéciale de la peau de cette région, son épaisseur nuisent à des manœuvres précises et délicates ; mais quand il n'y aurait que les tendons de la région dorsale sur lesquels nous puissions agir, le parfait fonctionnement de ces organes a assez d'importance dans la marche pour que nous ne négligions pas d'exercer sur eux les manœuvres indiquées. Or notre intervention ne s'arrête pas au seul massage proprement dit, et nous devons souvent mobiliser des régions que nous n'avons pas pu masser. La voûte plantaire nous intéresse donc anatomiquement, non plus pour diriger nos pressions de massage, mais pour connaître articulations à mouvoir et muscles à exercer.

Articulations du pied. — Le pied, comme la main, présente d'abord un massif osseux qui s'articule avec les deux os du segment moyen du membre : le tarse remplace le carpe. Deux groupes d'os courts le constituent ; le groupe postérieur comprend deux os, les plus volumineux du tarse, le calcanéum et l'astragale ; le groupe antérieur est formé de cinq os plus petits. Laissons l'astragale et le calcanéum à la région du cou-de-pied ; ils continuent à peu près l'axe du membre et ils transmettent au sol le poids du corps par le talon postérieur. En avant de ces deux os qui constituent l'arrière-pied, le cuboïde et le scaphoïde s'articulent, l'un avec le calcanéum très solidement, semblant continuer cet os, et l'autre avec le scaphoïde par une enarthrose très mobile : les trois cunéiformes fixés à ce dernier os le prolongent en avant. Le cuboïde et le massif cunéo-scaphoïdien forment le tarse antérieur, qui s'articule très solidement avec le métatarse ; celui-ci s'articule, de même que le métacarpe, à la main, avec les phalanges, qui ont elles-mêmes la même forme et présentent des articles semblables aux jointures des doigts.

Muscles du pied. — Les muscles du cou-de-pied, ou mieux leurs tendons, se prolongent en avant sur la région dorsale : ce sont les extenseurs communs et le péroné antérieur, qui vient s'épuiser en éventail sur le cuboïde et le 5e métatarsien ; l'extenseur propre du pouce, le jambier antérieur qui se fixe au tubercule du 1er cunéiforme et au 1er métatarsien. Un petit muscle, le pédieux, peu important, ne mérite que d'être mentionné. En dehors, les péroniers latéraux se fixent, le court au tubercule postérieur du 5e métatarsien, le long gagne la voûte plantaire et s'insère au tubercule du 1er métatarsien. En dedans la gouttière calcanéenne se continue par la voûte plantaire qui présente à peu près la même constitution et les mêmes muscles que la paume de la main ; les fléchisseurs s'épanouissent en effet en se renforçant d'un accessoire, et un court fléchisseur exclusivement plantaire joue ici le rôle de fléchisseur sublime. Nous retrouvons les vestiges des deux éminences de la paume, et les doigts ont exactement les mêmes articulations, les mêmes tendons extenseur et fléchisseurs avec les mêmes accessoires, interosseux et lombricaux, et leurs mêmes insertions terminales. Le pouce est remplacé par le gros orteil, qui rentre dans la description commune des autres orteils et ne diffère que par ses dimensions.

La face dorsale est recouverte par une peau assez fine, qui permet de distinguer l'arcade veineuse, origine des deux saphènes : les téguments de la face plantaire présentent une épaisseur toute spéciale aux talons antérieur et postérieur, c'est-à-dire en avant et arrière et le long du bord externe ; le doigt peut reconnaître les parties molles et osseuses de la région le long du bord externe (5e métatarsien) et sous le 1er et le 2e métatarsien.

§ 2. — Physiologie.

Nous étudierons ultérieurement et spécialement la marche et la station, cependant, notre intervention s'adressant à chaque articulation, il nous semble utile de rappeler auparavant les mouvements du pied qui doivent être surtout surveillés dans l'intérêt de la fonction générale, marche, course, etc., et simplement de la sustentation.

Aux orteils, les phalanges sont semblables à celles du doigt et s'articulent comme elles ; l'extension est moins étendue, sauf au gros orteil. Les métatarso-phalangiennes, condylarthroses plus souples qu'aux doigts, ont une extension plus grande d'un quart de cercle et moins de flexion, variation en rapport avec la différence de fonction : c'était la préhension à la main, ici c'est la sustentation, la marche. Le métacarpe avait une certaine souplesse sur le carpe ; ici les jointures sont fixées par des ligaments interosseux très puissants, qui maintiennent les os fortement les uns contre les autres, permettent une certaine vibration, mais n'autorisent aucun mouvement, pas même un léger glissement (disposition de la ligne tarso-métatarsienne et ligament de Lisfranc). Moins adhérents au scaphoïde, les cunéiformes ont quelques mouvements de glissement sur sa face antérieure. Le cuboïde glisse ainsi sur le calcanéum, mais de puissants ligaments fixent cet os à ses voisins ; l'astragale et le calcanéum ajoutent de même à la souplesse du pied sans augmenter la mobilité, à cause de l'emboîtement réciproque de leurs facettes articulaires. La véritable jointure du pied est l'enarthrose astragalo-scaphoïdienne. Relèvement, abaissement, adduction, abduction, rotation de l'avant-pied sur l'arrière-pied se passent dans cet article. C'est là et aux métatarso-phalangiennes que s'exécutent les divers mouvements du pied dans la marche.

Le pied ne contient pas dans la pulpe de ses orteils les corpuscules nerveux que le toucher nécessitait à la face palmaire des doigts, mais il renferme des terminaisons nerveuses qui jouent leur rôle comme point de départ réflexe dans les divers mouvements que nécessitent la station debout (équilibre) et la marche.

Rappelons encore que, si la circulation veineuse bénéficie de la contraction des muscles de la jambe, elle a de même assistance de la part des muscles du pied et surtout de la pression sur le sol de la semelle plantaire qui, comme l'ont démontré les belles injections de Lejars, présente un riche lacis veineux, origine véritable des veines du membre inférieur.

§ 3. — Technique de massage.

La sensibilité toute spéciale de la peau du pied est un obstacle aux manœuvres de massage ; cependant elle est moins accentuée lorsque nous employons un ingrédient onctueux ou humide :

pour cette région l'eau savonneuse, la vaseline, l'huile sont préférables à la poudre de talc ; les manœuvres franches et plus profondes, rapides et bien régulières n'occasionnent pas de sensations désagréables, pénibles à la longue ; aussi ce massage doit-il être de courte durée.

Massage proprement dit. — Chaque orteil est massé avec la face palmaire du pouce ou d'un autre doigt, l'autre main étendant le plus possible les jointures en tirant l'orteil à soi pour la région dorsale, en le relevant pour la région palmaire ; la pression s'exerce le long des tendons extenseurs et fléchisseurs, puis on incline un peu l'orteil pour faire quelques pressions latérales au niveau des jointures.

A la face dorsale, on suit les tendons extenseurs ; quelques pressions peuvent être exercées le long des interosseux et le long du pédieux, celles-ci ont peu d'importance. Plus utiles seraient des applications de la main entière sur cette face dorsale en remontant jusqu'à la tibio-tarsienne, si la circulation devait être activée, en cas d'œdème par exemple.

A la plante, on exerce des pressions avec la face palmaire du pouce, l'autre main étendant le pied ; on exécute aussi le massage des corps charnus internes et on continue le long de la gouttière calcanéenne sur la face interne du calcanéum.

Mobilisation passive. — La mobilisation s'adresse à chaque orteil, qu'elle fait étendre et fléchir dans la plus grande étendue, puis redresse, abaisse, incline de chaque côté sur son métatarsien correspondant. Les orteils sont ensuite mobilisés en masse, puis écartés, puis rapprochés ; on leur fait exécuter des mouvements de rotation sur les têtes métatarsiennes.

Quant au tarse, chaque os, chaque épiphyse osseuse est saisi avec les deux mains, et on fait exécuter à chaque jointure des mouvements de glissement en tous sens. Enfin, saisissant d'une part l'avant-pied, d'autre part le calcanéum, on fait mouvoir en tous sens l'astragalo-scaphoïdienne isolément d'abord, puis avec la tibio-tarsienne ; la main qui tenait le calcanéum remonte alors au-dessus de la mortaise tibio-péronière pour fixer la jambe.

Mobilisation active. — Le malade répète ensuite le mieux possible ceux de ces mouvements qu'il peut exécuter (flexion, extension des orteils, mouvements du pied sur la jambe), mais cette mobilisation active ajoute peu à l'exercice des mouvements passifs, dont le but est différent (massage profond) ; aussi est-ce sur la mobilisation passive qu'il faut insister davantage.

La véritable mobilisation active du pied est pratiquée par le malade quand il marche, quand il fait des exercices d'assouplissement et s'il présente quelques lésions du pied ou du membre inférieur qui ont nécessité le décubitus prolongé ; la rééducation de la marche sert d'exercices actifs.

§ 4. — Affections traumatiques.

FRACTURES DU CALCANÉUM

Les clichés radiographiques nous ont montré que ces fractures, qu'on considérait comme rares, sont assez fréquentes ; ce que l'on désignait communément comme contusion du talon était une fracture avec peu de déplacement. Qu'il s'agisse d'écrasement avec éclatement de l'os par pénétration de l'astragale, ou arrachement des tubercules ou de l'apophyse, nous pouvons considérer cette fracture comme une simple contusion ; les déformations sont à peine sensibles, car il n'y a pas d'écartement des fragments.

Comme pour toute fracture des divers os du tarse par écrasement, le traitement consiste en massage de l'os blessé, de la région du cou-de-pied, des muscles de la jambe, en mobilisation des diverses articulations des phalanges, du métatarse et du tarse, ainsi que de la tibio-tarsienne. Le blessé se lève vers le vingt-cinquième jour et commence à marcher quand la région devient indolore.

FRACTURES DES MÉTATARSIENS

Ce sont surtout des écrasements par roues de voitures ou tout corps pesant ; la chute d'une certaine hauteur sur le talon antérieur est une cause indirecte de ces fractures peu communes.

a) Symptomes. — Les symptômes de toute fracture, la pression du doigt sur la saillie du fragment du métatarsien et la douleur à ce point précis, la déformation parfois sensible au doigt et même à la vue, et surtout les ecchymoses plantaires et interdigitales, aident au diagnostic, facile en général.

La radioscopie, quand elle est possible, simplifie notre examen et permet de donner de suite le pronostic et la durée du traitement : toutefois n'oublions pas que les entorses de ces diverses régions, pour lesquelles nous ne voyons pas l'intérêt d'une description spéciale, sont très douloureuses et longues à guérir, la rupture de certains ligaments du tarse (ligament de Chopart) occasionnant de véritables infirmités, et il persiste longtemps de la claudication en dépit de tout traitement.

b) Technique. — Le massage est le traitement tout indiqué des fractures des métatarsiens ; il n'y a pas à craindre en général de déformation, car le métatarsien voisin de l'os brisé lui sert d'attelle, surtout si la situation de ce dernier lui permet double attelle. Le massage des articulations des orteils et des métatarsiens fracturés, de l'os lui-même, des articulations voisines de celles du tarse et du cou-de-pied, ainsi que des gaines tendineuses, prépare la mobilisation du pied suivant les principes maintes fois décrits, et les pressions exécutées sur les muscles de la jambe comme sur les muscles accessibles du pied (interosseux, court fléchisseur du pouce) préparent les exercices actifs. Bien que l'os soit rapidement consolidé, la marche ne doit être reprise qu'au bout du mois, lorsque la mobilisation passive et active assurent un squelette et des jointures en parfait état et que la pression de la main sur le talon antérieur n'accuse plus aucune sensation pénible. Parmi les exercices actifs, la flexion des membres inférieurs sur la pointe du pied (en s'asseyant sur les talons) aide beaucoup à la souplesse des mouvements du pied, que le blessé retrouve intégralement.

PIED BOT

Il est inutile de suivre les divisions des auteurs ; que le pied bot soit varus, valgus, talus, équin ou de forme mixte, les indications ne varient pas, et notre intervention est basée sur les mêmes principes. D'autre part les pieds bots se présentent à nous avec des aspects bien différents et qui demandent un traitement tout à fait opposé suivant qu'on les observe au début ou quand la maladie a déformé le membre inférieur.

A. **Période de développement.** — Nous comprenons dans cette catégorie les enfants qui viennent au monde sans lésion apparente et chez lesquels on assiste peu à peu au développement de l'infirmité. On reconnaît celle-ci de bonne heure, quand on emmaillotte encore l'enfant, ou plus tard quand on essaie de le mettre sur ses jambes ; d'autres fois, c'est vers deux ans, quand l'enfant commence à marcher, que les parents s'aperçoivent de l'irrégularité de la marche et de la mauvaise disposition des pieds ; quand l'enfant a les pieds nus, on reconnaît que chaque jour accentue la déformation ; le plus généralement c'est une position en varus équin. On peut faire rentrer dans ce même groupe les pieds bots qui ont été ténotomisés et qui, par défaut de traitement approprié, récidivent de suite.

La symptomatologie nous fait constater des muscles durs,

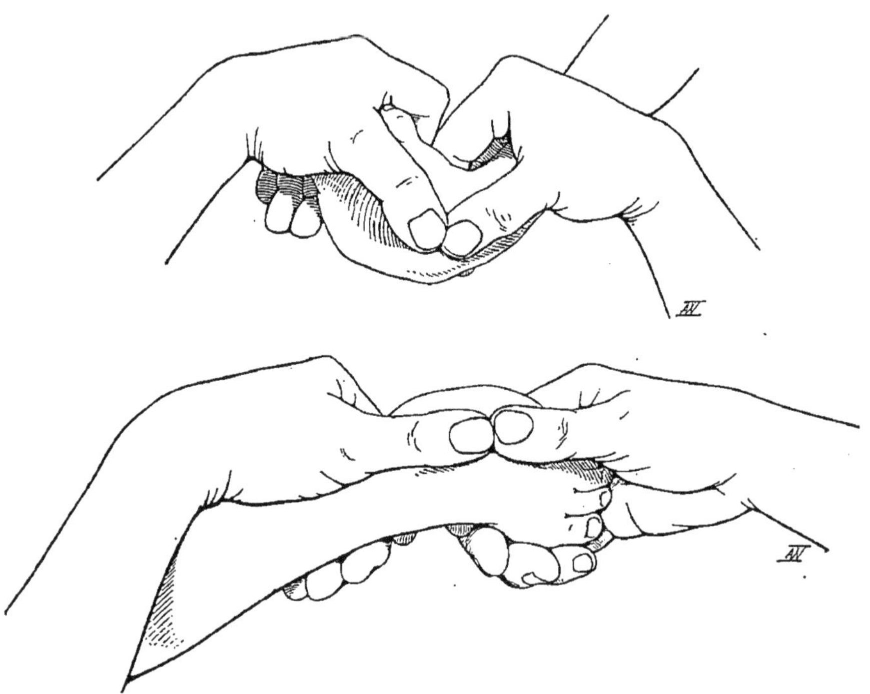

FIG. 96 et 97. — Redressement par manœuvres modelantes ; correction du varus et de la volution du pied (BERGER).

sensibles, exagérant ces contractions au moindre contact : le pied est dévié dans le sens qui correspond à la contracture musculaire : la déformation peut être spontanément réductible pendant le sommeil ; on la réduit manuellement surtout après le massage, d'autres fois la déformation se corrige imparfaitement.

TECHNIQUE. — *Massage.* — La massothérapie donne dans ces différents cas d'excellents résultats, à condition qu'elle soit exécutée avec soin d'après les indications quotidiennes, c'est-à-dire d'après l'état des muscles plus ou moins contracturés. On modère par des pressions de simple contact les muscles qui accentuent la lésion (les fléchisseurs, le triceps sural, le jambier postérieur pour le varus équin) et, au contraire, on masse avec une certaine vigueur les muscles opposants (les muscles de la loge antéro-externe, extenseurs et péroniers dans le varus équin).

Mobilisation. — La mobilisation passive a pour but de déjeter le pied du côté opposé à celui de la lésion; elle n'est pas

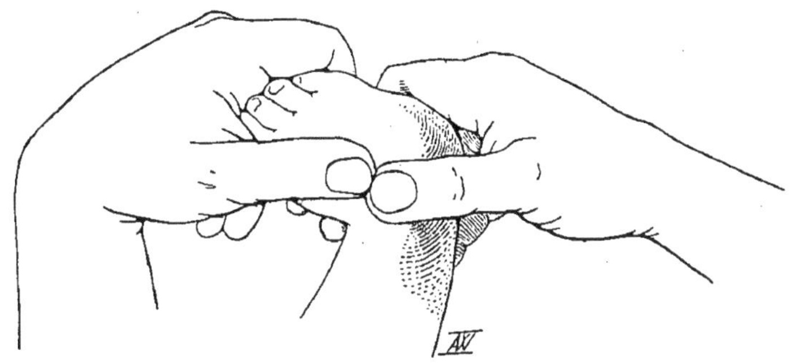

Fig. 98. — Redressement par manœuvres modelantes; correction de la volution et de l'équinisme (Berger).

limitée à la douleur, on doit la dépasser quelque peu, surtout si on a quelque peine à vaincre la contracture musculaire. Il est inutile de commencer la mobilisation du pied bot avant la fin de la première semaine, bien que Sayre recommandât de commencer les manœuvres dès le moment de la naissance. Saisissant l'arrière-pied et la tibio-tarsienne d'une main, l'avant-pied de l'autre, on appuie avec les deux pouces sur la tête saillante de l'astragale (fig. 96 et 97). On ne s'occupe d'abord que du varus, par exemple, et on cherche ensuite à combattre l'équinisme : c'est-à-dire que d'abord on ramène en dehors la pointe du pied, et plus tard, quand on a corrigé le varus, on exercera des manœuvres de redressement en flexion, en maintenant quelque temps le pied dans sa nouvelle situation (fig. 99). Ces manœuvres, dites modelantes, sont répétées chaque matin par le médecin et même renouvelées par la mère dans la journée. Il faut recommander à la mère de bien remarquer la position donnée au pied pour que, à toute heure du jour, elle essaye de lutter contre la tendance de

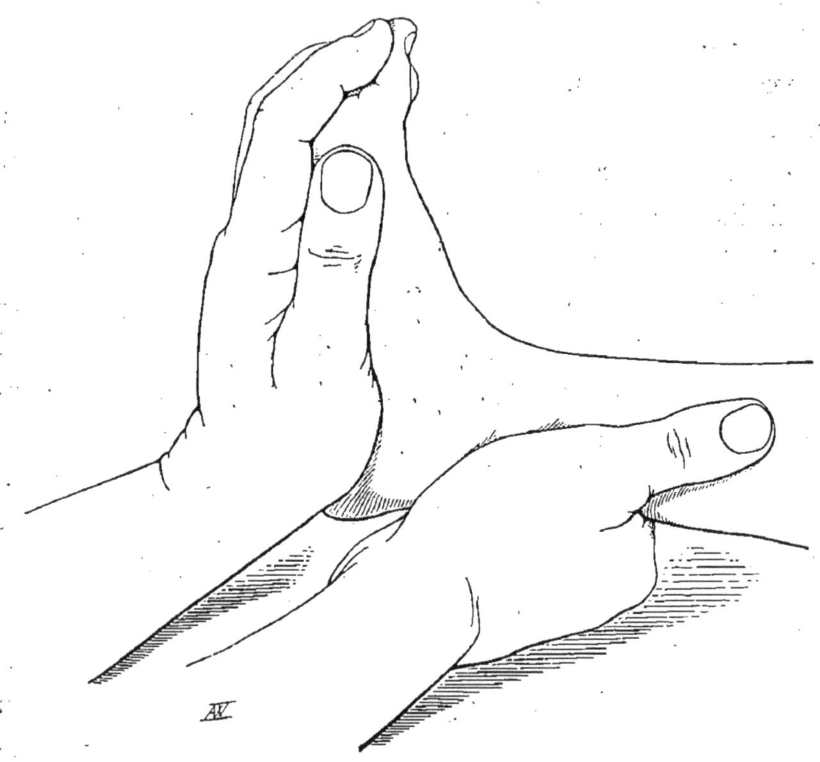

FIG. 99. — Position des mains dans les manœuvres modelantes. Correction de l'équinisme (BERGER).

l'enfant à reproduire ou à augmenter la difformité : seul le médecin peut employer quelquefois la force après le massage ; si le redressement était opéré trop souvent avec quelque violence, les contractures se reproduiraient avec plus d'intensité.

Éducation. — On ne saurait parler dans le bas-âge de mobilisation active ; celle-ci est faite par l enfant involontairement et naturellement dans le sens le plus défectueux : c'est précisément la patience maternelle qui peut le mieux lutter contre ces contractions continuelles, en mobilisant plusieurs fois par jour le pied et en empêchant les mauvais mouvements ; plus tard chez les enfants intelligents, et ces petits malades sont souvent précoces, on pourra obtenir quelques heureuses contractions, qui aideront au traitement.

Doit-on, pour contrebalancer ce défaut de mobilisation active, placer des appareils. Dans cette période, tout appareil ne peut que nuire au traitement. C'est vouloir entretenir une contracture et rechercher une dégénérescence par rétraction fibreuse que de lutter contre elle avec persistance. Nous avons déjà de la peine à éduquer nos muscles et nous irions entraver toute éducation musculaire ! L'appareil est aussi nuisible que le corset orthopédique dans la première période de la scoliose, et si dans la scoliose nous conseillons un corset de maintien pour soutenir et non pas redresser le squelette, nous pensons qu'une simple bande légèrement élastique en crêpe appliquée après chaque massage entrave suffisamment les quelques mouvements nuisibles et permet l'exercice des articulations du pied et de la jambe.

L'étendue des lésions, l'âge, le manque de surveillance sont des causes de variations dans la durée du traitement. Mais au cas où l'enfant commencerait à se tenir sur ses jambes et même à marcher assez régulièrement, la surveillance ne doit pas être suspendue, et c'est pendant l'enfance entière que ces petits malades doivent être soignés, c'est-à-dire massés et éduqués, tant qu'il existe quelque irrégularité par suite de contracture d'un muscle ou de plusieurs groupes musculaires.

B. **Pied bot constitué.** — Nous avons décrit le début de la maladie et nous avons vu que notre intervention amenait la guérison, en arrêtant l'évolution et en détruisant les premiers symptômes de déformation. Mais nous voyons plus souvent évoluer la maladie, qui cause des déformations considérables au point de donner au pied une forme bien éloignée de son apparence normale : à cette déformation correspond une infirmité plus ou moins accentuée : l'enfant marche sur son talon, sur la pointe du pied, sur les bords interne ou externe ; les os, les muscles, les articulations, dégénérés, détruits par place, ailleurs détournés de leur ancienne fonction, présentent des rapports spéciaux à chaque variété ou à chaque malade.

TRAITEMENT. — Notre intervention a un triple but :

1° Essayer de pallier à un défaut de fonction en améliorant la vitalité des organes, leur souplesse et en les rééduquant à de nouveaux mouvements. Un enfant marche avec peine sur l'extrémité de ses orteils ; nous pouvons, en mobilisant ses articulations pathologiques, le faire marcher sur une peau résistante : nous massons des corps musculaires, des ligaments, nous mobilisons, nous sommes utiles sans guérir, et souvent cette intervention vaudra mieux que toute opération insuffisante, inutile, parfois nuisible.

2° Préparer les tissus à une prochaine intervention ; retrouver pour la future jointure un triceps sural et des jambiers, des muscles fléchisseurs et extenseurs des orteils.

3° Quand l'opération est faite, ténotomie ou résection d'un ou plusieurs os, entretenir la souplesse de la nouvelle articulation et donner de la force aux muscles souvent fort atrophiés de la jambe, éduquer le nouveau membre. La mobilisation passive se fait dès les premiers jours, quand le malade a encore son pansement, et la main peut masser les muscles qui ne sont pas cachés sous ce pansement. Dès que la plaie est fermée, les séances sont répétées quotidiennement, et le convalescent est mis sur ses pieds, dès qu'il peut se tenir debout.

Ces divers moments de l'intervention massothérapique sont admis aujourd'hui par nombre de chirurgiens : telles furent à peu près les conclusions de A. Broca et de Vulpius au Congrès de Madrid de 1903 (1).

§ 5. — Affections non traumatiques

RHUMATISME

Respectant le rhumatisme articulaire aigu, nous ne nous occuperons que du rhumatisme chronique et de ses crises subaiguës. Au cou-de-pied, au pied, le rhumatisme se localise non seulement dans les nombreuses articulations de ces régions, mais aussi et surtout dans les gaines et séreuses péri-articulaires; nous avons déjà vu au membre supérieur les synoviales du poignet et de la main aussi souvent atteintes que le poignet lui-même. Il en résulte que le système musculaire de l'extrémité du membre présente rapidement des altérations secondaires, atrophies, rétractions, qui ajoutent aux douleurs du rhumatisme les troubles d'une marche pénible et irrégulière. Ces rhumatisants deviennent de véritables infirmes, qui ne peuvent même plus lutter par l'exercice contre leurs troubles de nutrition.

Il est donc important de surveiller de bonne heure l'appareil musculaire et ses annexes chez ces malades, afin que la réparation soit la plus complète possible après la crise subaiguë. Il est rare que les manœuvres de massage calment assez la sensibilité des régions malades pour permettre des mouvements indolores; cependant la mobilisation est nécessaire, et dût-elle être très limitée, il est préférable de la tenter de suite pour éviter les raideurs et les dégénérescences musculaires. Certains malades ont pour ce motif bénéficié du traitement d'Aix-les-Bains, où on les soumettait à un massage souvent trop violent sous la douche

(1) O. Vulpius, Le traitement du pied bot. *Rapport au Congrès international de médecine à Madrid*, section de pædiatrie, 1903. — A. Broca, *ibid.*

chaude, mais la mobilisation forcée des articulations atteintes entretenait, chez ceux qui pouvaient supporter ces manœuvres, assez de souplesse pour la conservation des fonctions articulaires.

a) **Accès aigus.** — Au moment des crises aiguës dans le rhumatisme chronique, il est indiqué de pratiquer sur les régions douloureuses des pressions très légères dans un but analgésique. Ce massage est donc localisé aux articulations ou aux gaines tendineuses ; il s'adresse ensuite aux corps charnus où vont se fixer ces tendons. Une mobilisation passive très limitée des phalanges agit par le glissement répété des tendons extenseurs et fléchisseurs sur les gaines malades et sert de massage profond. Ces mouvements sont souvent mal supportés le premier jour ; ils sont mieux tolérés le lendemain et plus étendus. La mobilisation active répète les mêmes exercices, mais avec plus de peine encore ; aussi les mouvements actifs ne peuvent être le plus souvent exécutés qu'après la diminution ou la disparition de l'état aigu.

Si massage et mobilisation sont mal supportés au moment des symptômes aigus, notre intervention est remise au moment le plus proche où le patient peut être mobilisé. L'immobilisation condamne vite la fonction de la séreuse atteinte et, au bout de quelques jours, raideurs et ankyloses s'installent.

b) **Entre les crises.** — Entre les crises aiguës, le massage et la mobilisation ont pour but de rendre au membre la souplesse des articulations et sa force musculaire. Les jointures ont été assez atteintes parfois pour que l'ankylose ait suivi rapidement la simple raideur, et notre traitement devient alors moins discret : le massage conserve encore ses qualités de douceur, mais, quoique bien préparée, la mobilisation passive dépasse la douleur pour regagner une partie du mouvement perdu. Dans certaines formes de rhumatisme déformant, cette mobilisation est rapidement modérée par les adhérences des surfaces articulaires. Si les lésions sont anciennes, il est inutile d'insister pour obtenir des mouvements plus étendus ; si la dernière crise aiguë, cause des principales déformations, est de date assez récente, la mobilisation passive s'efforce, par des manœuvres un peu plus accentuées, sans brutalité cependant, à détruire de ces adhérences celles qui limitent le plus le mouvement.

Les exercices actifs du malade sont répétés après la mobilisation passive ; ils retardent beaucoup sur les mouvements obtenus par le masseur ; les muscles atrophiés refusent tout d'abord leur assistance. Ils sont exercés d'après leur vitalité, entraînés lentement pour éviter le surmenage qui activerait leur atrophie. Les mouvements actifs sont de courte durée et fréquemment répétés dans la journée. Ce sont les mouvements des orteils, du pied sur la jambe, du genou, exécutés dans le décubitus, puis des exercices d'assouplissement, enfin la rééducation de la marche dès que les mouvements sont devenus indolores et réguliers.

GOUTTE ARTICULAIRE

A. Goutte aiguë. — *a*) Description. — La *podagre*, *goutte régulière*, goutte articulaire, se présente sous forme aiguë et chronique. L'attaque de goutte se manifeste, au milieu de la nuit, par une violente douleur qui siège à l'articulation métacarpo-phalangienne du gros orteil et, nous disent les cliniciens, elle est devenue intolérable au point que le goutteux ne peut supporter le poids et même le contact du drap ; chaque pas des personnes présentes, les vibrations communiquées à la maison par le passage des voitures dans la rue les avivent. Ces douleurs s'irradient au pied et à tout le membre inférieur et sont comparées par les malades à des brûlures, des écorchures, des arrachements. Vers la fin de la nuit, les douleurs diminuent, le malade repose; mais si la journée a été assez calme, vers le soir le goutteux reconnaît les mêmes phénomènes que la veille; il souffre de nouveau de son attaque et pendant trois, cinq, huit jours et autant de nuits le goutteux repassera par les mêmes alternatives de douleur et de calme.

Des symptômes généraux accompagnent l'attaque de goutte, et la température de 40° est assez fréquente le soir : les urines sont rouges, chargées d'urates et d'acide urique, le sang est riche en acide urique avant l'attaque; après l'attaque, il n'en contient que des traces. Localement, la peau est luisante (pelure d'oignon), tuméfiée, rouge d'abord, puis violacée ; il y a de l'œdème pendant quelques jours. Avec le dégonflement, on observe la desquamation de la région tuméfiée.

C'est le gros orteil qui est le siège de la douleur à la première attaque, puis peu à peu les localisations envahissent les diverses jointures, reparaissant à l'articulation qui fut atteinte lors de la dernière période goutteuse ou l'abandonnant ; la première attaque peut être la seule manifestation aiguë de la podagre.

Après la phase aiguë, la jointure conserve sa raideur, les muscles voisins sont faibles et le goutteux boite pendant quelques jours, alors que les cliniciens nous font remarquer que le malade n'a jamais présenté un meilleur état général : il s'est débarrassé de son excès d'acide urique.

b) Discussion du traitement. — Nous avons tenu à donner une rapide description de la goutte régulière aiguë, pour que le thérapeute puisse savoir toutes les indications du massage. Allons-nous proposer à ce goutteux, qui souffre d'une vibration du plancher de sa chambre, du contact de son drap, qui a tant d'angoisse à l'approche de tout visiteur, lui proposerons-nous de tenter d'atténuer sa douleur par des pressions digitales ? En admettant que l'expérience ait démontré chez quelques hommes courageux et froids que des pressions douces anesthésient la région, bien peu de goutteux accepteraient l'idée de cette intervention, et les craintes, la défiance, en causant des contractures locales, augmenteraient singulièrement l'acuité de la douleur. Notre intervention n'a rationnellement de but que pour débarrasser la région de l'acide urique en excès, il s'agirait donc de circulation à aider, et non pas de nerfs à anesthésier : les pressions n'auraient d'effet qu'à condition d'être de moyenne intensité et elles seraient intolérables.

Nous parlons de la période suraiguë, et non pas des états subaigus, comme il en existe dans la goutte et le rhumatisme chroniques, et chez lesquels des pressions très douces ont causé quelque rémission. Quand le goutteux et le rhumatisant sont en pleine attaque, présentant cet état général qui accompagne une température de 40°, il faut les soumettre à un traitement interne de salicylate et leur appliquer des topiques calmants, sans parler de l'excitation des divers émonctoires, (glandes sudoripares, reins, etc.).

En revanche, dès que la période aiguë est terminée, et même sans attendre absolument la fin de la période douloureuse en profitant des rémissions diurnes, il est absolument indiqué d'aider la circulation de cette région œdématiée, violacée, de mobiliser articulations et tendons, d'exercer les muscles et de faire reprendre la marche le plus tôt qu'il sera possible.

c) Technique. — Les pressions seront très légères, et on peut comprendre le doute qu'inspirent les théories qui conseillent de masser les goutteux pendant leur attaque, quand on reconnaît la sensibilité encore si accentuée et si gênante même de la région atteinte. La main, après avoir étalé avec toute sa surface palmaire la poudre de talc, remonte plusieurs fois au moyen de pressions des doigts sur la face dorsale et sous le bord interne du pied, et continue cette manœuvre sur la jambe, préparant ainsi la peau du membre douloureux.

Une main fixe le pied, qui repose cependant sur un coussin, mais le moindre échappement serait si sensible que la seconde main doit être exclusivement occupée à empêcher la plus légère secousse : la face palmaire de tous les doigts à peine fléchis et formant ainsi une gouttière peu profonde prend doucement contact de l'orteil malade et suit le trajet du tendon de l'extenseur propre du gros orteil qu'elle abandonne au cou-de-pied. Il est préférable de répéter continuellement des manœuvres de même intensité plutôt que de faire des pressions variables du début à la fin d'une manœuvre ; un instant d'inattention peut faire exercer la plus forte pression là où il fallait user de douceur. Les tendons du voisinage sont aussi suivis avec les mêmes précautions, puis on masse les ligaments des articulations souffrantes, des jointures voisines, les tendons et gaines du cou-de-pied, les muscles de la jambe, en augmentant peu à peu les pressions.

La mobilisation est toujours douloureuse au début, et il ne faut pas attendre qu'elle devienne indolore, elle perdrait de sa souplesse ; aussi doit-on dépasser très peu la douleur, mais faut-il encore la dépasser légèrement. La mobilisation active et les exercices de marche sont de même pénibles au début : cependant nous ne devons pas autoriser les béquilles : une canne est permise pendant trois ou quatre semaines. La démarche du goutteux qui n'est pas surveillée est boiteuse parce que l'extension forcée du gros orteil est limitée, faute d'exercices : aussi est-ce ce mouvement qu'il faut rechercher dans la mobilisation passive.

Nous avons massé et mobilisé le goutteux après son attaque, nous lui avons rendu l'usage de sa jointure : notre massage a un autre avantage, si nous nous reportons aux symptômes locaux décrits avec intention. La circulation du pied a été aidée, et indirectement la circulation générale bénéficie de cette séance. Aussi est-il bon de continuer à masser le goutteux entre les attaques pour parfaire la guérison des jointures malades et pour provoquer la diurèse et la transpiration, en agissant sur les vasomoteurs du membre inférieur. Ce seront de meilleurs services à rendre aux goutteux plutôt que de les masser au paroxysme de leur attaque.

B. **Goutte chronique.** — Nous parlons ici de la goutte chronique pour achever l'étude de la podagre et les indications de nos interventions, mais ce serait plutôt à la main que nous devrions placer cette affection. L'attaque est atténuée de violence, les réactions générales sont de seconde importance, et si la goutte chronique débute parfois par des crises aiguës, elle est plus souvent chronique d'emblée; si les attaques sont moins douloureuses, elles sont plus souvent répétées : le goutteux devient impotent et ses jointures se déforment : les pieds, les mains, les genoux, le poignet présentent des nodosités aux épiphyses, analogues à celles du rhumatisme déformant avec lequel la podagre chronique a beaucoup de ressemblance.

Technique. — Le massage ne peut intervenir que pour conserver la souplesse des articulations ou plutôt retarder l'impotence. Nous conseillons de ne pas insister sur le massage des régions articulaires et hypertrophiées ; les manœuvres ne peuvent qu'activer la nutrition de l'os et aider aux exostoses : au contraire le massage des muscles trouve son indication dans cette affection. La mobilisation passive doit essayer de gagner de l'étendue dans les mouvements.

Les exercices actifs sont répétés souvent par le malade : il doit marcher le plus possible, en dépit de ses infirmités naissantes, et d'autant plus que le goutteux chronique arrive rapidement à un état cachectique précoce activé par les affections du cœur, des gros vaisseaux et des reins, sans parler des autres viscères. Il ne peut réagir que par l'exercice et la vie au grand air : comment y parvenir si les organes de la locomotion refusent leurs services. De tels malades doivent être massés souvent par séries de séances, et l'intervention a un double but, local et général.

C. **Tophus.** — En dehors des désordres articulaires, on rencontre chez le goutteux des concrétions d'urate de soude et de phosphate de chaux dans le tissu cellulaire ou la peau, pouvant avoir le volume d'une noix : ce sont les conséquences de dépôts de masses gélatiniformes qui s'enkystent et se solidifient. Parfois la peau s'ulcère et se vide de cette matière crayeuse : ces tophus sont placés plutôt aux doigts ou à l'oreille. On les voit apparaître surtout après les accès de goutte, mais ils se développent en dehors de toute attaque. L'écrasement de ces matières tophacées, qui peuvent être ainsi plus facilement résorbées, facilite de même leur expulsion hors de la poche cutanée ou cellulaire; c'est le plus simple traitement : ce n'est pas là du massage, mais à la suite de cet effet mécanique, la mobilisation de la région après pressions modérées sur les ligaments, tendons et muscles aide à la souplesse de l'articulation voisine et à la nutrition générale.

CHAPITRE X

AFFECTIONS INTÉRESSANT TOUT LE MEMBRE INFÉRIEUR

§ 1. — Physiologie.

Chaque articulation du membre inférieur, prise en détail, présente un intérêt physiologique bien secondaire; mais si nous considérons le levier coudé en entier et que nous l'étudions pendant les fonctions de station et de marche, nous en saisissons mieux l'intérêt et l'importance.

Station debout. — Dans la station debout, le membre inférieur est droit, rigide, les articulations de la hanche et du genou sont fixées dans l'extension de façon qu'il n'existe qu'une seule tige droite de chaque côté. Le grand fessier fixe la hanche, le triceps fémoral fixe le genou, le corps repose sur les deux faces plantaires, les pieds étant à angle droit sur la jambe.

L'équilibre est maintenu par les muscles des gouttières vertébrales qui portent le haut du corps à gauche ou à droite, en avant ou en arrière, et par les muscles de la jambe qui, en étendant ou en fléchissant le pied, aident les mouvements antéro-postérieurs de la colonne vertébrale.

Ces mouvements sont inspirés par les points de départ des réflexes qu'ils achèvent, soit la sensation du contact du sol par la plante du pied et surtout par le talon antérieur ; cette sensation s'amoindrit ou disparaît dans certaines affections médullaires (ataxie locomotive), et une autre sensation, la vue des objets voisins, sert alors au réflexe qui préside à notre équilibre. Il est en effet d'usage de placer les mains devant les yeux de l'ataxique : on assiste à sa chute, car il perd du coup le seul moyen qui lui reste pour se maintenir debout en équilibre.

Le malade qui est demeuré quelques semaines dans le décubitus perd la notion du contact, surtout si quelque traumatisme a causé des lésions sérieuses du membre inférieur; il existe là une nouvelle éducation à refaire pour réapprendre à se tenir debout : nous pouvons en déduire aussi qu'il est utile d'entraîner chez le blessé qui garde le lit la sensation de contact à la plante, en exerçant des pressions sur la peau de la région plantaire, pressions qui se transmettront à l'astragalo-calcanéenne, au cou-de-pied, au genou, à la hanche et même aux articulations du bassin et du rachis.

Marche. — Le membre inférieur sert surtout à la locomotion; projeté en avant par les fléchisseurs de la cuisse sur le bassin (psoas iliaque) et par l'extenseur du genou, qui fléchit aussi la cuisse sur le bassin (triceps crural), le membre inférieur reprend le contact du sol par le talon antérieur par suite de l'extension du pied sur la jambe. Toute la plante du pied repose ensuite sur le sol; cependant l'autre membre inférieur quitte le sol et par conséquent lève le genou, il oscille en avant et touche le sol de la pointe du pied, puis repose toute la plante, et ainsi alternativement les deux jambes exécutent le pas; l'oscillation n'est pas passive : avant de quitter le sol, un mouvement du triceps de la jambe soulève le talon en étendant le pied et aide à la progression du membre en avant. Si nous voulons faire exécuter le pas sur place, l'oscillation n'a plus sa raison, et alors nous retrouverons trois temps : 1° élévation du genou; 2° position de la pointe du pied à terre ; 3° contact de tout le pied. A ces trois temps du pas correspondent les mouvements du côté opposé ; pendant que le 3e temps s'opère, l'autre jambe commence le 1er temps ; pendant qu'une jambe exécute le 1er et le 2e temps, l'autre pied fait le 3e temps. Ces trois temps doivent être exécutés en cadence pour que chaque pas ait la même étendue, la même durée, et s'il existe, dans le bruit causé parle pas, quelque différence sensible à l'oreille, c'est qu'il y a claudication. Le 3e temps a une durée double des deux autres, puisque c'est pendant le 3e temps d'un côté que se font le 1er et le 2e temps de l'autre côté : il est plus juste de dire que le 3e temps est suivi d'un repos et c'est pendant le 3e temps et le repos que se fond le 1er et le 2e temps du membre opposé. Le marquage du pas est une véritable marche sur place, le corps n'est pas penché en avant, la contraction des faisceaux du triceps sural est inutile, puisqu'il n'y a pas progression : seule la contraction des triceps fémoraux et psoas iliaque est nécessaire. Au contraire, dans le pas accéléré, la contraction des muscles postérieurs de la jambe est très accentuée et à plus forte raison dans la course : ce mode de locomotion diffère de la marche en ce que, pour chaque pas, le membre qui s'élève quitte le sol avant que le côté opposé n'ait repris contact : dans la marche un pied au moins touche toujours terre ; dans la course, il est un moment où le corps n'a plus aucun contact avec le sol.

Ces quelques notions physiologiques nous ont paru utiles à rappeler pour comprendre l'importance de la rééducation de la marche et des exercices préparatoires à cette reprise de la double fonction du membre inférieur, station et marche.

§ 2. — **Rééducation de la marche.**

Après quelques semaines de repos volontaire, après un arrêt obligatoire de son travail nécessité par une affection du membre supérieur, l'artisan, l'artiste devient maladroit. La raison nous en est connue : muscles anémiés, dégénérés, impression nerveuse mal dirigée. Le blessé qui est resté plusieurs semaines dans le décubitus ne sait plus marcher : il a perdu non seulement la force musculaire qui assure sa marche, mais aussi la notion de la marche.

Complications dues à une mauvaise rééducation de la marche. — Nous ne supposons ici que des convalescents ne conservant aucune infirmité des suites de la maladie qui nécessite le décubitus : considérons, par exemple, une fracture du péroné au 25e jour. Le blessé fait tous mouvements actifs et passifs du pied, du genou, de la hanche : ces mouvements sont réguliers et ont une force suffisante.

Si nous mettons cet homme debout, il éprouve d'abord de la difficulté pour se tenir en équilibre, mais il écarte bientôt ses pieds, et quittant le bord du lit qu'il tenait encore de la main, il essaye quelques pas avec peine et demande de suite à s'asseoir ou à se recoucher. Il n'a accusé aucune douleur, aucune fatigue spéciale, il déclare qu'il ne peut avancer la jambe, qu'il lui semble qu'il ne pourra plus jamais marcher.

Le lendemain il se tient mieux et renouvelle ses tentatives de marche, et, après quelques jours de nouveaux exercices, le convalescent, livré à lui-même, sort et essaye de reprendre ses occupations.

Mais au bout de quinze jours, il revient nous consulter, se plaignant de douleurs dans toute la jambe, et même jusqu'à la hanche ; il ajoute qu'il ne peut plus faire un pas. Si nous l'examinons, nous retrouvons la même tenue dans la station debout ; les pieds sont écartés comme le jour où il se leva ; les genoux sont en extension ; les pieds en léger valgus, le corps est un peu porté en avant : faisons marcher ce malade, il fléchit à peine le genou, fauche des deux jambes, surtout de la mauvaise, fait de petits pas, les pieds toujours très écartés : cet homme ne sait plus se tenir debout, cet homme ne sait plus marcher. S'il persiste, il conservera un membre inférieur douloureux pendant plusieurs mois, et il perdra son endurance à la marche.

Il a adopté dès la première heure de son lever une tenue facile ; il a placé ses pieds dans une position qui lui semblait la plus propice pour éviter de sentir la douleur de sa lésion (valgus) ; et l'écartement des deux pieds résulte de la facilité plus grande à trouver son équilibre, puisqu'il élargit ainsi la base de sustentation.

Dans la marche cette position a persisté, et pour éviter les mouvements de flexion et d'extension du pied sur la jambe qui pouvaient déterminer de la douleur, il a immobilisé l'articulation tibio-tarsienne et par suite le genou, puisque le triceps sural ne saurait agir sur une de ces deux articulations sans que l'autre ne ressentît les effets de sa contraction. Ainsi sont fixés genou et tibio-tarsienne : la marche ne s'exécute que par la hanche.

Tous les malades n'ont pas retrouvé une démarche aussi irrégulière, mais chaque convalescent de fracture abandonné à lui-même présente plus ou moins de troubles de cet ordre dans la station et la marche.

Il est facile d'admettre que le blessé, qui fut massé pendant toute la durée de la consolidation du cal, est en meilleure posture pour remarcher plus régulièrement, l'avantage du massage consistant à régulariser la contraction musculaire. Quelques artifices dans le traitement nous permettront souvent de préparer déjà l'éducation de la marche ; mais pour rendre au blessé la notion des divers réflexes que commandait cette fonction, l'exercice restera le moyen le plus certain.

Tout malade qui demeure quelque temps dans le décubitus et surtout celui qui s'alita pour une lésion de l'appareil locomoteur du membre inférieur doit être suivi jusqu'au jour où il marche régulièrement avec les muscles et les articulations de la marche régulière.

Rééducation de la station. — L'éducation de la station est facile : toutefois il ne faut pas la négliger ; c'est par elle que l'on doit commencer, puisque c'est de là que le convalescent part pour faire ses premiers pas.

Quand celui-ci se lève, il cherche à s'appuyer sur quelque objet environnant. Présentons-lui de suite quelque appui, le dos d'une chaise ; conduisons-le à quelque meuble qui lui serve de tuteur. Là nous l'invitons de suite à rapprocher les deux pieds, à se baisser les deux pieds réunis, les yeux ouverts, les yeux fermés. Nous lui faisons quitter une main, puis les deux mains ; et il répète la flexion des membres inférieurs, les pieds réunis, sans se retenir à son appui et même en fermant les yeux.

Chacun de ces conseils a son but. La station debout ne saurait avoir lieu sans équilibre du corps, le centre de gravité doit passer par notre base de sustentation, les deux pieds ; ce sont les muscles du dos, du cou, de la tête, et même tous les muscles (bras chez les équilibristes) qui déplacent suivant le besoin le centre de gravité pour que toujours il soit le plus près possible du centre de la base de sustentation. Ces mouvements sont commandés par des réflexes qui ont leur point de départ dans les sensations de contact du pied (talon antérieur) qui appuie de façon variée, quand le corps se penche plus ou moins en avant ou en arrière.

La vue aide aussi ces mouvements ; en fixant nos yeux sur la situation des objets voisins, en considérant le sol sur lequel nous nous plaçons, nous pouvons juger des mouvements à produire. Aussi les exercices d'assouplissement des membres inférieurs nous redonnent la sensation exclusive de contact du sol par le talon antérieur, et ces exercices, pratiqués les yeux fermés, familiarisent de nouveau notre corps avec les réflexes dont il avait perdu la notion.

STATION HANCHÉE. — On apprend aussi au convalescent à se tenir sur un pied, sur la pointe des pieds, à prendre la station *symétrique* avec les deux pieds et la *station asymétrique* ou *hanchée* sur un seul pied, l'autre ne servant qu'à assurer l'équilibre par contact du sol.

Cette dernière station est un excellent moyen de transition pour faire exécuter les premiers pas. Tous les convalescents ne font pas avec la même confiance cette reprise de la marche : quelques-uns très timorés craignent de confier le poids du corps à la jambe qui a été blessée. Certains ont comme perdu la sensation du contact, l'oubli de ce réflexe et ne peuvent se résoudre à s'appuyer sur le côté malade. Ils n'ont jamais fait de station symétrique, ce fut toujours une station asymétrique ; quelques-uns tombent, quand on essaye de tromper leur vigilance en soulevant la jambe saine, pour qu'ils appuient sur la jambe malade. Il y a bien là un trouble nerveux qui dépend de l'impression causée par le traumatisme sur les centres : l'éducation de la station est d'autant plus utile et nécessaire.

La position alternativement hanchée est une préparation du marquage de pas, début de la marche décomposée. Celle-ci doit en effet être exécutée avec les mouvements qui occasionneront la contraction des muscles puissants de la jambe et de la cuisse, c'est-à-dire les deux triceps.

Exercices de marche. — 1° *Décomposition et marquage du pas.* — Nous avons vu en effet que c'étaient ces deux gros muscles, aidés du psoas iliaque, qui étaient les véritables moteurs dans la marche. Ils fléchissent la cuisse sur le bassin, la jambe sur la cuisse et ils étendent le pied. Ce sera donc le premier temps de notre marquage de pas; ces muscles sont antérieurs et postérieurs au squelette, veillons à les faire contracter suivant l'axe antéro-postérieur. Le genou

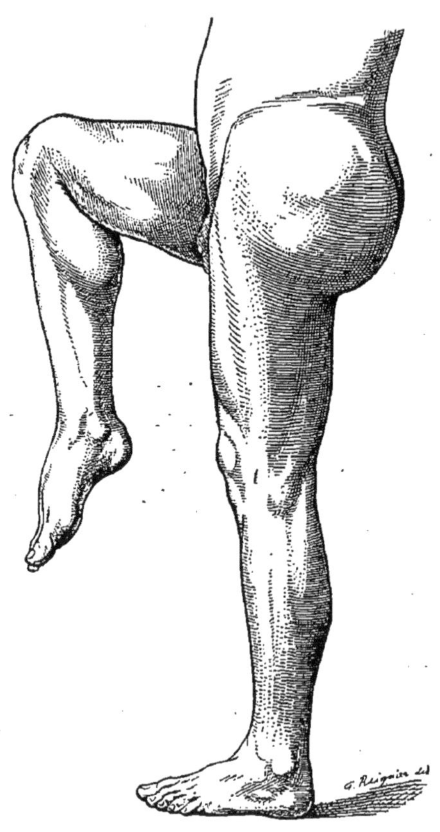

FIG. 100. — Décomposition du pas.

Le genou est élevé franchement en avant, à hauteur de la hanche; la jambe tombe verticalement, le pied se met en extension, la pointe prête à frapper la première le sol. De la sorte, ce sont bien les muscles triceps de jambe et de cuisse qui fonctionnent, c'est-à-dire les vrais muscles de la marche.

doit s'élever à hauteur de la hanche et franchement en avant, la pointe du pied est dirigée en bas. Dans le second temps le membre inférieur s'étend, la pointe du pied prend contact du sol, puis le pied fléchit sur la jambe dans un troisième temps ; la plante du pied supporte alors le poids du corps, car pendant ce repos le membre opposé opère le même mouvement, comme nous l'avons décrit précédemment. La main fixée sur les corps charnus sent qu'ils se contractent alternativement ; dans quelques jours, leur augmentation de volume démontrera la valeur de notre exercice.

2° *Cadence.* — L'alternance des mouvements ne doit pas être faite sans une grande régularité. Chaque mouvement doit s'exécuter dans le même temps : même nombre de secondes pour la flexion de chaque genou, même nombre de secondes pour leur extension. Il faut que l'on puisse donner une certaine cadence invariable, analogue à celle qu'on observerait en musique au bruit du métronome. Ce n'est pas un simple luxe de régularité ; chaque retard suppose une claudication, et nous savons qu'on peut reconnaître un boiteux au bruit de ses pas. Or les convalescents qui recommencent à marcher ne doivent pas boiter, ne devraient jamais boiter s'il n'y a pas une raison majeure qui oblige la claudication (diminution de longueur dépassant 5 centimètres, infirmité, etc.). Le malade, qui peut ne pas boiter un certain temps après son accident, évite dans la suite toute claudication, si son éducation musculaire est surveillée. Il ne doit pas y avoir de béquilles ou de canne provisoires : il est inutile de donner à ce convalescent l'éducation d'une béquille, puis celle d'une canne, ensuite celles d'une marche boiteuse et enfin d'une démarche régulière. On agissait ainsi autrefois : nous devons être plus rationnels aujourd'hui, et tel malade qui a abandonné ses béquilles au bout de quinze jours n'aurait jamais dû s'en servir.

3° *Pas ordinaire.* — Le marquage du pas se fait d'abord avec un rythme lent, puis plus rapide ; il est même bon de le varier pour habituer les membres aux diverses vitesses. Au début le malade s'appuie des mains sur un meuble ; bientôt il abandonne le meuble pour marquer le pas tantôt les yeux ouverts, tantôt fermés. Un bon procédé consiste à tenir les deux mains du blessé. On sent si un des deux côtés a besoin d'appui ou si chaque côté accomplit ses mouvements avec autant de force et d'adresse. En tenant ainsi ses mains, on peut, restant d'abord sur place, faire marquer le pas, puis, reculant lentement, faire progresser l'élève, qui commence enfin à marcher de ce pas décomposé. Il fait ainsi le tour de la chambre et on lui fait accomplir cet exercice 2 minutes par heure, 5 minutes toutes les 2 heures. Il ne doit jamais y avoir fatigue, à plus forte raison douleur : la contracture viendrait s'opposer aux progrès de notre malade.

Quand la marche est régulière, on fait exécuter la montée de quelques marches d'escalier, leur descente, puis on commence à faire sortir le malade, et autant que possible on lui fait conserver longtemps la forme du pas décomposé. Les malades par amour-propre n'aiment pas marcher de la sorte dans la rue ; il faut cependant leur recommander de lever encore le genou à chaque pas, pour être certain qu'ils continuent à marcher avec leurs muscles de la marche et non pas avec d'autres muscles du membre inférieur, comme le font les convalescents mal dirigés ou trop tôt abandonnés.

Le mouvement du pas décomposé ressemble assez au mouvement du membre inférieur pendant qu'il pédale sur bicyclette. Aussi ce sport est-il excellent pour les convalescents qui nous occupent.

Tous les sports qui dépendent des mouvements du membre inférieur pourront être repris quand la marche sera régulière, course, natation, patinage, etc., et seront d'autant plus vite récupérés que l'éducation de la marche aura été prompte et bien surveillée.

4° *Massage préparatoire.* — Les exercices d'éducation musculaire sont précédés d'une séance de massage des muscles

les plus atteints dans l'affection que nécessite le décubitus ; à cette séance on mobilise chaque jointure à son maximum, et la mobilisation active prépare le malade aux exercices de marche. Chaque exercice doit reprendre du début de la progression ; le

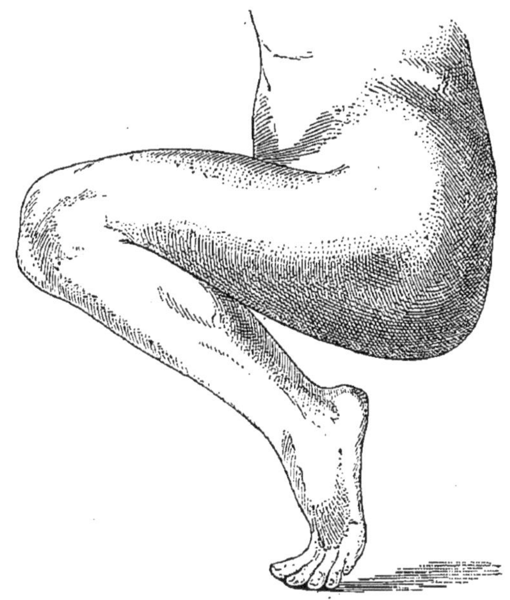

FIG. 101. — Exercices d'assouplissement des membres inférieurs.

Ces exercices ont surtout pour but de faire travailler les muscles de la marche (triceps de la cuisse et de la jambe). Les membres inférieurs se placent parallèlement l'un contre l'autre: genou contre genou, malléole contre malléole, gros orteil contre gros orteil. — Les triceps agissent sûrement dans la direction normale. — En recommandant de s'asseoir sur les talons dans la flexion complète des membres inférieurs, on exerce aussi les fléchisseurs et extenseurs du pied. Ils deviennent puissants et aident les triceps dans la marche, qui gagne surtout en souplesse.

malade commence à répéter les exercices de station, puis de marquage de pas, etc. ; il est nécessaire de s'assurer s'il n'y a pas quelque défaut de mouvement qu'il serait difficile de corriger plus tard, mieux vaut y songer de suite.

Ces exercices sont répétés dans la journée par le malade, qui ne doit pas même arriver à la première sensation de lassitude : les pas ne sont pas toujours exécutés avec autant d'attention et il y a surtout de l'opposition pour l'élévation du genou. Aussi faut-il recommander de faire les mouvements d'assouplissement des membres inférieurs, pieds et genoux réunis ; de la sorte la flexion et l'extension des divers articles s'opèrent forcément et les muscles correspondants se développent. On peut être certain que dorénavant la marche sera régulière.

Nous avons ainsi rendu à un blessé convalescent d'une lésion peu grave la fonction complète du membre atteint : malheureusement notre tâche est souvent plus difficile, et nous avons à lutter contre des infirmités de toutes natures, ankyloses, pseudarthroses, luxations congénitales, paralysies musculaires, rétractions, raccourcissements après fractures, coxalgies, etc. Tous ces malades gagnent à être éduqués après leur convalescence et même à être dirigés quand ils ont eu des principes orthopédiques défectueux : telle coxalgique a pu être amélioré dans sa démarche au point de ne plus boiter ; telle fracturé de jambe avec 7 centimètres de raccourcissement marche, court même sans aucune claudication. Dans chaque cas particulier nous devons adopter les principes généraux de la marche régulière et y joindre les quelques modifications nécessaires que nous décrivons pour chaque affection qui nécessite la rééducation de la marche.

§ 3. — **Affections articulaires.**

TUMEURS BLANCHES DU MEMBRE INFÉRIEUR

Éducation du coxalgique; contre-indication dans les cas aigus. — Toute articulation atteinte de synovite fongueuse doit être respectée : il n'est pas de massage de la tumeur blanche du genou ou de la coxalgie, tant que la maladie ostéo-articulaire n'est pas absolument guérie et depuis quelque temps déjà.

Lorsque la guérison est survenue, si on peut appeler ainsi l'infirmité consécutive, nous pouvons rendre quelque service, non pas en essayant de rendre à l'articulation sa souplesse antérieure, nous estimons, jusqu'à preuve contraire, que ce serait dangereux, mais en éduquant le membre infirme dans sa nouvelle fonction.

Discussion sur le traitement actuel dans les cas aigus. — Nous pensons que la thérapeutique trouvera quelque jour mieux à faire que d'assister impuissante à l'évolution d'une colonie tuberculeuse, depuis le moment où elle n'a, comme territoire, qu'une minime partie du tissu spongieux de la tête fémorale jusqu'à ce que les épiphyses voisines, les tissus péri-articulaires soient envahis de fongosités. Lorsque, dès le début du soupçon qu'on a de la localisation tuberculeuse, on mettra l'enfant en un bon milieu, qu'on l'empêchera de marcher, qu'on le suralimentera, les lésions n'évolueront plus et il ne s'installera pas de bonne heure, de façon irrémédiable, des contractures des pelvi-trochantériens rapidement dégénérées en rétractions, l'enfant ayant peu souffert ; ce réflexe musculaire cédera à la moindre extension continue, puisque nous ne voulons pas parler de massage.

Les lésions seront alors vite conjurées, et la jointure pourra être entretenue par la mobilisation modérée et le massage des muscles de la cuisse. Au bout de quelques mois, quelques semaines, la marche sera de nouveau essayée, et souvent on trouvera ainsi des enfants guéris qu'un traitement tardif et prolongé a rendus infirmes.

Mais aujourd'hui notre ambition ne va pas jusque-là : après avoir fait quelques mois d'extension, les poids sont retirés, l'enfant demeure encore au lit quelques semaines, puis on le fait lever ; et on constate le plus souvent que la cuisse présente une légère flexion et un peu d'adduction et de rotation en dedans.

Les mouvements de la hanche ont totalement disparu, le membre inférieur est raccourci par atrophie générale et par suite de la rétraction des pelvi-trochantériens et du petit fessier. On fait lever l'enfant ; la plupart des petits coxalgiques sont livrés à eux-mêmes : quelques chirurgiens donnent bien quelques conseils orthopédiques ; l'enfant emploie des béquilles, des cannes, des chaussures spéciales. On a dit à la mère que sa fille était guérie : mais comme l'enfant boite chaque jour de plus en plus, elle demande avis. Partout on lui explique que l'infirmité est obligatoire ; elle en arrive ainsi à consulter des empiriques ; nous avons pu voir, au début de nos études massothérapiques, un soi-disant Institut orthopédique, dirigé par un célèbre charlatan achalandé par tous les infirmes de Paris, de la France et de l'étranger, qui certes n'y trouvaient pas la guérison, mais qui venaient y chercher quelque conseil, pour améliorer leur marche, puisque la chirurgie se déclarait souvent impuissante.

Qui donc cependant donnera les préceptes nécessaires à ce coxalgique pour dissimuler son infirmité, pour employer le mieux possible dans un but fonctionnel et plastique ce membre déformé et atrophié, si ce n'est son médecin ?

Éducation de l'ankylosé de la hanche. — Nous considérons donc l'enfant guéri par ankylose, il peut s'appuyer sans douleur sur sa jambe malade. Si le membre est de plus de 4 centimètres plus court, il doit porter une chaussure qui ne permette pas plus de différence entre les deux semelles. Il est préférable que cette différence ne soit pas dépassée, le bassin en s'inclinant légèrement corrige cette différence, et l'oscillation du membre malade est facilitée, comme nous le verrons. Quand il y a 4 centimètres de raccourcissement, le marquage du pas est pratiqué sans descente des épaules au moment où le coxalgique passe de la jambe saine à la jambe malade, et la station peut se faire simultanément sur les deux jambes. Le coxalgique doit s'apprendre à passer d'une jambe à l'autre de façon que les épaules varient de hauteur le moins possible : pour mieux surveiller cet exercice, il se met devant une glace.

Il est utile de conserver cette différence d'au moins 4 centimètres ; en voici la raison : nous avons vu en détaillant la marche que la jambe qui fait le pas prend contact avec le sol, puis son mollet se contracte, l'autre jambe oscille alors d'arrière en avant suivant un mouvement presque passif sur terrain horizontal, absolument passif sur terrain descendant, réclamant une certaine force musculaire des fléchisseurs de la hanche (psoas et droit antérieur du triceps) sur terrain montant. Dans cette oscillation le membre inférieur doit se fléchir pour ne pas frotter le sol, lorsqu'il passe à hauteur de l'autre membre, car celui-ci est légèrement fléchi, et comme c'est sur lui que repose le corps, le bassin se trouve plus bas dans la marche que dans la station debout ; la jambe oscillante doit donc se fléchir : cette flexion se fait normalement à la hanche comme nous l'avons dit, mais l'ankylosé ne peut le faire ; il pourrait peut-être fléchir le genou en portant la jambe en arrière, s'il devait marquer le pas ; mais comme dans la marche il doit avancer, il faut que le pied soit prêt à prendre contact du sol en avant ; c'est donc dans le bassin que doit se faire la coudure, c'est à nous à éduquer la sacro-iliaque et les articulations de la colonne lombaire pour produire ce mouvement qui est certes peu marqué et s'aidera d'une élévation de tout le membre inférieur par inclinaison du bassin. Le cou-de-pied se met à l'instant voulu en forte flexion pour que la pointe ne gêne pas pendant l'oscillation. En résumé, il y a élévation du membre inférieur par inclinaison du bassin et flexion de la tibio-tarsienne.

Au début nous exerçons donc le coxalgique à faire des mouvements de flexion du tronc sur l'abdomen et des mouvements du membre inférieur sur le corps passivement et activement : les exercices de flexion du corps en avant et arrière peuvent être exécutés debout ou couché. Au bout de quelque temps d'exercices, on exige avec sévérité que les épaules persistent à même hauteur pendant la marche.

VARIÉTÉ. SEXE FÉMININ. — On ne saurait exiger autant de tous les coxalgiques : il en est qui marchent bien au bout de quelques semaines, d'autres marchent toujours mal qui ont un membre grêle, atrophié, sans aucune résistance, et la claudication, quoique atténuée, persiste. La jeune fille dissimule mieux son infirmité : aussi peut-on être moins exigeant pour éviter que l'exercice n'accentue trop les déviations de son bassin : il faut recommander de ne faire que de petits pas et de s'habituer à cette démarche. Si quelque douleur, quelque fatigue surviennent, on ne doit pas hésiter à faire reposer le convalescent, car des récidives sont à craindre lorsque l'éducation est faite de trop bonne heure, et les contractions sont la conséquence du surmenage de ces muscles atrophiés.

Tant que la marche est défectueuse, le coxalgique doit s'efforcer de l'améliorer ; de jour en jour il perfectionne son éducation et peut arriver à une démarche approximativement régulière : le zèle de l'enfant fait quelquefois défaut, on peut mieux escompter de l'amour-propre de la jeune fille et du jeune homme qui ont quelque souci de leur infirmité. Enfin nous recommandons surtout de rejeter tout appareil et toutes béquilles ou cannes ; les muscles ne travailleraient plus, si on les aidait; on peut autoriser l'emploi de hautes cannes (genre des cannes dix-huitième siècle) au début de l'éducation, si l'enfant remue trop les épaules; on les lui laissera plus longtemps en cas d'atrophie considérable du membre. Ces longues cannes, plus élégantes que les béquilles, les remplacent avantageusement quand l'enfant se sert quelque peu du membre infirme, car elles obligent à plus d'effort musculaire que les béquilles ; et même celles-ci donnent au coxalgique une telle confiance qu'il ne fait plus aucune tentative pour sa rééducation.

Éducation de l'ankylosé du genou. — La tumeur blanche du genou, suivant la même progression qu'à la hanche, arrive aux mêmes effets ; l'ankylose du genou est considérée comme sa guérison. Nous partons du même principe qu'on ne doit pas mobiliser un genou pareillement ankylosé, et nous pensons que cette complication est à respecter ; mais avec cette infirmité le convalescent boite moins que le coxalgique ; c'est encore de trop, puisque les articulations du bassin, de la hanche et du cou-de-pied peuvent suppléer l'absente et lui rendre une démarche quasi régulière.

Éducation du réséqué du genou. — Nous avons déjà donné, à la région du genou, l'éducation de la marche de l'ankylosé, nous pouvons ici la compléter par celle du réséqué, qui diffère quelque peu et que l'on doit enseigner au tuberculeux du genou dont on réséqua l'articulation. Le but de l'opération est de donner au convalescent une tige rigide osseuse, formée du fémur et du tibia réunis par un cal solide, au lieu et place de l'articulation absente. Le membre inférieur est diminué de 10 à 15 centimètres : le réséqué devient donc un ankylosé dont le membre est sensiblement plus court. Certes l'oscillation n'est plus gênée par la longueur, mais quand le réséqué passe d'une jambe à l'autre, ses épaules descendent ou remontent de plusieurs centimètres : dans la station debout, il se tient sur une jambe, la saine le plus souvent, et quand il veut se poser sur l'autre, il diminue de hauteur. Une des meilleures conditions est donc de rapprocher ce membre de l'aspect de celui de l'ankylosé du genou qui boite relativement peu ; on lui donne pour cette raison une bottine qui le hausse des centimètres manquants moins 4. Avec une très légère ascension de la hanche, il corrige alors l'inconvénient de l'oscillation qui peut se faire même sans ascension ; la moindre inclinaison du bassin établit la même longueur approximative et la démarche se fait assez régulièrement ; le réséqué loit aussi s'exercer devant la glace pour ne pas s'habituer au)alancement des épaules à chaque pas.

Chez les ankylosés de la hanche, du genou, ces exercices le rééducation ne peuvent être entrepris que si la musculature les articulations qui suppléeront aux mouvements absents est n excellente condition. Si l'appareil musculaire se ressentait les lésions osseuses et articulaires voisines, des séances de nassage préparatoires rendraient bientôt aux fibres charnues a force nécessaire à leur nouvelle fonction.

LUXATIONS CONGÉNITALES

Éducation de la marche. — Nous avons eu plusieurs fois l'oc- asion de remarquer que le massage et surtout la surveillance es exercices de marche pouvaient diminuer le déhanchement des eunes filles atteintes de luxation congénitale. Il peut se présen- er deux cas pour que notre intervention soit utile à ces ma- ides. Après une intervention ou même sans intervention, orenz, Calot et les différents chirurgiens qui ont pratiqué ces pérations avec quelque succès, ont parfait leur traitement en rtifiant par le massage le système musculaire péri-articulaire en entraînant leurs opérées par une démarche plus régulière. lais si l'opération peut amener la cure complète, l'éducation de marche chez ces malades peut améliorer leur démarche à tel oint que de ridicule et grotesque leur claudication devient à peine nsible. Nous avons conseillé le massage : il a son importance, consiste en manœuvres de pression des muscles fessiers, des uscles de la cuisse, en mobilisation de la hanche suivant des xions et extensions régulières, en fixant l'extrémité fémorale ns la région fessière. Après dix jours de semblable massage mobilisation, et de repos dans l'intervalle des séances, la alade est levée, et on lui apprend à marquer le pas en s'appuyant de ses mains sur un dossier de chaise; on exige d'elle que ses épaules ne s'écartent pas de l'axe : un effort de contraction des muscles fessiers et une pression des mains aidant, en diminuant le poids du corps, la démarche n'est plus déhanchée : à la place de la chaise, les deux mains du masseur servent de point d'appui, et encore le pas est marqué sans mouvement des épaules ; le médecin recule alors quelque peu et, demandant à la malade de s'appuyer toujours sur ses mains, celle-ci exécute deux ou trois pas, en s'efforçant de ne pas boiter ; malgré la bonne volonté, il y a déhanchement, mais il est bien moins accentué. Aux mains du médecin sont substituées deux cannes hautes sur lesquelles la malade s'appuie, pendant qu'elle continue à s'efforcer de faire de petits pas sans claudication.

Au bout de plusieurs semaines, la démarche est presque régulière, on retire un bâton ; on retire le second, quinze jours après ; si la jeune malade applique son attention et son amour-propre à perfectionner sa nouvelle démarche, elle persiste longtemps dans son amélioration ; mais si elle néglige de s'exercer, si, lasse de ces exercices ou se croyant guérie, elle *ne pense pas* chaque pas, elle recommence à boiter comme par le passé. L'éducation musculaire a toujours amélioré ces malades, mais le manque de courage ou de persévérance n'a souvent pas permis d'en attendre tous les effets.

Les manœuvres de mobilisation et d'éducation de la marche ne varient pas, qu'il y ait luxation congénitale d'un seul côté ou qu'elle soit bilatérale.

§ 4. — **Maladies et affections circulatoires.**

ŒDÈME

Une première question doit se poser : est-il des œdèmes à respecter ? Si nous envisageons l'œdème dans son sens le plus général, il est bien évident que la massothérapie doit faire ses réserves. Nous excluons tous ces œdèmes qui accompagnent les états inflammatoires des diverses régions du membre inférieur et qui ne sont que les conséquences immédiates des troubles circulatoires locaux (lymphangites, phlegmons, etc.). Nous ne considérons par conséquent que les troubles de circulation des membres inférieurs dus à une mauvaise circulation générale (états cachectiques, affections cardiaques, rénales, etc.), ou à une mauvaise circulation locale (varices profondes, immobilisation du membre inférieur, etc.). Dans ces divers cas les veines et d'ailleurs tous les vaisseaux ne présentent aucune altération que puisse augmenter quelque manœuvre intempestive. Nous ne ferons alors aucune variété, ni de la cause, ni de l'étendue, ni de l'unilatéralité ou de la bilatéralité.

a) Symptomes. But. — Les membres inférieurs présentent ce gonflement avec ses caractères bien connus ; il est indolore, débute autour des malléoles et à la face dorsale du pied, puis gagne peu à peu dans la station verticale, diminue de même dans le décubitus, de sorte qu'il est surtout marqué le soir, diminue ou disparaît le matin.

Sans discuter l'effet de la massothérapie, nous devons cependant constater que notre intervention a ici une double raison. Le massage a d'abord pour but le réflexe qui se termine par l'action vaso-motrice des filets du sympathique, et peut agir ainsi non seulement sur les fibres-cellules des veines du membre inférieur, mais aussi sur tout le système circulatoire, réveillant l'activité cardiaque, comme on a pu l'observer dans certains cas d'asystolie. C'est en plus un moyen d'aider mécaniquement l'acheminement de la sérosité vers la racine du membre. Et nous ne parlons que de l'action sur l'arbre veineux, les pressions agissant aussi bien sur les tissus fibreux et musculaires.

b) Technique. — Nous avons déjà signalé la mauvaise qualité de la peau de tels malades : on ne doit ménager aucune précaution pour éviter la blessure des téguments ; chez les variqueux, elles peuvent être le point de départ d'ulcères. Si l'œdème est bilatéral, en massant alternativement chaque côté un jour sur deux, on évite l'exfoliation trop rapide d'un épiderme bien fragile. On a conseillé de diriger les pressions le long des veines saphènes interne et externe : il est préférable, à notre avis, d'exécuter des pressions en anneau sur toute la surface de chaque segment de membre, en respectant la région des deux veines, insistant par conséquent plutôt le long des loges musculaires antérieure et extérieure et de chaque côté de la veine saphène externe sur chaque jumeau, à la jambe ; en remontant on agit sur toute la cuisse, sauf dans la gouttière de l'artère fémorale, puisque la veine saphène interne suit en général ce trajet pour aller se jeter dans la veine fémorale au triangle de Scarpa.

Le malade étant dans le décubitus, le sang veineux ne stagne plus dans les tissus et l'œdème ne se reproduit pas ; aussi, après le massage, le diamètre du membre est-il visiblement diminué et, si on profite de l'effet du massage pour mobiliser avec fruit les articulations du pied, du genou et de la hanche, on a du même coup relevé la pression circulatoire et tonifié l'appareil moteur.

c) Moment et durée du traitement. — Les séances doivent être plutôt exécutées le soir pour que l'effet persiste pendant la nuit, et il est bon de recommander avant de se lever de mobiliser activement toutes les jointures du membre inférieur, puis de faire sitôt le lever quelques exercices d'assouplissement. Enfin, dans la journée. le malade doit allonger le membre inférieur en mettant le pied à hauteur du bassin, pour aider la circulation capillaire et veineuse. Ce traitement local de l'œdème n'exclut pas le traitement général : si les varices sont causes de ce trouble circulatoire, à ce traitement de l'œdème s'adjoint un traitement spécial, des varices que nous indiquerons.

La durée de ce traitement ne doit pas excéder un mois : si les causes de l'œdème persistent, on use des compressions légères des membres inférieurs et du décubitus, et de temps en temps on reprend une nouvelle série de séances ; le massage agit utilement sur les divers tissus et conserve ainsi aux muscles leur vitalité et leur force. Si l'œdème est consécutif à une dilatation du cœur et qu'il disparaisse par suite de réveil de l'énergie cardiaque, le massage n'est continué que quelques jours après le relèvement du volume de l'urine.

VARICES

a) Symptomes. — La massothérapie est d'une heureuse indication à toutes les périodes des varices. Il peut y avoir simple dilatation mécanique et passagère des veines (grossesse) ou alors une affection veineuse avec lésions des diverses tuniques de la veine qui occasionnent des augmentations de volume, des épaisissements des parois, des allongements de ces vaisseaux sous forme de sinuosités avec dilatations donnant l'aspect et la consistance de tumeurs. Ces tumeurs sont réductibles par la pression et la constriction en amont et deviennent turgescentes par la constriction en aval. Elles augmentent dans la station debout et disparaissent en partie dans le décubitus. Elles forment dans la peau des arborescences bleuâtres et sont incolores dès qu'elles sont sous-cutanées.

Ces quelques symptômes nous donnent les principales raisons de notre intervention et nous indiquent les procédés à observer. Si les varices sont profondes, les symptômes sont moins accentués, mais le diagnostic s'impose par divers troubles fonctionnels, qui dénotent une pression veineuse exagérée, œdème le soir, fatigue, douleur profonde, disparaissent, quand la jambe est allongée horizontalement.

b) Traitement. — Au début, le traitement de l'œdème est suffisant, surtout si les varices sont passagères : aider la circulation le soir par des pressions en anneau, mobilisation et exercices modérés, puis allongement dans la journée. Cette intervention s'oppose à la dilatation et aux lésions des parois des veines tant que la cause des varices persiste. Dès que la circulation n'a plus d'obstacle, l'arbre veineux n'étant en aucun point dégénéré reprend ses fonctions antérieures : les valvules sont suffisantes et la circulation veineuse est complètement rétablie.

Mais le plus souvent les dilatations veineuses s'accompagnent de lésions. Les valvules deviennent insuffisantes et les ampoules sus-valvulaires deviennent des tumeurs sanguines, qui ont tendance à l'accroissement en volume et en nombre, tout l'arbre veineux se dilatant ainsi peu à peu. Notre intervention a donc un but tout différent. Le massage ne peut espérer redonner aux veines leur ancienne structure ; mais il peut empêcher l'asphyxie lente et chronique des tissus de la jambe constamment imbibés de sang veineux qui les nourrit mal ; il aide la musculature à remplir son rôle de cœur de la jambe, que les physiologistes lui attribuent ; c'est la contraction des muscles du mollet qui chasse le sang veineux profond dans le système superficiel, pour qu'il se rende ainsi par deux voies à la racine du membre.

Le massage de ces variqueux doit être très discret au niveau des dilatations veineuses, plus marqué aux régions musculaires antéro-latérales et postérieures, et surtout aux muscles de la cuisse. La mobilisation passive et active faite après le massage dans le décubitus, pendant que les muscles de la jambe et de la cuisse sont débarrassés de l'excès de sang veineux, entretient la vitalité de la fibre charnue et, par suite, l'organe locomoteur et adjuvant de la circulation veineuse inférieure.

On ne peut régénérer les parois de telles veines variqueuses ; les exercices d'assouplissement qu'on doit conseiller à ces malades ne s'adressent donc pas à la rééducation de ces veines, mais ont pour but de conserver la vigueur des muscles profonds. Ils doivent être exécutés plusieurs fois dans la journée. La station debout est plus mauvaise que la marche ; aussi permet-on quelques courts exercices de marche quotidienne, espacés par des périodes de repos : celui-ci réclame la station assise avec le pied élevé au moins à la hauteur du bassin ou le décubitus, de beaucoup préférable. Chaque exercice, chaque marche ne saurait se faire sans porter de bas élastiques ou de bandes légèrement comprimantes, qu'il faut retirer le soir pour laisser reposer la peau.

Cependant si les variqueux sont jeunes, et surtout s'ils présentent des varices accidentelles (varices de la grossesse, varices post-traumatiques, etc.), on doit tenter par la rééducation veineuse à réparer le mal, et non pas à le considérer comme infirmité. Si la marche n'est pas conseillée de façon rationnelle, les dilatations augmentent au lieu de diminuer : aussi doit-on surveiller les exercices de marche, les commencer pendant quelques minutes, replaçant ensuite le membre horizontalement, puis continuer progressivement ces exercices avec assez de soin pour que les parois veineuses se développent et reconstituent des veines à peu près normales : à de tels malades le bas à varices est défendu car il nuirait à l'éducation des veines nouvelles.

c) Complications cutanées. — Nous avons toujours montré beaucoup de réserve pour le massage des jambes variqueuses, lorsque la peau est déjà malade (eczéma, etc.). Nous ne voudrions pas cependant que les complications des varices, ulcères, eczéma, soient des contre-indications au traitement de massage et de mobilisation. La cause première de ces accidents est l'état variqueux du membre ; le décubitus aide la circulation et favorise la guérison des ulcères et de l'eczéma, mais le massage ne peut qu'aider la circulation et activer la nutrition de tous les tissus du membre. Nous ne défendons pas chez l'ulcéré quelques instants de marche bien régulière, à condition qu'il y ait légère compression élastique, que ces exercices de marche soient de très courte durée et que dans l'intervalle la jambe soit replacée dans la situation horizontale. Nous préférons toutefois la mobilisation passive et active dans le décubitus.

TRAITEMENT DES PHLÉBITES

a) Discussion. — Lorsque nous proposions pour la première fois de mobiliser de bonne heure les phlébitiques, nous apportions le résultat de plusieurs observations personnelles, qui devaient inspirer un mode de traitement bien différent de celui qui avait été institué jusqu'à ce jour. La dramatique complication de cette affection, l'embolie, avait effrayé à ce point malades et médecins que c'était entre eux une lutte de prudence et de patience, et que, pour éviter un mal heureusement assez rare, on assurait au pauvre alité, en dehors d'une faiblesse générale due à ce décubitus prolongé, des atrophies musculaires, des raideurs et des ankyloses, c'est-à-dire des infirmités souvent irrémédiables.

En soignant ces infirmes, ces victimes d'une *téméraire* patience, nous remarquions facilement que la durée des lésions était généralement en rapport avec la prudence intempestive du médecin, et que les malades indociles avaient le plus souvent guéri sans complication. Cette imprudence consistait, en effet, à remuer dans son lit, à se lever (!), c'est-à-dire à éviter l'atrophie musculaire, la raideur articulaire, conséquences de l'immobilisation, nous ajouterons, et avant tout, la récidive. Comme nous l'expliquions, cette récidive, très fréquente et qui bientôt se répète, trois, quatre, plusieurs fois, est encouragée par l'immobilisation, qui, en ralentissant la circulation, facilite l'inoculation microbienne de veine à veine.

Les anatomo-pathologistes nous ont démontré que l'évolution des lésions de la tunique interne demandait quelques jours pour que le coagulum mobile intraveineux, qui s'effilait jusqu'à la première collatérale importante, se formât d'abord, puis adhérât suffisamment aux parois, afin d'obturer la veine et ne plus présenter cette fragilité qui a pour conséquence sa segmentation, c'est-à-dire l'embolie. Dès que ce travail d'adhérence est terminé, puisque la crainte de l'embolie est éloignée, il faut de suite s'efforcer de lutter contre toute chance de récidive, en ne permettant pas à de nouvelles colonies bacillaires d'inoculer les veines voisines : il faut ne pas créer de milieu favorable et aider la circulation, au lieu de la ralentir. Toute exagération dans la mobilisation serait condamnable et même dangereuse, on doit cependant songer à cette manœuvre le plus tôt possible.

La phlébite, durant sa période inflammatoire, s'accompagne de réaction générale : le thermomètre accuse au moins un degré de différence avec la normale, et le plus souvent deux, quelquefois trois degrés. Si donc on prend avec soin cette température depuis le début, on assiste à la huitaine de jours de réaction fébrile, puis la fièvre tombe, et les autres symptômes généraux s'amendent enfin.

Il faut alors chaque soir, chaque matin, prendre la température avec grand soin pour s'assurer qu'il n'y a aucune complication locale, et après une nouvelle semaine il n'y a plus aucune crainte d'accidents emboliques dans cette portion de veine malade; on peut donc mobiliser le membre. Si nous n'avons pas assisté pendant la première semaine à la période inflammatoire, nous nous assurerons par une expectative de huit jours qu'il n'y a eu aucune récidive récente, qu'aucune rechute n'a commencé avant notre venue : nous prendrons pendant cette semaine la température matin et soir. La température pourrait monter d'un degré pendant la durée du traitement (nous ne l'avons pas encore observé), on cesserait deux, trois jours la mobilisation pour la reprendre ensuite, à moins qu'il ne s'agisse d'une récidive; en ce cas, on patienterait huit autres jours encore après la dernière journée fébrile: on ne saurait user de trop de prudence dans cette période. Comme on le voit, la température est un guide précieux; elle doit être prise avec soin. C'est le seul symptôme vraiment fidèle : il existe toujours, même quand la phlébitique, comme habituée à ses lésions, ne ressent plus aucun malaise (mal de tête, inappétence, nausée, abattement ou agitation, etc.) : elle ne pense pas en effet accuser quelque jour un peu de mal de tête, de l'inappétence et autres signes qui apparaissent souvent pendant les mauvaises journées de la convalescence et qu'on met sur le compte de quelque état gastro-intestinal passager, de constipation, etc.

Si un peu de négligence a fait délaisser l'examen de la température, parce qu'il y a eu un mois d'écoulé, plus quelquefois, depuis la dernière récidive bien apparente, ces symptômes passent inaperçus, et alors commencent les imprudences, les graves erreurs; on permet, par exemple, à la convalescente de s'asseoir dans son lit; mais, comme une seconde journée inflammatoire est à son début, la veine présente un nouveau caillot cruorique encore mobile, et la malade, en essayant de s'asseoir, fléchit brusquement son bassin; le caillot se segmente, un fragment est entraîné vers le cœur. La tête de la malade se renverse en arrière; elle meurt d'apoplexie pulmonaire.

Et on a quelquefois attendu six mois pour arriver à ce résultat ! Il est probable qu'on eût pu obtenir une terminaison rapide et plus heureuse en évitant précisément les diverses récidives qui ont été entretenues par le décubitus prolongé de la malade. Nous ne voulons pas rappeler ici, comme nous l'avons fait ailleurs, que la statistique le démontre, puisque l'embolie est surtout une complication des phlébites qui sont soignées dans les milieux aisés, ou à l'hôpital. Dans ces deux cas, on use et on abuse de la prudence ; les malades sont bien surveillés ; au contraire l'ouvrière, l'employée qui se soignent chez elles, n'ont pas le temps d'être prudentes, elles attendent bien quelques jours, faisant cette concession parce qu'on leur a fait une telle peur de l'embolie !! Elles retournent donc bien vite à leurs occupations : leur phlébite récidive rarement, quand elles se mobilisent ; ce sont de vraies convalescentes, elles ne sauraient avoir d'embolie. Et lorsqu'on trouve chez le malade nécessiteux cette complication, le plus souvent elle survient tout à fait au début, dans la première atteinte, c'est-à-dire dans la première quinzaine, et on en comprend alors la raison.

De ces observations, de ces recherches, on pourrait conclure à la mobilisation précoce dans la phlébite, non pas, comme on nous l'a fait dire à tort, au massage précoce (la massothérapie n'aura que plus tard son indication), mais à la mobilisation exécutée avec toute la prudence, tout le soin que demande une intervention semblable dans une affection aussi sérieuse.

Nous ne devons donc plus dire que le masseur peut soigner les atrophies, les raideurs et les ankyloses consécutives aux phlébites, mais qu'il peut et doit éviter ces complications et même mettre le malade en meilleures dispositions pour lutter contre la récidive et par suite l'embolie, en intervenant le plus vite possible.

b) Soins de la phlébite au début. Mobilisation précoce. — *Première période. Immobilisation.* — Pendant la période inflammatoire, alors que le thermomètre accuse une élévation, quelque minime soit-elle, le membre est immobilisé dans une gouttière en fil de fer garnie d'ouate. On peut auparavant enduire les téguments de quelque lininent calmant ou les recouvrir de compresses humides disposées, de façon à être changées sans remuer le malade. Cette immobilisation dure pendant la période fébrile et même est continuée encore une huitaine de jours. Si pendant cette semaine le thermomètre accusait un degré, ne serait-ce même que quelques dizièmes de degré en plus, on mettrait le malade en surveillance, et on compterait encore une huitaine de jours depuis la dernière trace d'irrégularité thermométrique, pour que l'on soit certain qu'il n'y a aucune phlegmasia à l'état aigu, aucun caillot intraveineux plus ou moins mobile.

Pendant cette période les symptômes physiques nous montrent les caractères de l'œdème blanc douloureux qui persiste jusqu'à notre intervention.

Seconde période. Mobilisation du membre inférieur dans le décubitus. — La gouttière et les pansements sont alors retirés avec beaucoup de précautions pour éviter la flexion de la cuisse sur le bassin. On commence la mobilisation passive par les articulations des orteils. Chaque orteil est fléchi et étendu au niveau de chaque jointure phalangienne ; le pied est fixé avec modération, l'œdème pouvant être douloureux jusqu'à la région dorsale, puis on mobilise les articulations métatarso-phalangiennes en faisant l'adduction, l'abduction, la flexion, l'extension de l'orteil sur l'avant-pied, en y joignant quelques mouvements de circumduction, puis ces mouvements sont répétés pour tous les orteils pris en masse, en n'oubliant pas de combiner tous les mouvements de flexion et d'extension des jointures phalangiennes et métatarsiennnes. Le premier jour on se contente de la mobilisation des orteils ; le lendemain, on augmente l'étendue des mouvements, on ajoute la mobilisation passive des articulations métatarso-tarsiennes et on fait exécuter quelques mouvements des orteils par le malade ; et si, après la première séance de mobilisation, on a conseillé de ne pas remuer le membre inférieur et si au besoin, pour cause d'indocilité, on a replacé la gouttière pour la nuit, on conseille quelques mouvements des orteils toutes les deux heures en faisant fixer le pied pour que les mouvements ne s'étendent pas au tarse et au cou-de-pied.

Le surlendemain on progresse dans la mobilisation : c'est alors l'enarthrose scapho-astragalienne qu'on a surtout en vue, fixant l'arrière-pied, mobilisant l'avant-pied en tous sens ; on mobilise par ces manœuvres les autres jointures des petits os du tarse (intercunéennnes, cunéo-scaphoïdiennes, cubo-scaphoïdienne, cubo-cunéenne, et surtout cubo-calcanéenne qui continue, mais avec moins de mobilité, l'interligne de Chopart). Ces mouvements, qui assurent la souplesse des articulations, ont surtout pour but de faciliter la circulation ; aidés de mouvements actifs, ils font circuler le sang veineux intra-musculaire. La meilleure preuve en est dans la diminution ou la disparition de l'œdème, qui le plus souvent reste localisé à la racine du membre.

Le quatrième jour, on ajoute la mobilisation de l'interligne astragalo-calcanéen et enfin le cinquième jour on achève la mobilisation du pied, en pratiquant flexion et extension du pied sur la jambe, adduction et abduction dans l'extension, voire même circumduction de tout le pied à la tibio-tarsienne. Cette mobilisation est toujours accompagnée de mouvements actifs, qui deviennent de plus en plus étendus et fréquents, jusqu'à ce qu'on permette à la malade de remuer à sa volonté le pied, en évitant de remuer le genou et par suite la hanche.

Il est en effet difficile, sinon impossible, de mouvoir le genou sans fléchir la cuisse quelque peu. Toutefois comme au sixième jour la mobilisation est déjà assez avancée, on met la malade en léger décubitus latéral, et on peut ainsi exécuter quelques mouvements du genou en surveillant l'immobilité de la hanche. Dans ces mouvements il se produit toujours un peu de rotation externe de la hanche qui prépare les premiers mouvements de cette jointure et sont sans danger, n'ayant aucune action mécanique sur les troncs veineux du triangle de Scarpa ou sur les vaisseaux iliaques.

Au huitième jour, on laisse encore la hanche immobile, mais on exécute de plus amples mouvements du genou, et pour cela on fait placer la malade dans son lit de façon que ses deux jambes soient pendantes au bord du lit, étant fléchies plus ou moins fortement au niveau du genou. La tête est soutenue par des aides; on conseille à la malade de se laisser porter sans résistance, de ne pas chercher à se redresser, de conserver les genoux réunis.

Cette position des jambes doit être maintenue quelques minutes, on l'augmente de jour en jour : elle a pour but de commencer l'éducation des veines nouvelles, qui remplacent celles qui ont été obturées par les caillots intraveineux. Il y a dans cette éducation d'abord dilatation des veines, puis contraction de leurs parois. Il faut d'abord qu'on permette au sang de trouver les voies suffisantes, d'où la dilatation, et dans cette période on aide la circulation par différents moyens : décubitus temporaire, compression élastique, plus tard massage, etc., puis on oblige cette circulation à se suffire, en soumettant très progressivement ces veines à toute pression qui peut nuire au cours du sang, station debout, par exemple, jusqu'au jour où on peut se passer de tout adjuvant depuis le décubitus jusqu'à la bande élastique. Il est évident que cette réparation est plus certaine et plus rapide quand il s'agit de jeunes malades.

La rééducation commence donc dès que la circulation des jambes a été gênée par la nouvelle position de la malade sur le bord du lit, mais cette gêne est voulue, puisque nous désirons d'abord dilater les néo-saphènes.

La mobilisation du pied et celle de la jambe peuvent être exécutées dans cette position déclive ; mais il est préférable de faire ces manœuvres dans le lit, avant la mobilisation du genou. Les jambes se tuméfient sensiblement, deviennent bleuâtres, la malade ressent des fourmillements, puis elle éprouve des sensations pénibles d'engourdissement : il ne faut pas attendre ces derniers signes douloureux pour replacer la malade dans son lit. Il est préférable de faire de nombreuses et rapides tentatives ; la progression cause ainsi moins de douleurs et réussit mieux.

Troisième période : Lever et marche. Éducation de la station assise. — La période de mobilisation a duré huit ou dix jours ; on ne se contente plus alors de placer la malade transversalement sur son lit, on la laisse prendre contact du sol avec les deux pieds ; puis deux aides, soutenant chaque bras, redressent le corps, en recommandant à la malade d'éviter la flexion du bassin : cette opération se fait sans difficulté. Toutefois ce redressement ne doit pas être brutal, pour éviter à la patiente la sensation d'éblouissement, de vertige qui accompagne le passage de la station couchée à la station debout, quand le décubitus a été prolongé. Il est même bon de prévenir malade et entourage pour qu'on n'assimile pas cet état syncopal possible et même probable au tableau dramatique de l'embolie.

En cas d'éblouissement ou même de syncope, on ferait recoucher de suite la convalescente et on remettrait au lendemain avec de plus grandes précautions ce premier lever. Si la malade s'est redressée sans encombre, on la prie d'exécuter quelques petits pas, soutenue par les deux aides. La flexion du bassin est encore insignifiante dans cette marche : on fait recoucher la convalescente après ces exercices, en prenant les mêmes précautions pour éviter tout effort et toute flexion de la hanche, et on autorise tous mouvements dans le lit, sauf ce dernier, en recommandant de ne pas faire effort pour se relever ou s'asseoir.

Le second lever s'accompagne d'une marche plus longue, interrompue par une station sur un siège très élevé et incliné pour que la convalescente puisse se reposer sans s'asseoir au sens propre du mot, s'appuyant plutôt sur ce siège, soutenue toujours par ses aides : de jour en jour ce siège baisse et devient de plus en plus plan pour que la coudure des vaisseaux fémoraux et iliaques se fasse insensiblement. Il est bien évident qu'à cette période les vaisseaux malades ont été obturés depuis longtemps et que le danger n'est plus à craindre, mais nous ne saurions agir avec assez de circonspection quand l'histoire de cette maladie nous avertit à chaque page que le danger peut exister à tout moment terrible, fatal.

A la fin de cette troisième semaine de traitement, la malade marche, s'assied, elle peut être considérée comme guérie. La mobilisation lui a conservé sa souplesse articulaire; le moment est arrivé où quelques séances de massage activent la vitalité du muscle et le retour de sa force. Ces massages sont exécutés sur les corps charnus, en évitant avec soin les régions des veines (saphènes, région poplitée, triangle de Scarpa surtout). On fait ces séances le matin, si les muscles sont simplement affaiblis, le soir plutôt s'ils sont sensibles. Ce massage du soir n'a pas ce seul but : en calmant des muscles fatigués et surmenés, on aide à la résorption de l'œdème qui est toujours plus accentué le soir, le décubitus de la nuit facilitant la circulation veineuse nouvelle. Ce serait peut-être un des rares cas où le massage biquotidien, matinal et vespéral, serait indiqué.

Si la convalescente est jeune, on n'hésite pas à défendre, dès le premier jour, l'application de bandes élastiques ou le port d'un bas à varices. La réparation se fait dans un temps variable suivant l'étendue du mal : telle malade qui a eu, soit en une fois, soit en plusieurs poussées phlébitiques, une bonne partie de l'arbre veineux d'un membre inférieur ou des deux membres atteinte, assiste à une évolution plus lente. L'œdème des premiers jours de la marche est parfois énorme et inquiète la malade; il disparaît le plus souvent pendant la nuit. On recommande à de semblables malades d'user pendant quelque temps de la position horizontale du membre inférieur et même de placer le pied plus haut que le bassin pour que, l'obliquité aidant, la circulation soit secourue par la pesanteur ; enfin on recommande des mouvements actifs dans cette position.

Chaque jour on augmente la durée de la station debout, de la marche, qui est surveillée comme exécution, pour qu'il n'y ait pas de mauvaise habitude prise ; elle occasionnerait des contractures secondaires. Longtemps il existe, malgré les soins apportés dans la direction du traitement, de l'œdème le soir ; longtemps il y a de la raideur dans les mouvements, de la fatigue ; mais malgré cette persistance de quelques symptômes qui ne gênent que bien peu quand ils persistent, pouvons-nous comparer ces quatre semaines de traitement avec les mois que demandait la prudence de nos maîtres ? Pouvons-nous rapprocher la guérison quasi absolue de ces malades de l'infirmité temporaire sinon acquise des nombreuses victimes de l'ancienne méthode, sans parler du trop généreux tribut payé à la complication qui avait nécessité un tel luxe de précautions, cause de tout le mal ?

c) Lésions secondaires a l'immobilisation dans les phlébites. Leur traitement. — *Raideurs simples.* — Si l'immobilisation n'a pas été de trop longue durée, les malades qui sont confiées au traitement de massage ne présentent que des raideurs des jointures avec de la faiblesse musculaire. Ce massage ne diffère en rien des manœuvres conseillées pour toutes raideurs du membre inférieur : toutefois si la malade est encore alitée, il vaudra mieux s'assurer par une semaine d'attente qu'il n'y a aucune phlébite en évolution ; on surveille alors la température et l'état général, puis le traitement débute par une semaine de simple mobilisation progressive, en commençant par les orteils jusqu'à ce qu'on ait mobilisé le genou et même la hanche qu'on exerce avec un moindre luxe de précaution, car le plus souvent la malade a déjà exécuté nombre de mouvements, la dernière lésion remontant quelquefois à plusieurs mois.

On fait de même lever la malade, on la fait marcher, puis asseoir par les mêmes procédés, et le massage est exécuté de bonne heure, dès la seconde semaine ; on évite toujours les régions veineuses. Les séances sont quotidiennes, elles se terminent, après la première semaine, par une mobilisation passive, qui, s'il est nécessaire, dépasse quelquefois la douleur.

Ankyloses, atrophies musculaires. — Mais bien souvent les phlébites, soignées par l'immobilisation prolongée, pour éviter l'embolie, se terminent par quelque infirmité. Voici un malade âgé qui a eu d'abord une poussée aiguë du côté de ses saphènes droites; quinze jours après, le membre inférieur gauche se tuméfie, et on sent un cordon dur le long de la saphène interne : on accentue l'immobilisation et, comme il souffre, on la prolonge six mois, au bout desquels il ressent une douleur au bras droit : nouveau cordon induré le long de la veine céphalique, on immobilise le bras droit pendant cinq nouveaux mois : le résultat donne une ankylose des jointures diverses des trois membres avec rétraction des muscles. C'est l'impotence la plus absolue ; et le malade désire marcher, écrire, se servir de son bras et de ses jambes !

De semblables ankylosés sont tellement variables d'aspect qu'on ne saurait formuler une ligne de conduite ; toutefois on peut concevoir un ordre général dans les essais d'amélioration de ces pauvres infirmes.

Il est des jointures qui ne sont pas aussi irrémédiablement condamnées que d'autres : et on s'efforce de gagner le plus vite possible les quelques mouvements qui permettent de rétablir, par diverses suppléances musculaires ou articulaires certaines impotences incurables. On prend ainsi chaque jointure, hanche, genou, cou-de-pied, et on tente de gagner les quelques mouvements nécessaires à la moindre progression, celle-ci fût-elle de quelques centimètres à chaque pas. Un genou peut ne pas se fléchir et pourtant la marche est possible, le bassin ou la hanche suppléant.

Aussi, lorsque chaque jointure a donné le maximum de ses mouvements, on augmente l'étendue de ces mouvements par de la mobilisation passive dépassant cette fois la douleur, puis on cherche à régénérer les corps musculaires qui ne sont pas entièrement détruits : il suffit qu'il existe encore quelques fibres charnues pour permettre de compter sur cette régénérescence.

On profite de ces quelques progrès pour éduquer la nouvelle fonction, qui est exécutée d'une façon plus ou moins parfaite, mais est toujours tant soit peu améliorée. Cette éducation des mouvements est plus ou moins rapide suivant les lésions ; pour ne pas épuiser un malade courageux, mieux vaut ne pas dépasser une trentaine de séances consécutives ; on reprend ce traitement après un mois de repos, pendant lequel les nouveaux mouvements acquis sont entretenus par le malade, qui ainsi conserve ou même augmente la souplesse relative des articles et accroît sa force musculaire. Pour les détails de ce traitement des ankyloses consécutives aux phlébites, nous renvoyons à la massothérapie de chaque région.

§ 5. — **Affections nerveuses.**

NÉVRALGIE SCIATIQUE

Parmi les nerfs des membres, il n'en est aucun qui donne lieu à des affections de semblable nature avec la même ténacité et la même importance. Nous avons rarement eu l'occasion de soigner la névralgie d'une des branches terminales des plexus brachial ou lombaire. A la face et au thorax les névralgies du trijumeau et du nerf intercostal sont assez communes ; elles ont été souvent améliorées ou guéries par le massage.

a) TRAJET DU SCIATIQUE. POINTS DOULOUREUX. — Il est inutile de revenir sur l'anatomie du nerf sciatique pour rappeler ses rapports osseux à l'épine sciatique, sur laquelle il repose à sa sortie du bassin (*point fessier*), sa position entre l'ischion et le grand trochanter (*point trochantérien*), plus bas sur l'espace poplité (*point poplité*), sa division déjà faite à ce niveau, puisque, au milieu du creux poplité, le doigt comprime le sciatique poplité interne. Le sciatique poplité externe contourne le col du péroné contre le périoste, et la moindre pression réveille une violente douleur (*point péronier*) ; sa branche terminale donne une sensation moins pénible devant la malléole externe (*point malléolaire externe*), tandis que le nerf sciatique poplité interne derrière la malléole tibiale fournit un nouveau point douloureux (*point malléolaire interne*) avant de se diviser en deux nerfs plantaires, que le doigt comprime à volonté dans la gouttière calcanéenne (*point calcanéen*).

b) Symptomes. — La douleur de la névralgie n'est pas continue : elle éclate sous forme d'accès, qui réapparaissent à la moindre excitation et se localisent dans certaines parties du nerf, ou s'étendent à tout son territoire par irradiations qui gagnent même celui des nerfs voisins. En dehors de cette douleur nerveuse, les tissus, la peau, les muscles, qu'ils soient contracturés ou à l'état de repos, sont endoloris. Entre les accès le membre est encore sensible, mais c'est plutôt un engourdissement, un fourmillement, tandis que la sensation de torsion, de brûlure, de déchirure caractérise la douleur de l'accès.

Ce caractère de la douleur est une indication dans le choix de notre méthode de traitement. Nous savons qu'il s'agit d'un nerf, d'un territoire entier à anesthésier, ou tout au moins dont nous devons chercher à atténuer la douleur.

c) Névralgie et névrite. — Ce nerf atteint de névralgie ne présente aucune lésion définitive, et les symptômes relevés sur les tissus qu'il innerve n'agissent pas sur eux au point d'aider la dégénérescence. Mais quand la névralgie se répète à brèves échéances, il y a névrite, c'est-à-dire inflammation et changement de structure du nerf. Les douleurs sont d'abord plus accentuées, plus fréquentes et résistent à toute tentative d'amélioration. Tandis que la névralgie occasionnait des crampes, des contractures musculaires sur tout le territoire malade, la névrite va présider à la dégénérescence des divers tissus du membre. L'atrophie musculaire, par dégénérescence graisseuse, achève la cachexie locale et amène peu à peu le membre aux raideurs secondaires et aux ankyloses. La dégénérescence fibreuse avec rétraction est plus rare ; elle se produit surtout lorsque l'atrophie n'a envahi qu'une partie du système musculaire du membre : les opposants conservent leur tonicité, fixent l'articulation suivant le mouvement exécuté par leur contraction.

d) Traitement. — Ces diverses données pathologiques sont pour le masseur autant d'indications à connaître, pour apporter sûrement quelque soulagement au malade atteint de névralgies. La conduite à tenir varie : 1° au moment des accès ; 2° entre les accès ; 3° quand il y a déformation après atrophie musculaire.

1° *Au moment des accès.* — Cette intervention a été discutée : il est probable que les insuccès étaient dûs à la violence employée par nos devanciers. Il est certain aujourd'hui que des pressions à peine accusées, exercées avec les deux pouces au point douloureux, des vibrations manuelles, assez rapides et très légères, la paume de la main gardant le contact de la peau du malade, atténuent et même font disparaître certaines douleurs, on ne saurait dire toutes les douleurs : il est cependant certains accès qu'il est impossible de calmer par toute manœuvre massothérapique.

Pendant ces accès les muscles innervés par le sciatique sont presque tous contracturés ; leur mouvement est pénible, et si on exerce sur leur surface des pressions très légères dans le sens de leurs fibres, les mouvements se font sans cette sensation pénible de contrainte qui paralyse le membre malade.

Le massage de quelques muscles d'une région suffit pour mettre en résolution tout l'appareil musculaire d'un segment du membre ou même du membre en entier.

La mobilisation passive et les mouvements actifs achèvent de rendre le calme à la région contracturée.

2° *Entre les accès.* — Le massage a pour but de délasser le membre endolori, engourdi après le dernier accès, et de prévenir, si c'est possible, l'accès prochain. La douleur moins violente a un caractère bien différent : aussi nos pressions deviennent surtout toniques, d'intensité moyenne, telles que le malade ne ressent aucun effet sensible de ces manœuvres : les courbatures sont ainsi combattues. Cette sorte de massage général, que notre main exerce sur le trajet du nerf pour aider à sa circulation (varices sciatiques de Quenu), sur les muscles pour activer par action réflexe la circulation générale du membre et de tout le corps, ainsi que pour exciter directement la vitalité de l'appareil musculaire, réveille la diurèse et aide le malade à se débarrasser des toxines, de l'acide urique en excès, qui a été le plus souvent la cause prédisposante de cette névralgie.

Le malade est mieux massé dans le décubitus latéral, nous avons expliqué déjà la raison : les tissus sont mieux tendus et ne flottent pas sous la main ; après avoir étudié et limité l'étendue de la douleur, le massage du tronc nerveux est exécuté par segment de membre, la jambe, puis la cuisse ; ces pressions ne doivent jamais être sensibles, a fortiori douloureuses pour le patient. A la jambe, la main remonte jusqu'en haut du creux poplité, à la cuisse jusqu'à l'échancrure sciatique. La main suit le trajet du nerf avec le plus d'exactitude possible et modère la pression au niveau des points de compression. Le massage du nerf est incomplet, si on ne masse pas les muscles où se rendent ses diverses branches ; le doigt suit la direction des faisceaux musculaires sur toute la surface du muscle.

La mobilisation du membre est faite suivant les principes pour entretenir la souplesse des articulations et la force musculaire.

3° *Atrophies musculaires.* — C'est précisément pour ne pas aboutir aux déformations du membre et aux infirmités consécutives, ou même aux atrophies musculaires, que nous avons conseillé de suivre la maladie entre les accès. Même quand il y a névrite, si le massage et la mobilisation entretiennent les muscles et les articulations, la dégénérescence est retardée et par suite la déformation du membre. Mais le plus souvent les malades atteints de névrite sont abandonnés à eux-mêmes, et nous ne les voyons qu'avec leur atrophie et leur ankylose. Si les lésions sont peu anciennes, on peut encore espérer retrouver quelque vitalité musculaire par l'exercice et le massage ; si l'ankylose a succédé à la déformation et surtout s'il y a quelque rétraction, notre intervention s'adresse alors à quelque infirmité qui rentre dans le cadre des diverses affections décrites sous le nom d'ankyloses et raideurs articulaires, paresses musculaires, paralysies et rétractions. Pour la douleur de la névrite, nos manœuvres ont beaucoup moins d'action ; cependant, en aidant la circulation du nerf et de tout le membre par le massage indiqué précédemment, le malade pourrait encore ressentir d'heureux effets de notre intervention.

ATAXIE LOCOMOTRICE PROGRESSIVE

Cette myélite a une telle durée et se présente, à différentes époques avec une telle variété de symptômes que l'on ne peut indiquer d'une façon absolue la conduite à tenir. Nous n'avons pas la prétention d'arrêter sa fatale progression, mais nous en modérons les pénibles symptômes à tous les moments de son histoire.

Première période. — Suivons chaque période : nous voyons au début le myélitique ressentir les premiers effets de la lésion des cordons postérieurs de la moelle. Les bandelettes externes de Charcot, ou le ruban externe de Pierret, encore appelé faisceau radiculaire de Burdach, faisceau de transmission de la sensibilité des cellules des cornes postérieures, donnent à l'excitation de la sensibilité et, si l'excitation persiste, de la douleur. Cette douleur a un caractère bien spécial. Elle est violente, lancinante, rapide comme l'éclair, fulgurante, siégeant dans les membres et s'irradiant jusqu'aux orteils ou aux doigts : au tronc, les douleurs affectent le caractère dit en ceinture, en cuirasse ; à la face, ce sont des névralgies intermittentes. Notre intervention peut rendre quelque service ; nous avons parlé de l'effet du massage dans les névralgies (névralgie sciatique), il est peu encourageant ; cependant, dans les crises viscérales, le massage de la paroi abdominale, dans les névralgies faciales, les pressions légères du territoire du trijumeau ont atténué les douleurs des malades, qui réclamaient de nouvelles séances. Les contractures commencent déjà à apparaître, et on comprend alors que notre action ait quelque succès.

Seconde période. — Cette période est caractérisée par l'*ataxie* ; les douleurs continuent, nous passons sous silence les troubles céphaliques ou paralysies de la 3e et de la 6e paire, n'ayant aucune action ni sur l'appareil moteur du globe oculaire ni sur les muscles intrinsèques de l'organe de la vision.

L'ataxique n'est plus maître de ses mouvements : il perd facilement l'équilibre. Même dans le décubitus, il jette follement sa jambe de côté, quand on le prie de faire un mouvement :

il regarde ses jambes pour aider sa marche, aussi marche-t-il mal dans l'obscurité. Nous pourrions ainsi décrire tous les symptômes qui dénotent cette incoordination du mouvement ; disons simplement qu'il dépense beaucoup de force musculaire pour parer à l'ataxie et que l'épuisement du muscle en est la conséquence.

Cette période est aussi caractérisée par des troubles de sensibilité ; il y a du retard, de la diminution de la sensibilité, et à ces troubles de sensibilité cutanée, on peut adjoindre dans le même ordre la diminution du sens musculaire et de la sensibilité articulaire. Ce sont là les points de départ des mouvements réflexes, et, comme ils sont anormaux, le réflexe se fait sans coordination. Les nerfs trophiques ressentent l'effet de l'excitation nerveuse pathologique ; c'est à cette période que sont signalées les arthropathies, les fractures spontanées, les lésions cutanées.

Cette courte description nous donne les indications de notre intervention pendant cette période. L'ataxique est épuisé chaque soir de l'effort considérable qu'il a dû faire pour réagir contre l'incoordination ; les muscles des jambes et des cuisses sont durs, sensibles à cette heure du jour; des pressions très légères sédatives, des vibrations manuelles calment cette excitation exagérée à la pression ; chaque matin, au contraire, les muscles sont sans force. Aussi le malade se trouve-t-il amélioré dans son état, en faisant chaque matin sur les corps musculaires des membres inférieurs des pressions de moyenne intensité, suivies de quelques mouvements passifs et actifs qu'on s'efforce de régulariser ; l'ataxique trouve ainsi de nouveaux procédés pour mieux se servir de ses jambes pendant la marche. On lui apprend à bien lever les genoux, à compter en marchant, à regarder ses pieds à chaque pas; on lui apprend à exécuter de petits mouvements du membre supérieur, lentement, puis vite ; on l'exerce en un mot et, dans ces exercices, l'ataxique apprend à substituer les organes des sens à la peau, la sensibilité spéciale à la sensibilité générale, point de départ des mouvements réflexes.

Nous ne croyons pas utile de donner encore la technique du massage pour les contractures musculaires. Nous avons vu que la mobilisation est soumise à l'initiative de chacun, puisqu'il y aura une nouvelle éducation musculaire à tenter : si les membres inférieurs sont les plus lassés par l'ataxie, parce que les mouvement des jambes se répètent plus fréquemment, la mobilisation et l'éducation du membre supérieur ne doivent pas être négligées ; l'ataxique est maladroit et, en s'exerçant, il peut modérer les inconvénients de l'incoordination de ses mouvements de la main.

La période ataxique est très longue, puisqu'elle peut durer vingt années : aussi est-il inutile de faire de trop longues séries de séances ; mieux vaut agir par séries courtes. Un traitement de trois semaines de temps en temps a les meilleurs effets : si l'ataxique est épuisé, abattu et découragé, les séances biquotidiennes à massage plus accentué le matin, mais à pressions très légères le soir, sont indiquées pendant une ou deux séries, puis la séance du soir devient seule suffisante, l'ataxique sait mieux se servir de son appareil locomoteur.

Troisième période. — C'est la période du tabes, de la paralysie, de la cachexie avec ses nombreuses complications viscérales et mentales. Si nous avions à intervenir, nos pressions devraient avoir pour but d'exciter la fibre musculaire pour l'entretenir le plus longtemps possible ; mais à la dégénérescence nerveuse s'ajoute l'atrophie musculaire, et notre action ne rencontre plus de tissu susceptible de réparation : notre rôle s'arrête donc à la période tabétique.

PARESSES MUSCULAIRES, PARÉSIES, PARALYSIES DU MEMBRE INFÉRIEUR, MONOPLÉGIE INFÉRIEURE, PARAPLÉGIE

Nous ne voulons pas indiquer ici les différentes causes qui amènent les troubles de motilité du membre inférieur ; très nombreuses sont ces causes, qui peuvent provenir de l'encéphale, de sa circulation, de ses enveloppes, de la moelle et de ses enveloppes, du crâne, du rachis et des troncs nerveux qui rejoignent les muscles à l'axe cérébro-spinal. Il peut y avoir des causes traumatiques ou de nature organique, des compressions, des coupures, etc., etc. Le diagnostic certes est à préciser, mais nous ne pouvons ici discuter de la valeur séméiologique de la paralysie.

Toutefois une première division est à faire ; le retour du mouvement est-il possible ? Ne l'est-il plus ? La seconde division se rapporte au degré de paralysie ; y a-t-il paresse musculaire, parésie, paralysie ? Cette dernière division a certes son intérêt pratique, mais notre action n'en est que plus efficace, si nous admettons qu'il y a paralysie et que nous devons agir avec la plus grande énergie.

A. **Paralysie à la suite d'hémorragie cérébrale.** — Nous supposerons qu'il s'agit d'une hémorragie cérébrale : nous retrouvons à peu près les diverses phases de la paralysie musculaire, et nous connaîtrons de la sorte notre conduite à tenir dans des affections à pronostic beaucoup plus bénin (compression de nerfs, blessures de nerfs).

a) NON-INTERVENTION PENDANT L'APOPLEXIE. — Nous répétons ce que nous avons déjà dit pour la monoplégie brachiale : l'apoplexie est une cause de non-intervention, et même dans les quelques jours qui suivent, lorsque le malade reprend connaissance et que les phénomènes de paralysie se localisent, nous n'intervenons pas encore ; en actionnant les muscles nous agissons sur leurs nerfs et leurs racines nerveuses, donc sur leurs centres ; et faire travailler le centre de l'écorce cérébrale qui correspond au membre inférieur, c'est congestionner ce centre et aider à une récidive hémorragique. Le repos est nécessaire pendant au moins une dizaine de jours.

Les muscles atteints sont alors recherchés avec soin et observés chaque jour pour constater les progrès dans le retour de la motilité. Souvent tous les muscles reprennent peu à peu leurs mouvements et il n'y a que monoplégie brachiale ; quelquefois certains muscles gardent leur paralysie alors que d'autres se réveillent.

b) INDICATION DU MASSAGE CONTRE LA DÉGÉNÉRESCENCE. — Il n'y a pas encore de dégénérescence, l'influence nerveuse manque ou est insuffisante, nous devons entretenir la vitalité de la fibre musculaire et même l'éduquer au cas où elle se trouverait sur les limites de la zone paralysée : le massage et l'éducation peuvent gagner ainsi quelques muscles, et en admettant que ces muscles ne retrouvent pas de suite leur motilité, si pour quelque motif l'influence nerveuse se rétablit plus tard, le muscle n'est pas dégénéré, n'ayant pas été abandonné à lui-même ; le massage et la mobilisation passive retardent la dégénérescence graisseuse.

En cas de blessure nerveuse, le massage est entretenu le plus longtemps possible ; la régénération peut rendre à ce nerf ses propriétés anciennes ; enfin, en cas de compression nerveuse par une tumeur, une opération peut, en enlevant la cause première de la compression, rendre de suite au muscle sa motilité. Comme nous avons entretenu le muscle et qu'il n'y a pas eu dégénérescence, le nerf retrouve un muscle susceptible de contraction.

c) TECHNIQUE. — Nous ne voyons pas l'utilité de reprendre chaque muscle et d'en indiquer le massage ; notre intervention est limitée aux muscles paralysés, parésiés, ou simplement paresseux, suivant que la lésion annihile l'influence nerveuse ou la modère plus ou moins. Ce massage ne présente aucun caractère particulier : ce sont des pressions de moyenne intensité sur les corps musculaires, des mouvements passifs et des mouvements actifs sollicités, tant qu'il n'y a aucune contracture sensible. Dès que le premier mouvement est reconnu, le muscle qui répare sa paralysie est surveillé avec soin pour qu'il ne soit excité et mobilisé que suivant sa force musculaire.

Le muscle ne doit être abandonné que s'il y a certitude de dégénérescence graisseuse à peu près complète. Il est des paraplégies hystériques chez lesquelles la motilité est retrouvée après plusieurs mois de paralysie. Si l'influence nerveuse retrouvée s'exerce sur un muscle dégénéré, le nerf se dégénérera secondairement et sans aucune chance de guérison.

Dans certains cas de paralysie infantile ou de méningite cérébro-spinale, des enfants ont retrouvé des segments de membre après des mois de paralysie.

B. **Contractures et pied bot paralytique.** — La dégénérescence graisseuse n'est pas le seul mode de mortalité du muscle ; si quelque lésion occasionne une excitation exagérée du muscle (hémorragie cérébrale), celui-ci se contracte, se contracture même, la dégénérescence devient alors fibreuse, et il se produit au pied des rétractions en griffe comme à la main (pied bot varus équin paralytique, dû à la contracture suivie de rétraction des fléchisseurs). En ce cas, l'intervention consiste à lutter contre ces contractures et ces déformations, qui sont retardées, diminuées, mais non pas guéries. C'est la mobilisation passive combinée au massage très léger qui peut le mieux lutter contre la contracture. Mais quand les déformations sont constituées, il n'y a plus que la mobilisation passive forcée qui puisse rendre quelque souplesse et détruire des rétractions gênant les paralysés au point d'entraver leur marche, car ils prennent contact du sol avec la région dorsale des phalanges en forte flexion. Souvent la ténotomie vient aider cette mobilisation et permettre au paralysé de marcher sur la plante de ses orteils, sinon sur ses talons antérieur et postérieur.

RACHITISME

Nous avons l'intention de revenir plus tard, en étudiant les affections du corps susceptibles d'être améliorées par le massage, sur le rachitisme et ses rapports avec la massothérapie et la mobilisation. Comme, en dépit des manifestations osseuses vertébrales et costales, les membres peuvent présenter des lésions qui réclament quelque intervention, nous pensons qu'il est nécessaire d'indiquer ici notre but en intervenant dans cette maladie générale.

a) Pathogénie : but du massage. — Il s'agit d'une nutrition vicieuse du tissu osseux, et non d'un arrêt de calcification, puisqu'il y a parfois hyperostose ; au lieu de manque de nutrition, il vaut mieux dire trouble de nutrition. Aussi, en rappelant ce que nous avons écrit des avantages du massage, nous nous trouvons agir dans ce but, quand nous déclarons que nous ne travaillons pas pour le plus ou le moins, mais pour la régularisation de chaque fonction, donnant comme exemple notre action sur les vaso-moteurs, n'influençant pas spécialement les vaso-constricteurs ou les vaso-dilatateurs, mais communiquant une énergie profitable à la régularisation de l'influence nerveuse ; telle doit être notre action sur le système osseux. Chez l'enfant le massage du périoste développe considérablement le pouvoir ostéogène de cette membrane fibreuse ; aussi nous recommandons de ne pas agir directement sur l'os, mais de masser plutôt les tissus mous du membre ou segment de membre dont le squelette est rachitique.

b) Le massage général est le traitement de choix. — Nous repoussons toute conception du massage qui le considérerait comme modelant par ses pressions directes, plastiques pour ainsi dire, l'os sur lequel il agit ; si le tissu osseux subissait cette influence mécanique, il n'aurait pas la consistance suffisante pour supporter le poids du corps ; or les courbures des jambes, qui ne sont pas les accidents les plus fréquents, n'ont pas une telle exagération qu'on puisse admettre semblable hypothèse. Aussi, sauf dans les rares cas où les lésions des membres sont isolées, nous conseillons pour le rachitisme de faire des massages généraux, qui donnent à l'enfant plus de résistance pour lutter contre les troubles généraux dus à sa désassimilation.

CHAPITRE XI

MASSAGE GÉNÉRAL

a) BUT. — Le massage général agit sur la surface cutanée, origine des divers réflexes moteurs et trophiques, il aide la circulation par action mécanique, il exerce le muscle en faisant contracter la fibre musculaire, il entretient la souplesse articulaire, il active la nutrition du tissu cellulaire et s'oppose aux progrès de la graisse. Localement son action s'exerce sur les différentes parties de l'appareil locomoteur, sur la circulation de l'abdomen et par conséquent sur les divers organes qu'il contient en favorisant la diurèse, les digestions stomacale et intestinale, la défécation, la fonction glycogénique et la sécrétion biliaire, etc.

b) DIVISION DU CORPS EN DEUX RÉGIONS. — Il est possible de masser tout le corps en une seule séance : c'est assez l'usage de pratiquer ainsi sur des personnes de tempérament calme ; mais il est préférable, et on doit agir ainsi chez les nerveuses, il est préférable d'exécuter le massage général en deux ou plusieurs séances ; on divise alors le corps en deux régions. Une première comprend le bras gauche et la jambe droite, la face, le cou et la paroi antérieure de l'abdomen ; le lendemain on s'occupe de la seconde région, c'est-à-dire du bras droit, de la jambe gauche, de la nuque, du dos et des lombes. Chaque séance ne doit pas dépasser une demi-heure : par excès de zèle, des élèves ont fait durer la séance une heure et demie, la prolongeant par la lenteur des manœuvres, les arrêts, les conversations. C'est une grave erreur : semblable intervention n'a plus le même but ; elle devient plutôt déprimante. D'autres aides augmentent le nombre de minutes, en répétant trop souvent les mêmes pressions sur les corps charnus et épuisent les muscles.

c) Technique. — Les malades n'ont pas voix délibérative dans les manœuvres à exécuter : ils doivent être couchés pendant le massage des membres inférieurs et de la paroi abdominale, assis pendant que les pressions sont exercées sur la face et le membre supérieur.

Aux membres, les pressions suivent les ligaments, muscles et tendons ; elles sont d'intensité moyenne, ne doivent jamais être accentuées au point d'être désagréables, et il faut refuser d'exercer des pressions violentes, parce que tel est le désir de quelque malade, qui compare souvent, avec désavantage pour le médecin, les manœuvres de parade du masseur inexpérimenté qui le soignait auparavant avec les pressions raisonnées d'un praticien habile et prudent. Les régions vasculo-nerveuses doivent être évitées (losange poplité, triangle de Scarpa, pli du coude, aisselle). Il ne faut pas faire tout le massage de la séance d'abord, puis toute la mobilisation : chaque membre massé est de suite mobilisé ; à chaque jointure tous les mouvements sont exécutés plusieurs fois, lentement d'abord, plus vite ensuite ; puis on établit des combinaisons de mouvements entre plusieurs jointures (flexion des doigts, extension du poignet et pronation, par exemple). Les exercices sont répétés par le massé, qui exécute les mouvements d'abord sans résistance, puis avec opposition progressive de la part du masseur.

A la face les pressions sont dirigées suivant les territoires nerveux du trijumeau (nerf frontal, nerf temporal, nerf nasal, nerf sous-orbitaire, nerf mentonnier). On termine par le massage des muscles masseter et temporal : mieux vaut éviter les régions capillaires et poilues ; le massage en est plus rude.

Le cou est massé suivant le plancher buccal par pressions transversales, la main suit le sterno-mastoïdien et le trapèze ; la région des carotides et le conduit laryngo-trachéal sont encore des régions à respecter. La mobilisation du cou est exercée suivant tous les sens, passivement et activement.

De même les gouttières vertébrales et les régions des lombes sont massées par des pressions dirigées le long des muscles de la masse commune et du carré des lombes. La mobilité du rachis est exercée par tous mouvements du tronc (flexion, déflexion, torsion et inclinaison à droite et à gauche).

A la paroi abdominale les manœuvres sont surtout légères et exécutées d'après les principes décrits pour cette région ; le massage s'adresse aux grands droits antérieurs, aux grand et petit obliques. Les régions ombilicale, hypogastrique, épigastrique droite et le rebord des fausses côtes à droite sont plutôt évitées. La mobilisation de l'abdomen est exercée passivement et activement par des mouvements de flexion du tronc sur l'abdomen, des mouvements de latéralité (torsion et inclinaison), des fortes inspirations et expirations avec exercices des bras et des mouvements des cuisses sur le bassin.

d) Durée de la séance. — Cette énumération démontre qu'il est impossible de masser tout le corps en une demi-heure. Vingt minutes sont réservées aux membres, et pour chaque segment de membre le massage est exécuté dans la moitié du temps ; puis la mobilisation passive occupe les quatre cinquièmes du reste du temps ; les mouvements actifs doivent être à peine indiqués, juste le temps de faire comprendre au malade quelques mouvements, pour qu'ils servent d'exemple aux exercices que le massé répète dans les heures de liberté de la journée. Il faut insister sur les mouvements des épaules et du coude, du rachis et les flexions sur les membres inférieurs.

e) Moment de la journée. — La séance de massage a lieu de préférence dans la matinée, avant le premier déjeuner ; il est bon que quelques mouvements aient déjà été faits ; le massage dès le réveil trouve des muscles qui réagissent mal : les soir les muscles fatigués refusent le travail. Le massage général réveille la diurèse et excite la musculeuse intestinale ; il est nécessaire d'habituer les massés à profiter de cet effet du massage pour se présenter régulièrement chaque jour à la même heure à la garde robe. Les personnes qui sont massées quotidiennement doivent suivre un régime alimentaire, pour bénéficier aussi de l'effet du massage sur la régularisation de l'élaboration graisseuse.

f) Durée du traitement. — L'action du massage se fait mieux sentir lorsque l'organisme, qui a été sous son influence pendant deux ou trois semaines, se repose de ses effets. Une série de massages de cinq semaines, soit trois semaines quotidiennement, trois fois la semaine suivante, deux dans la dernière huitaine, semble donner les meilleurs résultats : après deux mois de repos, une nouvelle série fait alors plus d'effet. Quelques exercices d'assouplissement quotidiens, avec ou sans poids, entretiennent et même accentuent les heureux effets du massage général. Un ou plusieurs sports, pratiqués sans excès ni surmenage, agissent sur l'organisme pour parfaire la mobilisation active et développer les organes exercés par ce sport : la bicyclette, la marche sont à compter parmi les meilleurs.

g) Indication. — Le massage général est surtout ordonné aux personnes qui accusent quelque trouble, quelque retard dans la nutrition, les anémiques, les convalescents de fièvres graves ou éruptives, d'intoxications, les épuisés, les surmenés. C'est ainsi que, chez les jeunes filles anémiques, chlorotiques de 14 à 20 ans, il active la croissance et rétablit les fonctions menstruelles. Chez les diphtériques, les saturnins, les typhiques, les faiblesses ou paralysies musculaires sont bien atténuées ; les neurasthéniques, les fervents et même exagérés des sports retrouvent de nouvelles forces après le massage général, quand un abus de leurs exercices, un entraînement forcé, du surmenage a anémié leur fibre musculaire et tous leurs tissus.

Le massage sera d'autant mieux exécuté que ses manœuvres seront pratiquées en raison de l'état de la fibre charnue. Masser avec quelque force un coureur qui termine une épreuve pénible serait aussi irrationnel que vouloir tonifier les muscles d'un petit enfant ou d'un atrophié par des excitations violentes ou des pressions énergiques.

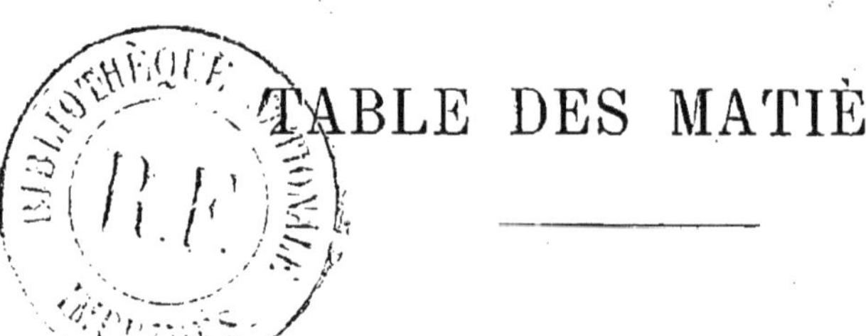

TABLE DES MATIÈRES

DEUXIÈME PARTIE

MASSAGE DES MEMBRES

8-8-04. — Tours, imprimerie E. Arrault et Cie.

www.ingramcontent.com/pod-product-compliance
Ingram Content Group UK Ltd.
Pitfield, Milton Keynes, MK11 3LW, UK
UKHW012002240726
13965UKWH00001B/110

9 782012 986831